D0200255

101 ALIMENTOS QUE PUEDEN SALVARTE LA VIDA

David Grotto

101 alimentos que pueden salvarte la vida

URANO

Argentina - Chile - Colombia - España
Estados Unidos - México - Uruguay - Venezuela

© 2007 *by* Nutrition Housecall, LLC
This edition published by arrangement with The Bantam Dell Publishing Group
All Rights Reserved.

© de la traducción 2009 *by* Alicia Sánchez Millet
© 2009 *by* EDICIONES URANO, S.A.
   Aribau, 142, pral. - 08036 Barcelona
   www.mundourano.com
   www.edicionesurano.com

ISBN: 978-84-7953-701-2
Depósito legal: B. 10.677 - 2009

Fotocomposición: A.P.G. Estudi Gràfic, S.L. - Torrent de l'Olla, 16-18, 1º 3ª
08012 Barcelona
Impreso por: Romanyà Valls, S.A. - Verdaguer, 1 - 08786 Capellades (Barcelona)

Impreso en España - *Printed in Spain*

A mi esposa, Sharon, por su amor y apoyo incondicional.

A mi madre, Eileen, que me está mirando desde arriba.

Índice

Agradecimientos

Este libro no habría sido posible sin la ayuda de mi maravilloso equipo de ayudantes de investigación Traci Beierwaltes, diplomada en Dietética; Jessica Coletta, Máster en Ciencias y diplomada en Dietética; Katherine Finn, Máster en Salud Pública y diplomada en Dietética; Jill Stiens, Máster en Ciencias y diplomada en Dietética, y Anne Marie Van Vossen, diplomada en Dietética. Gracias a Julie Moreshi y a Julie Davis, de la Universidad Benedictina, que me ayudaron a encontrar a estos excelentes profesionales. Gracias a Doris Acosta y a su extraordinario equipo de relaciones públicas, a mis portavoces, y a muchos otros de la American Dietetic Association por su colaboración, por darme ánimo, y por su dedicación a difundir el mensaje de la nutrición positiva.

Mi más sincero agradecimiento a Vicki Dieter, la profesora de lengua de mi hija, ¡que le transmitió —y a mí también— su pasión por escribir! Gracias a mi agente literario, Rick Broadhead, cuya mentalidad práctica afortunadamente moldeó mi propuesta y la condujo hasta las expertas manos de mi editor, Philip Rappaport, que fue quien dio vida magistralmente a *101 alimentos*. También quiero dar las gracias a todos los maravillosos empleados de Bantam Dell que han trabajado en este libro.

Gracias a los muchos colegas, amigos y familiares, especialmente a mis suegros, que han trabajado entre bastidores, me han dado muy buenos consejos, y me han animado mucho en mi primer viaje como escritor.

A mi increíble y adorable esposa, Sharon, que me embarcó amablemente en este proyecto, se remangó la blusa salpicada de comida y se involucró conmigo, sin dejar de atender a la familia, velar por su salud y alimentarla. También estoy muy agradecido a mis maravillosos hijos, Chloe, Katie y Madison, que han sido adorables y me han animado mucho durante este proceso. Estoy orgulloso de la paciencia y el entusiasmo que han demostrado probando una y otra vez un sorprendente número de recetas, y por darme sinceramente su opinión.

Prólogo

Datos alimentarios, guía para la salud, libro de recetas, planes dietéticos: ¡todo en uno! *101 alimentos que pueden salvar tu vida*, es una auténtica salvación. Por fin se ha escrito un libro que no sólo enumera los «súper» alimentos, sino que habla de su historia, beneficios y, lo más importante de todo, de cómo incorporar los alimentos en tu dieta diaria para obtener los máximos beneficios para la salud. El enfoque de Dave Grotto en «qué comer», más que en «qué evitar», hace que sea más fácil comprometerse a comer sano. Cuando vas pasando las páginas, vas viendo la lista de alimentos que pueden salvarte la vida y encuentras frutas deliciosas, hierbas y especias, café, y sí, incluso chocolate, ese compromiso de pronto se convierte en un placer, no en una obligación. Este libro refuerza la importancia de hacer una dieta variada y confirma las bases científicas de las 2005 Dietary Guidelines y MyPyramid: la necesidad de tomar más frutas, verduras y cereales integrales. Dave Grotto, además de enseñarnos nuevas formas de incorporar alimentos tradicionales que hemos estado comiendo desde pequeños, nos presenta alimentos muy antiguos pero que para muchos son relativamente nuevos en nuestras dietas.

Como diplomada en dietética, alabo a mi colega y amigo por este nuevo enfoque hacia una alimentación saludable. Siempre he mantenido la filosofía de que, si vemos cambiar nuestros hábitos alimenticios como «hacer dieta», pronto aparecerá la fase de «dejar la dieta», negando cualquier posible beneficio para la salud. En nuestra sociedad actual en la que aumentan los gastos en salud y las enfermedades crónicas, todos hemos de aceptar la responsabilidad personal de prevenirnos de la enfermedad. Dave Grotto, diplomado en Dietética y portavoz de la *American Dietetic Association*, nos aporta conocimientos y una guía para aceptar ese reto. Sin perder de vista el sabor y el sentido lúdico, enseñará al lector a añadir elixires de vida a su dieta a la vez que irá eliminando poco a poco, aunque no necesariamente del todo, aquellos alimentos que no tienen tantos beneficios.

¡Ten preparada una libreta de notas para leer este innovador libro! Harás una lista de nuevos alimentos, recetas y consejos de salud. Puedo asegurarte que en tu próxima cena familiar tendrás muchos buenos consejos saludables que aportar. ¡Ven conmigo al viaje de comer y vivir bien!

¡Esto es para tu salud!

MARIANNE SMITH EDGE, *Máster de Ciencias,*
diplomada en Nutrición y dietética
Presidenta de MSE&Associates, LLC
Presidenta de la American Dietetic Association (2003-2004)

Introducción

¿Por qué 101 alimentos?

Vida
1. Propiedad o cualidad que diferencia a los organismos vivos de los muertos...
2. Una manera de vivir.

El dicho favorito de mi padre, de 87 años de edad, es: «Cuando te levantas por la mañana y puedes poner los dos pies en el suelo, ¡vas a tener un buen día!» ¡Nada más cierto! Pero no cabe duda de que la definición de «vida» abarca mucho más que levantarse y simplemente existir, ¿cierto? ¿No implica también gozar de una vida a ser posible, libre de dolor y enfermedad? *Esa* es la forma deseable de vivir.

A veces parece que las conversaciones habituales de la hora de cenar de nuestro maravilloso día de fiesta, o las de todos los días siempre se centren en hablar de esas molestas enfermedades que interfieren en nuestra vida. George tiene gota, la abuela diabetes, Suzy tiene el síndrome del colon irritable y tu hermana se queja de que no puede perder los últimos cinco kilos que ha engordado (bueno, quizá diez), ni siquiera con la última dieta de penurias. Entonces, en esa mesa siempre hay alguien que sale con algún remedio o alimento mágico, que le ha dicho un amigo, y que seguro que le curará de su enfermedad. Sí, todo el mundo piensa que tiene conocimientos en el campo de la nutrición, pero aunque su consejo sea sensato e incluso que no implique ningún riesgo puede ser una lotería. Hay alimentos que tienen grandes propiedades curativas. Sólo has de conocerlos para encontrarlos.

Muchas culturas han buscado soluciones sencillas y han utilizado los alimentos como medicinas. Antes del nacimiento de la medicina actual, la familia dependía de la intuición de la madre y de sus laboriosos remedios caseros como primer recurso para conservar la salud y el bienestar de todos sus miembros. Ir al médico al menor goteo nasal, tos o cualquier otro signo de enfermedad era el «Plan B» no el «A». Pero a medida que ha aumentado el uso de medicamentos, se ha ido relegando la utilización de la comida como medicina. Nos hemos acogido a la conveniencia de las estatinas para bajar el colesterol, cuando incluir alimentos con propiedades para proteger el corazón —como el pescado graso, la avena, las almendras y las legumbres— puede ser igualmente eficaz. Y muchos de los atajos de la medicina moderna tienen un precio muy alto. De hecho, ¡los estadounidenses que van a ver a los médicos por los efectos secundarios que les provocan sus medicaciones suman mas de dos millones de consultas al año!

Este libro pretende devolver a nuestras dietas esos alimentos que pueden salvarnos la vida y resucitar su uso medicinal tradicional, muchos de los cuales respalda ahora la ciencia moderna.

Mi historia

Hace más de veinte años que ejerzo como dietista. No obstante, mi interés en la nutrición empezó cuando tenía quince años. Estaba combatiendo el acné, tenía problemas de peso, ataques de pánico —y estoy seguro que unas cuantas cosas más—, y me di cuenta de que tenía que hacer algunos cambios si quería llegar a los dieciséis años. Entonces trabajaba en una tienda de productos naturales e irónicamente tenía muy poco interés en probar ninguno de sus productos (salvo el caramelo «natural», que tenía todo el azúcar, grasas y calorías de las otras barritas de caramelo). Desayunaba, comía y a veces hasta cenaba en el restaurante de comida rápida del otro lado de la calle, y además empecé a fumar. Un cliente que se hizo amigo mío me sugirió que intentara añadir algunas verduras, frutas y cereales integrales a mi dieta, que no lo hiciera de golpe, sino paulatinamente. Me di cuenta de que no tenía nada que perder, de modo que hice los cambios que me sugirió, y enseguida descubrí lo que era tener buena salud.

Con el paso de los años, a medida que me sentía mejor y estaba más intrigado por la nutrición, empecé a leer mucho sobre el tema. Cada vez más clientes me pedían consejo para superar sus problemas de salud que se habían estado tratando con la medicina convencional sin demasiado éxito. Estaba dando consejos a mis clientes, pero no tenía las credenciales que respaldaran lo que les estaba diciendo. Así que me propuse hacer un curso de nutrición y sacar un diploma.

Durante los dos últimos decenios he trabajado como dietista en centros de medicina convencional e integrativa y en la práctica privada. He ayudado a muchas personas a vencer múltiples adicciones; corregir enfermedades cardiacas, evitar y luchar contra el cáncer; mejorar el rendimiento mental, físico y sexual, incluso con la existencia de enfermedades degenerativas como la esclerosis múltiple, el Parkinson y el Alzheimer; he ayudado a mujeres a quedarse embarazadas, todo ello con la dieta.

Aunque siempre he disfrutado mucho conociendo a los pacientes y a sus familiares, siempre había deseado transmitir mi mensaje de salud positiva al mayor número posible de personas. En 1990, me propusieron presentar un programa de radio sobre nutrición que se llamaba *Let's Talk Health, Chicago* [Hablemos de salud, Chicago], que se transmitía en cuatro estados y que duró algo más de diez años. Entonces en el año 2000, me ofrecieron ser el portavoz nacional de la American Dietetic Association, una organización que representa a más de 67.000 expertos en nutrición. Como yo tenía experiencia tanto en la nutrición convencional como en la medicina integrativa, y también en entrevistar a cientos de expertos y responder a miles de preguntas de los oyentes, consideraron que podía ayudar a los consumidores a resolver los mensajes confusos y a menudo contradictorios respecto a los alimentos y la nutrición.

He observado que para los hombres es especialmente difícil cambiar sus hábitos alimenticios, así que me entusiasmé cuando me propusieron pertenecer a la junta de asesoramiento científico de la revista *Men's Health*. Muchas veces me piden que diga las cosas de formas muy sencillas para los hombres —«come esto, no eso»—. A los solteros se les da bastante bien con lo de «blanco o negro», y una vez casados, ese proceso de toma de decisiones suele pasar a sus esposas. Las mujeres no sólo entienden la importancia de cuidarse y de buscar atención médica regularmente, sino que también suelen ser las cuidadoras de los hombres. Mis clientes masculinos han descubierto que un enfoque más sencillo —como el de los *101 alimentos* que se preocupa del paladar y de las raciones— es lo que mejor les ha funcionado a ellos y a sus familias. A través de mi trabajo con miles de personas he descubierto que restringir alimentos menos saludables no siempre daba buenos resultados cuando pretendía que mis pacientes hicieran cambios duraderos. Hasta mis pacientes más motivados podían abandonar sus comidas favoritas y seguir la dieta «perfecta»... sólo durante un tiempo. Podían probar planes dietéticos restrictivos si había una recompensa visible, pero al final todos venían con las mismas preguntas: «¿Puedo saltármela de vez en cuando? ¿Realmente me va a hacer daño?» Siempre había pensado que lo mejor era una actitud de todo o nada y que las medias tintas no beneficiarían a mis pacientes. Suponía que si les daba una mano, se llevarían el brazo. «Hacer trampa» sólo podía conducir al desastre, y al final regresarían a los malos hábitos. Pero los buenos recuerdos de los alimentos del pasado dejaban a mis pacientes anhelando los viejos tiempos. Sentían que les faltaba algo, y con frecuencia se quejaban de que no podían volver a disfrutar de sus comidas favoritas. Muchas veces me presionaban para que les demostrara que añadir algunos de sus alimentos favoritos y no saludables a sus dietas realmente los iba a desviar de sus esfuerzos, con la esperanza de que no pudiera hacerlo. De hecho, normalmente era así.

De este modo llegué a la revelación de que limitar las cantidades de alimentos poco menos que óptimos para la salud era otra posibilidad, pero que borrarlos permanentemente del libro de su vida no era una opción. No sólo tuve que hacer frente a las preferencias que mis pacientes habían desarrollado con el tiempo sino también al hecho de que muchos de ellos sufrían presiones externas por parte de sus familiares que no tenían la misma motivación para abandonar sus alimentos favoritos. Por lo que, con más frecuencia de lo que fuera de desear, estos «insurgentes dietéticos», como las barritas de caramelo y las patatas fritas, hacían acto de presencia, acechando desde los armarios de la cocina o tras la puerta de la nevera, o lo que es peor, alojándose temporalmente en las alegres bocas de los miembros de la familia. No es de extrañar que, aunque no quisieran confesarlo, me encontrara con que, a pesar de mis advertencias algunos pacientes habían vuelto a incluir muchos de estos alimentos en sus dietas.

Los cambios se empezaron a producir con mayor facilidad cuando aflojé mis restricciones. Pronto me conocieron como el «Vamos a hacer un trato, Dave». Mis pacientes me demostraron que podían seguir más tiempo con sus esfuerzos, estabilizar su peso, mantener su presión sanguínea dentro de límites aceptables y cumplir con un montón de marcadores de la buena salud aun permitiéndose ocasionalmente algún que otro desliz en sus dietas. Empecé a observar un patrón. Muchos de ellos se aferraban a algún alimento «salvavidas» o «poderoso» de sus dietas, a la vez que disminuían, aunque no abandonaban, los alimentos que no les aportaban mucho. ¡Por fin comprendí que comer sano no tenía por qué ser blanco o negro, que el gris también funcionaba!

Irónicamente, el verano de 2006, cuando estaba escribiendo este libro, me convertí en mi propio paciente. Durante más de un año, estuve tan concentrado en hablar de las virtudes de comer bien y de hacer ejercicio que sin darme cuenta me desvié de mi estilo de vida saludable. Parecía que con cada pulsación, mi barriga y mi trasero aumentaban de tamaño, mientras estaba dando consejos a los demás para que los suyos fueran más pequeños. Mi señal de alarma se disparó cuando me pidieron que instruyera a los bomberos de Chicago en un programa que habían diseñado para reducir el colesterol. Descubrí que los bomberos corrían mucho más riesgo de morir de un infarto de miocardio que por apagar un fuego, de modo que me alegré mucho de poder ayudar. Como acto de solidaridad, me hice un análisis de sangre para ver mi nivel de colesterol, y descubrí que la alarma también corría por mis venas, ¡estaba en 238! Eso fue la gota que colmó el vaso. Pero en lugar de mi anterior enfoque de «cortar de golpe», decidí modificar lentamente mi dieta añadiendo los alimentos sobre los que vas a leer en este libro. Al cabo de 30 días de pequeños cambios, sin la ayuda de ningún medicamento o de una dieta radical, mi colesterol bajó a 168, la friolera de 70 puntos en sólo 30 días. ¡Además perdí algo más de cuatro kilos!

Cada mañana empiezo con mi bol grande de avena con almendras, higos, arándanos rojos y cerezas nadando en leche de soja. Como salmón y sardinas, y bebo café y té verde. Empecé a hacer ejercicio cada día durante 30 minutos y no lo he dejado desde entonces.

He descubierto muchos alimentos que han tenido un profundo efecto en mi salud y en la de mis pacientes, alimentos que ofrecen la esperanza de reducir o incluso sustituir a los medicamentos para enfermedades como la hipertensión, nivel elevado de lípidos en la sangre y la diabetes. He visto mejorar a personas que padecían problemas digestivos, sexuales, de cognición, niveles bajos de energía y otros entre una lista interminable de condiciones patológicas, únicamente cambiando sus hábitos alimenticios por otros más saludables. Hay alimentos que no sólo salvan literalmente vidas, sino que también son deliciosos y agradables.

Muchos de los alimentos que aparecen en este libro son muy comunes, y puede que los hayas estado comiendo toda tu vida sin haberte enterado de sus beneficios. Tu iniciación puede que comenzara cuando tu madre te obligaba a comerte todas las verduras para que crecieras mucho y estuvieras fuerte. Quizá descubriste que usaba un poco más de ajo con la esperanza de que sus propiedades alejaran los resfriados y la gripe. Pero mamá también tenía la tarea de preparar comidas apetitosas. Sabía que a menos que fueran buenas había muy pocas posibilidades de que siguieras tomando tu «medicina». Mi meta, al igual que la de ella, es enseñarte a integrar alimentos saludables en tu dieta de modo que te resulte fácil y delicioso alimentarte bien.

La ciencia de las «medias medidas»

Los pequeños cambios que no implican un cambio radical en el estilo de vida o en la dieta pueden influir significativamente en tus hábitos cotidianos. Acciones sencillas que afirman la vida, como caminar un poco más, tener pensamientos positivos e incorporar un puñado de alimentos saludables en la dieta diaria son sólo unas cuantas de las bien estudiadas opciones que todos podemos hacer para combatir muchos de los problemas de salud actuales. Sí, suena demasiado bonito para ser cierto, pero investigadores de primera línea han dado prueba de ello, como Barbara Rolls, investigadora de la Penn State University sobre la obesidad y autora de *Volumetrics*. En un estudio con 200 personas obesas y con sobrepeso, la doctora Rolls descubrió que las que añadían 2 raciones de sopa vegetal baja en calorías a su dieta habían perdido un 50 por ciento más de peso que los que tomaban tentempiés menos nutritivos y que tenían las mismas calorías que la sopa. La inclusión de alimentos como los cereales integrales para el desayuno y otros productos con cereales integrales se cree que te ayuda a mantenerte sano y esbelto. Los ejemplos podrían continuar.

Los 101 alimentos

Puede que te estés preguntando cómo di con estos 101 alimentos. Para empezar, recurrí en parte al concepto de «densidad de nutrientes». Adam Drewnowski, director del *Centre for Public Health Nutrition* de la Universidad de Washington, es uno de los múltiples investigadores que se han enfrentado al reto de desarrollar un sistema para los consumidores que muestre claramente qué alimentos son más saludables. Desarrolló un método que se basa en los nutrientes-por-caloría, es decir los alimentos que contienen una mayor proporción de elementos nutrientes por un mínimo de calorías. El doctor Drewnowski revisó más de 360 alimentos diferentes y les asignó un índice denominado *Naturally Nutrient Rich* (NNR, Rico en Nutrientes Naturales) que se basaba en el contenido de 14 nutrientes esenciales. Sin embargo, su sistema no tiene en cuenta la densidad fitoquímica. Los fitoquímicos son componentes de las plantas que ofrecen importantes beneficios para la salud, pero que no son considerados «nutrientes» como las vitaminas y los minerales. En mi análisis he incluido la densidad fitoquímica. En el Apéndice B hay una extensa tabla que incluye los fitoquímicos que verás mencionados con frecuencia cuando reviso los beneficios de los 101 alimentos. Por último, he revisado la literatura científica en busca de nuevas investigaciones sobre las propiedades curativas de los alimentos. Si se ha demostrado que un alimento mejora la salud, independientemente de su contenido en nutrientes y fitoquímicos, lo he incluido en la lista de los 101. También quiero que el lector tenga en cuenta que no estoy diciendo que sean los esenciales ni que sólo estos 101 alimentos pueden salvarte la vida. La ciencia de la nutrición está siempre en evolución, y constantemente estamos descubriendo nuevos beneficios en los alimentos, ¡pero puedes estar seguro de que los alimentos que he escogido en este libro vale la pena que ocupen un lugar en tu carro de la compra y en tu estómago!

Puesto que la ciencia de la nutrición siempre está progresando, he tomado la decisión de no limitar mi criterio de evaluación de los 101 alimentos a únicamente la regla de oro de las pruebas clínicas humanas, sino que la he ampliado a todos los niveles de evidencia. Soy un firme defensor de la nutrición que se respalda en las pruebas, pero, por desgracia, las pruebas con distribución al azar, las transversales, las controladas por placebo y las humanas y metaanálisis (revisiones de varios estudios) son contadas en el campo de la nutrición. Por ejemplo, en 2007 se publicó en la revista *Nutrition, Metabolism & Cardiovascular Diseases* un metaanálisis donde participaron 149.000 personas; en él se demostraba que consumir 2,5 raciones de cereales integrales al día reducía en un 21 por ciento el riesgo de padecer enfermedades cardiovasculares. ¡Dato interesante! El investigador que dirigía el estudio, basándose en esta nueva evidencia, sugirió que los políticos y legisladores, científicos y profesionales de la medicina debían realizar un esfuerzo conjunto para difundir la buena noticia. Teniendo en cuenta que las enfermedades cardíacas son la principal causa de muerte entre los estadounidenses, no parece mala idea. Mis pacientes quieren saber qué es lo que tienen que hacer para salvar sus vidas ahora. Si yo hubiera esperado a que saliera un metaanálisis como incentivo para «doblar mis esfuerzos» para acogerme a una dieta sana, me imagino que muchos de ellos no estarían ahora aquí. Nunca quise que dudaran ni un momento para que se decidieran a tomar más fruta, verdura, frutos secos o cereales integrales en su dieta. ¿Por qué esperar? ¡La posibilidad de hoy puede ser la probabilidad del mañana, y no cabe duda de que no hay efectos secundarios por comer alimentos sanos!

Puedes escribir tu propia receta con los 101 alimentos

PRIMERO, COME BIEN...

Antes de escribir ni una sola palabra tenía muy claro que este libro iba a ser un valioso recurso de grandes alimentos en vez de otro «libro sobre dieta para pasar hambre». Según los últimos sondeos, hay algo que está muy claro: ¡estás cansado de que te digan lo que has de hacer y no te culpo! Aquí no verás «no hagas esto o no hagas aquello». Este libro es una celebración de la comida. Dejaré para otros la crítica de esta proteína o de tal producto lácteo. Pero no te equivoques, tengo una meta en mi mente: animarte a que comas y vivas de manera «óptima». Defino la ración de alimentos óptima para vivir como una dieta controlada en calorías, que es abundante en frutas y verduras variadas y de muchos colores, que se centra en los cereales integrales, que contiene los niveles y el tipo de grasas apropiados, que hace hincapié en los productos lácteos bajos en grasa y en tomar la mínima cantidad posible de proteína animal, a la vez que aumenta la dosis de proteínas vegetales más saludables, como las legumbres.

Considera este libro como un punto de partida para mejorar tu salud, sea cual sea el problema al que te enfrentes. Según el doctor James Hill, de la Universidad de Colorado, un famoso investigador sobre la obesidad, aunque tu meta última sea adelgazar, conseguir mantener tu peso actual es un gran comienzo. Intenta incorporar algunos alimentos nuevos la primera semana. El plan de menús de muestra que hay al final de este libro te enseña lo fácil y delicioso que puede ser y puedes recortar las raciones para ajustarlas al nivel de calorías que sea correcto para ti. Prueba algunos alimentos más la semana siguiente, y luego la otra. Al final te darás cuenta de que muchos de los alimentos nuevos han sustituido a otros menos beneficiosos para tu salud. Entonces lograrás un programa duradero que se basará en una sencilla ecuación: *viabilidad + sabor = sostenibilidad*.

Si realmente quieres «darte marcha» y ensalzar los beneficios para la salud de los 101 alimentos, has de acoger el poder de la sinergia. Tal como has visto con mi historia, comerse un bol de avena cada día puede ser un método eficaz para reducir el colesterol. Pero añadir frutos secos como las almendras, nueces y pistachos, junto con algunos arándanos rojos y cerezas, en leche de soja, hace que ese combinado adquiera una nueva dimensión. Cuando esto va unido a una dieta que incluye proteínas magras, productos lácteos bajos en grasas y verduras, vigilando siempre los alimentos con grasas saturadas como el beicon, las salchichas y la mantequilla, junto con el ejercicio físico moderado: ¡entonces su poder para reducir el colesterol es sorprendente!

LOS 101 ALIMENTOS SON UNA NUTRICIÓN SÓLIDA

Tu cuerpo necesita de todo: hidratos de carbono, proteínas, grasas, vitaminas, minerales, enzimas y fitoquímicos. Puedes comprar frascos de suplementos dietéticos e intentar hacer todo lo posible para imitar lo que contiene una dieta saludable, pero ¿no es acaso mejor, más sencillo y apetitoso comer alimentos que contengan todos los nutrientes esenciales para la salud? Hay una verdad básica: no existe ningún producto en el mercado cuyas propiedades puedan compararse a las de los 101 alimentos. Los suplementos adecuados pueden ser muy importantes para mantener y mejorar la salud, ¡pero nada tienen que ver con el poder curativo de los alimentos! Cada grupo de alimentos cumple una función importante en el cuerpo, para mantenerte sano y fuerte.

Los magníficos «carbo»: los hidratos de carbono nos dan energía. Son el combustible del cuerpo humano. Las frutas, verduras y los cereales integrales que presento aquí proporcionan la cantidad y la clase adecuada de carbohidratos que necesita nuestro cuerpo.

Tomar proteínas sin grasa: las proteínas ayudan a reparar los tejidos corporales. En general, la dieta estadounidense proporciona suficiente proteína para cubrir nuestras necesidades. Las legumbres, la soja, el pescado y el *buttermilk* (leche agria) son los protagonistas de este libro. Puede que me preguntes: «¿Pueden entrar en este programa las partes magras del buey, pollo, cerdo y demás?» ¡Por supuesto! De hecho, hay recetas que contienen algunas de estas fuentes de proteína animal. Pero existen dos razones por las que he dado protagonismo a estas proteínas especiales: una es que no comemos suficiente de las mismas, y otra es que poseen un valor añadido que explicaré más adelante.

Mascar las grasas: todas las grasas no son iguales. Algunas provocan enfermedades cardíacas y otras actúan para combatir esas y otras enfermedades. Las grasas proporcionan sabor y satisfacción, y hacen que nos sintamos llenos más tiempo. También son un vehículo para transportar las vitaminas solubles en grasas, como las vitaminas A, D, E y K, que potencian y protegen el sistema inmunitario, fortalecen los huesos y regulan el flujo de sangre en las células.

Todo lo demás: las vitaminas, minerales, enzimas y fitoquímicos (sustancias químicas de las plantas) son tan importantes para el cuerpo como los hidratos de carbono, las proteínas y las grasas. Los alimentos proporcionan estos nutrientes en la proporción correcta.

Todo junto: Las Directrices Dietéticas del Departamento de Agricultura de Estados Unidos (USDA) son la fuente más fiable para una dieta sana. El icono dietético que surgió de esas directrices es la última pirámide alimentaria, conocida también como «MyPyramide». La nueva pirámide muestra que todos los grupos de alimentos son importantes para una dieta sana.

Lo que verás en este libro

101 alimentos que pueden salvar tu vida te revelará que muchas de las comidas deliciosas que con frecuencia reservamos para ocasiones especiales, como los arándanos rojos y los boniatos, deben utilizarse con mayor regularidad. También te presentaré alimentos menos conocidos como los cereales supernutritivos teff, quinoa y amaranto, junto con frutas ricas en antioxidantes como el açaí de Brasil y las bayas de goji de China. Existe una amplia gama de alimentos saludables y deliciosos entre los que escoger. Cada apartado incluye las siguientes secciones para que decidas qué alimentos serán más adecuados para tu dieta.

FICHA TÉCNICA
Cada alimento tiene su propia historia. Aquí encontrarás una información interesante que puede que incluya la familia a la que pertenece el alimento, cuál es su hábitat natural y cómo se consume habitualmente. También, en cada apartado hay datos curiosos como: ¿Sabías que... los indígenas del Amazonas utilizaban la guayaba para aliviar los dolores de garganta, los problemas digestivos, el vértigo y los problemas menstruales?

«UNA RACIÓN DE HISTORIA...» Y «¿DÓNDE SE CULTIVA?»
¿Te has preguntado alguna vez de dónde procede originalmente el café? Puede que te sorprenda saber que Sudamérica, de donde procede la mayor parte del café actualmente, no es su lugar de origen. Esta sección responde a este tipo de preguntas: «¿Cómo llegó el kiwi desde el valle del río Yangtze, en el norte de China, hasta Nueva Zelanda y Estados Unidos?»,

«¿Qué paradas hizo por el camino?», «¿Quiénes son hoy en día los principales proveedores?».

QUÉ ME APORTA

Esta sección empieza con el valor nutritivo, como una de las muchas e importantes razones para incorporar alimentos poderosos a tu dieta. Luego hablaré de las vitaminas y minerales más importantes y exclusivos de cada alimento y explicaré cómo puede mejorar tu salud.

REMEDIOS CASEROS

¿Tenía razón mamá? Les daba zumo de arándanos rojos a sus hijos para evitar las infecciones del tracto urinario, mucho antes de que la ciencia ratificara su eficacia. ¡Lo único que sabía es que funcionaba! Esta sección presenta muchas de las reivindicaciones sobre las propiedades curativas de los 101 alimentos que puede que no hayan sido estudiadas a fondo... ¡por el momento!

¡LÁNZAME UN SALVAVIDAS!

Esta sección hace referencia a muchos informes de investigaciones, desde los estudios con las células y los realizados con animales hasta el abuelo de todos ellos, las pruebas clínicas con seres humanos. Algunos de estos estudios demuestran que existen propiedades únicas en estos 101 alimentos. Otras investigaciones defienden el valor de incluir un alimento con un nutriente compartido o un grupo de nutrientes comunes con otros alimentos. También puedes buscar alimentos en el Índice que cumplan un reto común respecto a la salud, ¡y entonces estarás en el camino para tener un enfoque personalizado!

CONSEJOS PARA USAR LOS 101 ALIMENTOS

Los investigadores de Gerber Foods descubrieron que un significativo número de niños entre 2 y 3 años no comían NINGUNA fruta o verdura, pero sí una buena cantidad de caramelos, de patatas fritas y hot dogs. No es de extrañar, pero sí suscita la pregunta: «Eh... ¿quién manda aquí?» Sé lo que estás pensando: «He intentado varias veces que mi hijo comiera frutas y verduras, pero no se las come». ¡Te aconsejo que no dejes de intentarlo! Esos mismos investigadores creen que para que los niños acepten un alimento nuevo es necesario introducirlo hasta 17 veces. ¡No te rindas! Pero para facilitarte la vida he incluido unos consejos deliciosos y sencillos junto con una importante selección de alimentos y recomendaciones para almacenarlos con seguridad, que optimizarán la experiencia de comer con los 101 alimentos.

LA RECETA...

Para ayudarte a saltar a los 101 alimentos, he incluido una receta de lujo para cada alimento. Son de chefs famosos que saben combinar el sabor con la buena salud. También he recopilado recetas de dietistas, celebridades, familiares y amigos. La mayor parte de las recetas fueron escritas especialmente para niños y las probaron mi familia y vecinos. Aquí el énfasis es en el sabor natural de los alimentos poderosos y su sencilla preparación.

DESGLOSE...

En cada receta se han analizado las calorías, grasas, grasas saturadas, hidratos de carbono, azúcares, fibra, sodio y proteínas utilizando el prestigioso programa para recetas, Food Processor de ESHA. Todas las recetas contienen una cantidad prácticamente nula de grasas sintéticas trans.

Dónde y cómo comprar los 101 alimentos

He colgado una lista de sugerencias de alimentos de marca en mi *website* para que los pruebes: www.101FoodsThatCouldSaveYourLife.com. La lista se denomina «*Dave's Raves*» [Las sugerencias de Dave], y la actualizaré con frecuencia para mantenerte al día sobre las múltiples, convenientes y sabrosas formas de disfrutar de los 101 alimentos. Son alimentos que han probado mi familia o mis pacientes y que les han gustado. Esta lista no pretende en modo alguno ser exhaustiva, ¡pero no cabe duda de que es un buen comienzo! Puede que también te interese entrar en las muchas *websites* que a mí me han resultado útiles para indagar sobre el origen, la historia y los beneficios de los alimentos poderosos. Estas *websites* están incluidas en la sección de Referencias. Y he incluido un plan de menús para una semana (Apéndice A) para ayudarte a empezar.

Quizá los dos dilemas principales a los que deberás enfrentarte en tu senda por los 101 alimentos sea cuáles probar primero y dónde guardar este libro. ¿Entre los libros de cocina? ¿Entre los de salud y dietética? ¿Entre las guías de recursos? ¿En tu mesita de café para que todo el mundo pueda disfrutar de él? Decidas lo que decidas, espero que lo consultes con frecuencia cuando prepares tu próxima comida y crees el menú para tu próximo día de fiesta.

LOS 101 ALIMENTOS
Desde el Açaí hasta la Zanahoria

Açaí (*Euterpe oleracea*)

¡ORAC ATTACK!

¿Sabías que... la capacidad antioxidante o el valor de ORAC[*] por una ración de 115 gramos de açaí es 6.576? ¡Eso es más que los arándanos, las fresas y el vino tinto juntos!

Ficha técnica

Las bayas de açaí (se pronuncia «asai») las produce una palmera que crece en las llanuras aluviales del río Amazonas en Brasil. Tienen un sabor único, como a frutos del bosque con un toque de chocolate amargo... ¡hmmm! La baya, aproximadamente del mismo tamaño que un arándano, es un 95 por ciento semilla. Las semillas se descartan y sólo se utiliza la piel.

Una ración de historia...

En el Amazonas, las palmeras de açaí cubren un área equivalente al tamaño de Suiza. El açaí es uno de los alimentos básicos de las comunidades del río Amazonas. Se sirve como bebida y forma parte de las comidas principales, de un modo similar al pan o al arroz de otras culturas. En la ciudad de Belém se bebe más esta fruta que la leche; se calcula que la población (1,3 millones) consume unos 200.000 litros al día.

¿Dónde se cultiva el açaí?

El açaí es un fruto exclusivo de las junglas amazónicas del Brasil, y la producción comercial de esta baya se encuentra principalmente cerca de la ciudad de Belém.

¿Qué me aporta?

Curiosamente para una fruta, la inmensa mayoría de sus calorías procede de la grasa: una ración de 115 gramos de açaí puro contiene unas 100 calorías y 6 gramos de grasa. Sin embargo, es rica en ácidos grasos antiinflamatorios omega-9, y además tiene muy poco azúcar. El

---

[*] *Oxygen Radical Absorbance Capacity,* capacidad de absorción de radicales del oxígeno libres. (*N. del E.*)

açaí contiene ácidos grasos esenciales, hierro, calcio, fibra, vitamina A y otros antioxidantes.

Los científicos han descubierto que el açaí es rico en antocianinas, un grupo de sustancias químicas especiales de las plantas que se cree que posee muchos beneficios para la salud. De hecho, el açaí contiene diez veces más antocianinas que la misma cantidad de vino tinto. Las antocianinas del açaí son sólo un diez por ciento del total de los antioxidantes que contiene esta pequeña y sorprendente baya.

El açaí también contiene fitoesteroles, un componente vegetal que se sabe que reduce el colesterol, trata síntomas asociados con la hiperplasia benigna de próstata (HBP, próstata hinchada), y ayuda a proteger el sistema inmunitario del estrés físico.

Remedios caseros
POTENCIA SEXUAL: El açaí combinado con el sirope de guaraná es una bebida muy popular en Brasil. Uno de sus beneficios es que mejora la función sexual.

BELLEZA: El doctor Nicholas Perricone en sus libros antienvejecimiento menciona las propiedades cosméticas de esta baya.

¡Lánzame un salvavidas!
CÁNCER: Utilizando un tubo de ensayo, los investigadores de la Universidad de Florida descubrieron poderosos componentes antioxidantes que reducían en gran medida la proliferación de células y favorecían la apoptosis (muerte programada de las células) en las células de la leucemia humana.

Consejos
ELECCIÓN Y CONSERVACIÓN:
• El açaí se presenta en zumo, pulpa congelada, batidos embotellados y en polvo, y suelen encontrarse en casi todas las tiendas de productos naturales y tiendas de comestibles. Debido a su naturaleza altamente perecedera, el açaí fresco sólo se encuentra en Brasil.
• Busca productos flash-pasteurizados, que conservan los antioxidantes del açaí y su hermoso color púrpura.

PREPARACIÓN Y SUGERENCIAS:
• Calentarlo puede acabar con algunos de sus antioxidantes.

- El açaí se puede utilizar para hacer salsas y mermeladas.
- La pulpa se puede añadir a los batidos o bebidas, rociar sobre los cereales, añadir al yogur o comerla sola.

BOL DE AÇAÍ AL ESTILO BRASILEÑO
Por Royce Gracie
Raciones: 2 • Tiempo de preparación: 5 minutos

Royce Gracie es una estrella internacional del jujitsu y cuenta con una larga tradición familiar de tomar açaí para mejorar sus actuaciones. El abuelo de Royce, Carlos, abrió el primer centro de jujitsu de Brasil y empezó a incorporar el açaí a su dieta y a la de sus alumnos. A mi familia le encanta esta receta con yogur, helado, filloas (crepes, panqueques)... Los cuatro ingredientes son alimentos poderosos.

Ingredientes:
   2 paquetes de 100 g de pulpa de açaí original Sambazon • 115 cl de zumo de manzana de cultivo ecológico • 1 plátano de cultivo ecológico • 1 cucharadita de miel ecológica

Instrucciones:
   Mezcla todos los ingredientes en una batidora hasta que espesen. Rocíalos con granola de cultivo ecológico [o con muesli] y añade un poco de miel al gusto.

Desglose...
   Calorías: 190; grasas totales: 5 g; grasas saturadas: 1 g; colesterol: 0 mg; sodio: 10 mg; hidratos de carbono totales: 44 g; fibra: 2 g; azúcar: 34 g; proteína: 3 g.

Aceituna (*Olea europaea*)

¡CUANDO LO NATURAL NO ES LO MEJOR!

¿Sabías que... las aceitunas recién cogidas del árbol tienen un sabor horrible? Las aceitunas que se comercializan están maceradas en salmuera, en sal o en aceite de oliva antes que lleguen a tocar los labios humanos.

Ficha técnica

La oliva es el fruto del olivo, tienen una sola semilla (hueso) y su carne está empapada de aceite. La fruta madura se utiliza para hacer aceite o se vende entera. Hay docenas de clases de aceitunas, pero algunas de las más conocidas son Ascolano, Barouni, Gordal (una de las aceitunas de mesa más populares, procedente de España), Manzanilla, Misión (principalmente utilizada para hacer aceite de primera presión en frío, en California), Picolina, Rubra y Sevillana (la variedad más comercial en California). [En España, entre otras denominaciones, arbequina, cornicabra, cuquillo, hojiblanca, picual, serrana...]

¿Sabías que... las aceitunas verdes y negras son la misma y que sólo varía el grado de madurez, siendo la negra cuando está más madura?

Una ración de historia...

La aceituna tiene una larga historia que data de los tiempos bíblicos. Una paloma llevó una rama de olivo a Noé, un símbolo de paz conocido en todo el mundo, para indicar que la ira de Dios había terminado. ¡De hecho, los datos de un análisis de carbono de una semilla de olivo encontrada en España revelaron una edad de 8.000 años! Además de la región mediterránea, las aceitunas puede que también procedieran de la parte tropical y central de Asia y de diversas partes de África. Las aceitunas se cultivaban en Creta 2.500 años a.C. Desde allí llegaron a Grecia y a otras partes del Mediterráneo. Los olivos se empezaron a plantar en California a finales del 1700.

¿Dónde se cultivan?

Según el *International Olive Oil Council*, España es el mayor productor de aceite de oliva, seguida de Italia y Grecia. Túnez, Turquía, Siria, Marruecos y Portugal completan el siguiente grupo de importancia como productores. Estos ocho países juntos aportan el 90 por ciento de la producción mundial de aceite de oliva.

¿Qué me aporta?
El aceite de oliva contiene un 75 por ciento de grasas monoinsaturadas, que son buenas para el corazón, y sólo un 13 por ciento de saturadas. Muchos de los beneficios del aceite de oliva proceden de componentes activos como el oleocantal, que tiene grandes propiedades antiinflamatorias para combatir el cáncer y las enfermedades cardiovasculares. Los polifenoles flavonoides del aceite de oliva son antioxidantes naturales que tienen un montón de efectos beneficiosos para el organismo, desde curar las quemaduras provocadas por el sol hasta bajar el colesterol, la presión sanguínea y evitar el riesgo de padecer enfermedades coronarias. Muchos otros aceites de frutos secos y de semillas no tienen ningún polifenol.

Remedios caseros
Unas pocas gotas de aceite de oliva caliente en el oído, también conocido como aceite dulce, alivia la otitis.

¡Lánzame un salvavidas!
PREVENIR EL CÁNCER: Evidencias epidemiológicas indican que el consumo de aceite de oliva y de aceitunas, que forma parte de la dieta mediterránea, protege contra el cáncer.

CÁNCER DE COLON: Investigadores españoles descubrieron que los ácidos maslínico y oleanólico, ingredientes activos del aceite de oliva, por una parte evitaban que las células de cáncer de colon humano se multiplicaran, y por otra restauraban la apoptosis (muerte programada de las células).

ENFERMEDADES CARDIOVASCULARES: La *Food and Drug Administration* (FDA, Administración Federal para el control de productos alimenticios y farmacéuticos) de Estados Unidos, en términos claros, aunque cuidadosos, afirma: «Pruebas científicas limitadas y no concluyentes indican que ingerir unas 2 cucharadas (23 g) de aceite de oliva al día puede reducir el riesgo de padecer enfermedades cardiovasculares gracias a las grasas monoinsaturadas que contiene. Para alcanzar este posible beneficio, el aceite de oliva ha de sustituir una cantidad similar de grasas saturadas, y no aumentar el número de calorías que se ingieren al día».

HIPERTENSIÓN: en 2007, el *Journal of Nutrition* publicó los descubrimientos de la investigadora de la Universidad de Barcelona, Isabel Bondia-Pons. Ella y sus colaboradores evaluaron los efectos del consumo moderado de aceite de oliva (unas 2 cucharadas al día) en varones no mediterráneos que normalmente consumían muy poco aceite de oliva. Experimentaron una modesta reducción en su presión sanguínea sistólica, que fue atribuido al incremento de ácidos grasos oleicos saludables en su dieta.

Consejos
ELECCIÓN Y CONSERVACIÓN:
* Para el máximo contenido en antioxidantes, compra aceite de oliva «virgen extra» o «virgen», que son las fórmulas menos procesadas.
  — Aceite de oliva virgen extra: procede de la primera presión en frío por métodos mecánicos, y es preferible por su excelente sabor.
  — Aceite de oliva virgen: tiene un tinte verdoso y se obtiene prensando el fruto dentro de unas bolsas y extrayendo el aceite. Tiene un sabor más fuerte que el virgen extra.
  — Salvo que sea en dosis muy pequeñas, debes evitar los envases que pongan «aceite refinado», «aceite de orujo» o «aceite light».
* Pon el aceite de oliva en un recipiente hermético y guárdalo en la nevera. Se solidificará, pero vuelve rápidamente a su estado líquido si lo dejas a temperatura ambiente unos minutos.
* Guárdalo lejos de la luz y el calor para que conserve su contenido en fitoquímicos.

PREPARACIÓN Y SUGERENCIAS:
* Utilízalo para cocinar a poca temperatura. Las partículas del aceite de oliva virgen extra se queman y evaporan a temperaturas altas. Cuando se ha quemado el aceite, muchos de los beneficios para la salud se desvanecen en el humo.
* Úsalo para dar más sabor a salsas o para aliñar ensaladas y verduras. ¡El aceite de oliva macerado con hierbas frescas es delicioso con pan italiano caliente y crujiente! *Mangia, mangia!*

- Ponte media aceituna negra en cada dedo y obtendrás exactamente una ración de grasas. Es una forma divertida de comérselas.

ALIÑO BALSÁMICO CON MIEL
Por Dave Grotto
Raciones: 12 • Tiempo de preparación: 10 minutos

Esta receta contiene tres alimentos poderosos.

Ingredientes:
½ taza de aceite de oliva virgen extra • ½ taza de vinagre balsámico • 2 cucharadas de miel • 1 cucharadita de zumo de limón • 1 cucharadita de pimienta negra • ½ cucharadita de sal

Instrucciones:
Mezcla bien el vinagre, la miel, el zumo de limón, la sal y la pimienta. Añade lentamente el aceite de oliva sin dejar de batir. Sírvelo con la ensalada o verduras calientes, o utilízalo para mojar pan.

Desglose...
Calorías: 100; grasas totales: 9 g; grasas saturadas: 1,5 g; colesterol: 0 mg; sodio: 100 mg; hidratos de carbono totales: 5 g; fibra: 0 g; azúcar: 4 g; proteínas: 0 g.

Acelga (Beta vulgaris)

UNA FALSA SUIZA

¿Sabías que... la Swiss chard [nombre de la acelga en inglés] no es originaria de Suiza sino de Sicilia? Un botánico le puso el nombre de su tierra natal.

Ficha técnica
La variedad *Swiss chard* es de la familia de la remolacha azucarera, pero no produce un bulbo comestible. Hay muchos tipos de acelgas, como la Fordhook Giant, Ruby Chard, Argenta y Bright Lights. La Fordhook es la más popular en Estados Unidos; hay otras variedades comunes que se agrupan bajo la etiqueta de «Acelga Rainbow». [En Europa hay también la Amarilla de Lyon y la Verde con penca blanca Bressane.] La acelga sabe un poco a espinacas y a remolacha.

Una ración de historia...
Los orígenes de la acelga se remontan a la antigua Babilonia. Aristóteles escribió sobre la acelga en el siglo IV a.C. En la Edad Media, los viajeros que venían de Italia la llevaron hasta el norte y el centro de Europa. Desde allí, viajó hasta el Lejano Oriente y China. Actualmente, la acelga es muy popular en el sur de Francia, Cataluña y Sicilia.

¿Dónde se cultivan?
La acelga se cultiva en Italia, Francia, España, Holanda, Suiza y Estados Unidos. California, Tejas y Arizona son los productores principales en este último país.

¿Qué me aporta?
La acelga es una buena fuente de fibra y aporta gran cantidad de vitaminas A, C y K. Además, es rica en vitamina E, magnesio, potasio, hierro y manganeso. La acelga contiene los carotenoides zeaxantina y luteína, que son beneficiosos para la vista.

Remedios caseros
La acelga se ha utilizado para tratar úlceras, tumores, leucemia y otros cánceres. En Sudáfrica, se bebe zumo de acelga para aliviar las molestias

de las hemorroides. El zumo de acelga también se ha utilizado para descongestionar y neutralizar la acidez del estómago.

¡Lánzame un salvavidas!

CÁNCER: Se ha demostrado que los componentes de la acelga inhiben la proliferación de células cancerígenas en los seres humanos. En un estudio realizado con células humanas de cáncer de mama se observó que los flavonoides de la acelga interrumpían el crecimiento y la reproducción de células del ADN.

DIABETES Y SALUD CARDIOVASCULAR: En varios estudios realizados con ratas diabéticas se descubrió que alimentándolas con acelgas se controlaba su nivel de glucosa en sangre, y o bien se invertían, o bien se estabilizaban, o bien se evitaban los efectos negativos de la diabetes, como el deterioro nervioso y las enfermedades cardiovasculares.

Consejos

ELECCIÓN Y CONSERVACIÓN:

- Elige hojas de color verde brillante con el tallo crujiente. Procura no comprar las que están marrones o amarillas o que tengan agujeritos.
- Las acelgas se pueden guardar sin lavar en una bolsa de plástico en el cajón de las verduras de la nevera hasta tres días.

PREPARACIÓN Y SUGERENCIAS:

- Se han de lavar bien bajo el grifo para eliminar toda la tierra o arena. Luego recorta el tallo y las hojas en trozos de unos 2 cm.
- Procura no cocerlas en una olla de aluminio porque los oxalatos de la acelga teñirán el recipiente.
- Utiliza las acelgas para las lasañas o ensaladas. El tallo de la acelga se puede usar como sustituto del brécol.
- Inclúyelas en platos de huevos y pasta para conseguir un mayor beneficio nutritivo.

TACOS DE ACELGA *SWISS CHARD* CON CEBOLLA CARAMELIZADA, QUESO FRESCO Y CHILE ROJO

De Mexican Everyday, por Rick Bayless
Raciones: 6 (2 tacos por persona) • Tiempo de preparación y de cocción: 30 minutos

¡Este original relleno de taco es fantástico! No te preocupes por el volumen de las acelgas que se necesitan para esta receta, se reduce considerablemente. Esta receta contiene siete alimentos poderosos.

Ingredientes:

350 g de acelga *Swiss chard* (se puede sustituir por otra clase de acelga) • 1 ½ cucharadas de aceite de oliva • 1 cebolla blanca o roja grande cortada en rodajas de unos 6 mm • 3 dientes de ajo, pelados y troceados, o prensados en una prensa para ajos • 1 cucharadita (de té) de copos de pimiento rojo • ½ taza de caldo de pollo bajo en sodio, o de agua • ½ cucharadita de sal • 12 tortillas de maíz calientes • 1 taza de queso fresco, feta o queso de cabra machacado por ración • ¾ de taza de Frontera Guajillo Chile o Chipotle Salsa

Instrucciones:

Corta las acelgas en diagonal, con un grosor de 1,5 cm. Calienta el aceite en una sartén grande a fuego medio. Echa la cebolla y rehógala, removiéndola con frecuencia hasta que quede dorada, pero todavía crujiente, durante unos 4 a 5 minutos. Añade el ajo y los copos de pimiento rojo y rehógalos durante unos segundos, hasta que desprendan aroma, luego añade el caldo o el agua, 1 cucharadita de sal y las acelgas. Baja el fuego y ponlo a mínimo, cubre la sartén (si no tienes tapa, una bandeja antiadherente para hacer galletas sirve igual), deja que se cueza hasta que las acelgas estén casi tiernas: unos 5 minutos. Destapa la sartén, sube el fuego a medio-alto, y deja que se sigan haciendo, remueve todo el rato, hasta que la mezcla esté casi seca. Prueba las acelgas y échales sal, si te parecen sosas. Sírvelas con las tortillas calientes, el queso chafado y la salsa para tacos.

Desglose...

Calorías: 240; grasas totales: 9 g; grasas saturadas: 3 g; colesterol: 15 mg; sodio: 610 mg; hidratos de carbono totales: 35 g; fibra: 5 g; azúcar: 3 g; proteínas: 10 g.

Agave *(Agavaceae)*

¿DÓNDE ESTÁS, AGAVE?

¿Sabías que... a principios de este siglo la producción de tequila había aumentado de tal modo que el agave azul (también utilizado para hacer el zumo de néctar) estaba a punto de la extinción?

Ficha técnica

Existen más de 300 especies de agaves. El *tequilana,* o agave azul, es el más conocido y fácil de encontrar. El nombre *agave* es de origen griego y significa «noble» o «ilustre». El agave tiene muchos otros nombres como maguey, mezcal, lechuguilla, amole y planta del siglo. Aunque se cultivan más de 200 millones de plantas de agave azul en diferentes regiones de México, sólo un pequeño porcentaje se utiliza para la producción de néctar de agave.

El centro de la planta suele llamarse piña, que es donde se encuentra el zumo dulce que se utiliza para hacer tequila y zumos. El zumo puede ser «oscuro», «ámbar» o «claro», según su procesado. El agave oscuro no filtrado tiene un sabor fuerte, mientras que la variedad clara, donde se han eliminado las partículas sólidas, tiene un sabor más refinado. El líquido se calienta para hacer sirope concentrado, de un modo parecido a la savia de arce para hacer sirope de arce, y adquiere una consistencia menos densa que la miel.

Una ración de historia...

Los nativos norteamericanos han cultivado agaves durante siglos. En el siglo XVII, los portugueses y españoles llevaron el agave a Europa desde América. Los españoles se hicieron famosos por fermentar el zumo de agave y crear lo que ahora se conoce como tequila. Otra bebida fermentada del agave es el *pulque,* hecha por los nativos norteamericanos para sus ceremonias religiosas. El zumo de agave se ha vuelto cada vez más popular en Estados Unidos como edulcorante alternativo.

¿Dónde se cultiva?

El agave es originario de las regiones áridas y tropicales que van desde el sur de Estados Unidos hasta el norte de Sudamérica y por todo el Caribe.

El agave se ha cultivado durante mucho tiempo en las regiones montaño-sas de México.

¿Qué me aporta?

El sirope (o zumo) de agave es casi en un 90 por ciento fructosa, una for-ma de azúcar natural que se encuentra en la fruta. La fructosa no afecta a los niveles de glucosa (glucémicos) en la sangre de un modo tan espec-tacular como el azúcar de caña. Lo que es mejor, puesto que la fructosa es más dulce que el azúcar de mesa, necesitas menos cantidad para tus rece-tas. El agave también contiene una forma compleja de fructosa denomi-nada *inulina*. Una bacteria buena denominada *bifidobacteria* digiere la inu-lina para producir ácidos grasos de cadena corta que se ha demostrado que combaten el cáncer de colon. El agave también contiene *sapogeni-nas*, que tienen propiedades antiinflamatorias y anticancerígenas.

Remedios caseros

El folclore mexicano ha venerado el agave y lo ha considerado sagrado por sus propiedades para purificar el cuerpo y el espíritu. Los etíopes han utilizado las ramas de agave como cepillos de dientes naturales, mientras que los aztecas han tratado las heridas infectadas con savia concentrada.

¡Lánzame un salvavidas!

ANTIINFLAMATORIAS: Un estudio con animales ha puesto de manifies-to que los que fueron tratados con extracto de hojas de agave vía oral y tó-pica tuvieron menos inflamación que los del grupo de control.

ANTIMICROBIANAS: El agave contiene sustancias especiales que redu-cen en gran medida la proliferación de levaduras, hongos y bacterias per-judiciales.

ACTIVIDAD PARA COMBATIR EL CÁNCER: Los estudios con células humanas han demostrado que la saponina y otros componentes del aga-ve pueden interrumpir el ciclo de vida de las células cancerígenas.

Consejos

ELECCIÓN Y CONSERVACIÓN:
• Este edulcorante unas veces es denominado «néctar» y otras «sirope». Es siempre el mismo.

- El agave viene presentado en botellas y es de color claro, ámbar y oscuro.
- Sin abrir, tiene una vida de unos tres años.

PREPARACIÓN Y SUGERENCIAS:
- En las recetas se utiliza un 25 por ciento menos de este néctar que de azúcar de mesa. Tres cuartos de taza de néctar de agave debe equivaler a 1 taza de azúcar de mesa. En la mayor parte de las recetas esta regla funciona.
- Reduce la temperatura de tu horno unos 25 grados.
- Cuando sustituyas el azúcar por este edulcorante en tus recetas, reduce también ligeramente el líquido, a veces hasta un tercio menos.
- El néctar de agave se puede combinar con edulcorantes artificiales para suavizar el regusto que deja.
- Se puede utilizar como sustituto de la miel o el azúcar para hacer pasteles.

LA SENCILLA RECETA DE SALSA DE FRUTOS DEL BOSQUE, DE SHARON
Por Sharon Grotto
Raciones: 4 • Tiempo de preparación y de cocción: 35 minutos

A nuestros hijos les encanta ponerse esta salsa en sus gofres y crepes, o utilizarlo como una forma sencilla de añadir fruta y dulce a un batido. Es muy sencilla de hacer y es buenísima. Esta receta contiene dos ingredientes mágicos.

Ingredientes:
   1 paquete de 4 onzas [290 g] de frutos del bosque ecológicos congelados • ¼ de taza de sirope de agave • 1 cucharadita de extracto de vainilla • ½ taza de agua

Instrucciones:
   Combina la mezcla de bayas congeladas con el sirope de agave, el extracto de vainilla y el agua en una sartén. Cuécela a fuego lento hasta que las bayas congeladas se descongelen. Llévalo al punto de ebullición. Deja que cueza a fuego lento hasta que la salsa se espese, durante unos 20 o 30 minutos. Sírvela con crepes (panqueques), gofres, tostadas, o cualquier otra cosa que quieras que sepa muy bien.

Desglose...

> Calorías: 95; grasas totales: 0 g; grasas saturadas: 0 g; colesterol: 0 mg; sodio: 75 mg; hidratos de carbono totales: 24 g; fibra: 1 g; azúcar 21 g; proteínas: 0 g.

Aguacate *(Persea americana)*

¡CON FORMA DE PERA Y DE PIEL VERDE ESTÁ A LA ÚLTIMA!

¿Sabías que... al aguacate también se lo denomina «pera caimán» porque tiene forma de pera y su piel es verde?

Ficha técnica

«Aguacate» procede de la palabra azteca «ahuacuatl», que significa «árbol del testículo». Su significado procede de la forma del fruto, y se supone que es afrodisíaco. En el mundo se cultivan más de 500 variedades, pero en California sólo se cultivan siete. Bacon, Fuerte, Gwen, Pinkerton, Reed, Zutano y Hass son las variedades principales que se encuentran en las tiendas de Estados Unidos. Sólo un pequeño porcentaje se importa de México, Chile y el Caribe, o proceden de estados como Florida, Hawai, Luisiana y Tejas, pero California produce el 90 por ciento de todos los aguacates (especialmente el Hass) de Estados Unidos.

Una ración de historia...

El aguacate se originó en el centro-sur de México hace entre 7.000 y 5.000 años a.C. Los arqueólogos de Perú descubrieron semillas de aguacate enterradas en las tumbas de los incas que datan del 750 a.C. Se creía que las semillas de aguacate tenían propiedades afrodisíacas en la vida después de la muerte. Existen evidencias de que los aguacates ya se cultivaban en México en el 500 a.C. Florida fue el primer estado de Estados Unidos donde se cultivaron, hacia 1833. En California se convirtieron en el producto más cosechado en 1871. Rudolf Hass plantó el fruto que lleva su nombre, un aguacate híbrido, en La Habra, California, donde sigue floreciendo.

¿Dónde se cultiva el aguacate?

México, Chile y Estados Unidos son los principales productores de aguacates. México produce un tercio de toda la producción. En San Diego se produce el 40 por ciento de los aguacates de California, y se suele considerar la capital del aguacate del país.

¿Qué me aporta?

El aguacate contiene mucha grasa monoinsaturada, muy beneficiosa para el corazón. Tiene más proteínas, potasio, magnesio, ácido fólico, vitaminas B, vitamina E y vitamina K que ninguna otra fruta. También son ricos en otros nutrientes y sustancias fitoquímicas como el betasitosterol, una sustancia que tiene la propiedad de bajar el colesterol y que puede ayudar a reducir el tamaño de la próstata y combatir el cáncer de esta glándula; la luteína, un fitoquímico que ayuda a combatir la degeneración macular y frena el desarrollo del cáncer de próstata; y los carotenoides, que hacen que el cuerpo absorba los nutrientes solubles en grasa y protege contra el cáncer, los problemas oculares y las enfermedades cardiovasculares.

Remedios caseros

Cada parte del aguacate ha sido utilizada desde antiguo para tratar algún problema. En el Caribe, México y Sudamérica, lo utilizaban de formas únicas. Con su semilla se hace un polvo con el que trataban la caspa. Algunas personas masticaban sus semillas para aliviar el dolor de muelas, y su piel se utilizaba como antibiótico para los parásitos intestinales y la disentería. Su carne se ha utilizado desde hace mucho para el pelo seco y como crema de afeitado.

¡Lánzame un salvavidas!

GINGIVITIS Y OTRAS AFECCIONES DE LAS ENCÍAS: Los estudios de laboratorio realizados con tejido de encías humanas han demostrado que el aguacate ayuda a reducir la gingivitis y otras enfermedades periodontales.

TRASTORNOS DE LA PIEL: En 2001, un estudio del *Journal of Dermatology* decía que una crema que contenía vitamina B_{12} y aceite de aguacate espaciaba los brotes de psoriasis en comparación con la convencional de vitamina D. Las cremas de aguacate y vitamina B_{12} se pueden comprar sin receta.

COLESTEROL ALTO: Pacientes con colesterol alto iniciaron una dieta rica en aguacate y la siguieron durante siete días. Estos pacientes experimentaron un notable descenso en el colesterol total, en el LDL (malo) y en los triglicéridos. Estos pacientes también experimentaron un significativo aumento del colesterol HDL (bueno).

DIABETES: En un estudio con distribución al azar se descubrió que los diabéticos que consumían una dieta rica en aceites monoinsaturados, basada principalmente en aguacates, controlaban mucho mejor su glucosa en sangre y los triglicéridos (los triglicéridos altos pueden provocar enfermedades cardiovasculares) que los que seguían una dieta baja en grasas y rica en hidratos de carbono.

ARTRITIS: Un suplemento dietético hecho con soja y aceite de aguacate puede aliviar los síntomas de la osteoartritis. Cuatro estudios muy rigurosos han verificado la eficacia de este aceite.

CÁNCER DE PRÓSTATA: El doctor David Heber, director del Center for Human Nutrition de la Universidad de California en Los Ángeles, demostró que cuando añadía extracto de aguacate a las células del cáncer de próstata, su crecimiento se inhibía hasta en un 60 por ciento.

Consejos

ELECCIÓN Y CONSERVACIÓN:
- Elige aguacates de tacto suave, pero no demasiado.
- Los aguacates Hass se vuelven negros cuando maduran.
- Para otras variedades tendrás que apretar un poco para saber si están maduros.
- Los aguacates maduros se pueden guardar en la nevera.
- Si el aguacate lo has comprado verde, puedes colocarlo en una bolsa de papel y guardarlo a temperatura ambiente durante unos días hasta que madure.

PREPARACIÓN Y SUGERENCIAS:
- Córtalo lateralmente y gíralo para separar las dos mitades. Para sacar el hueso, clávale la punta del cuchillo y gíralo. Para sacar la pulpa, hazlo con una cuchara.
- Si no lo vas a consumir inmediatamente, añádele limón o lima para evitar que se oscurezca.
- Puedes consumirlo en ensaladas cortado a dados.

- Córtalo en rodajas y ponlo en un bocadillo, o cómelo con galletitas saladas y queso.
- Úntalo sobre el pan como sustituto de la mantequilla o mayonesa.
- Los brasileños ponen aguacate al helado.
- Los filipinos hacen una bebida con puré de aguacates, azúcar y leche.

GUACAMOLE DE LUJO
Adaptado de Mexican Everyday por Rick Bayless
Raciones: 6 • Tiempo de preparación: 15 minutos

Lo probé por primera vez en el restaurante de Rick Bayless, en Frontera Grill, Chicago. ¡Sencillamente celestial! Esta receta contiene seis alimentos poderosos.

Ingredientes:
2 aguacates Hass a punto • 1 diente de ajo muy picado, o prensado con una prensa para ajos • ½ cucharadita de sal (o al gusto) • ¼ de cebolla blanca pequeña, muy bien picada • ½ tomate cortado a daditos pequeños • 1 pimiento de chile, o entre 0 a 1 pimiento entero jalapeño, muy bien picado (opcional) • Adórnalo con cilantro fresco

Instrucciones:
Corta los aguacates por la mitad. Saca el hueso y la carne fresca y colócala en un bol de tamaño mediano. Chafa el aguacate con un tenedor grande o amasador para patatas. Aparte, enjuaga la cebolla para evitar que domine el sabor. Seca bien la cebolla con una toalla de papel. Mézclala junto con el aguacate, el ajo, la sal, los pimientos y el tomate. Si no lo vas a consumir inmediatamente, envuélvelo con envoltorio de plástico procurando que toque con la superficie del guacamole y ponlo en la nevera; preferiblemente, mejor no dejarlo muchas horas.

Desglose...
Calorías: 120; grasas totales: 10 g; grasas saturadas: 2 g; colesterol: 0 mg; sodio: 230 mg; hidratos de carbono totales: 8 g; fibra: 6 g; azúcar: 1 g; proteínas: 2 g.

Ajo (*Allium sativum*)

ERES «ODOR-ABLE»

¿Sabías que... el ajo se conoce universalmente como la «rosa apestosa»?

Ficha técnica

El ajo es un miembro de la familia de los lirios y está muy emparentado con la cebolla, la chalota y el puerro. Hay dos tipos principales de ajos: el ajo de cuello duro y el ajo de cuello blando. El ajo silvestre es el de cuello duro; el ajo doméstico puede ser de cuello duro o cuello blando. Las variedades populares de cuello duro incluyen la Roja, German Red y Valencia. El Silverskin, Artichoke e italiano son las variedades más populares de «cuello blando».

Una ración de historia...

Aunque no hay mucha información sobre la historia del ajo doméstico, las inscripciones de la pirámide de Keops, en Egipto, hablan de las maravillas del ajo. En la India ya se hablaba del ajo hace unos 5.000 años, y en Babilonia también lo usaban hace unos 4.500 años. Escritos antiguos hablan de su utilización en China hace ya 4.000 años. El centro del origen del ajo se cree que es la región que se extiende desde China a la India.

¿Dónde se cultiva?

China y Estados Unidos son los líderes en la producción. El ajo crece silvestre en Asia Central, especialmente en Kirguizistán, Tayikistán, Turkmenistán y Uzbekistán. Gilroy, California, se denomina muchas veces la capital mundial del ajo, y cada año se celebra allí un festival del ajo.

¿Qué me aporta?

Aunque el ajo contiene muchos nutrientes, tendrías que comer bastante para que pudieras notar sus efectos. Pero lo que le falta en valor nutricional se compensa con los fitoquímicos a los que se les atribuyen propiedades de defensa del organismo, como la alicina, que mata las bacterias; la saponina, que absorbe el colesterol, y el ácido cumárico, un gran anticancerígeno, sólo por mencionar algunos.

Remedios caseros

¡El ajo es el primer defensor contra el crimen! Combate a villanos de fuera y de dentro del organismo, desde vampiros como el temido «mal de ojo» (*malocchio* en italiano) hasta el resfriado común.

Los esclavos egipcios eran alimentados con ajos para que conservaran su fuerza. Los soldados romanos comían ajo para encontrar inspiración y que les diera valor.

¡Lánzame un salvavidas!

AGENTE ANTIMICROBIANO/ANTIFÚNGICO: Louis Pasteur demostró, mediante experimentos de laboratorio, de qué forma el ajo mataba las bacterias y actuaba como eficaz antibacteriano. en un estudio reciente, la cantidad de alicina que se produce en un diente de ajo tras cortarlo resultó ser eficaz contra el *Enterococcus,* resistente a la vancomicina, y contra el *Staphylococcus aureus,* resistente a la meticilina.

SALUD CARDIOVASCULAR: En un estudio de doble ciego con distribución al azar, se observó que después de 12 semanas de administrar un suplemento de ajo, la lipoproteína de baja densidad del colesterol (LDL) se reducía en un 90 por ciento. En otro estudio con 261 pacientes, los que tomaron extracto de ajo durante 16 semanas redujeron sus niveles de colesterol en un 12 por ciento, y el de triglicéridos en un 17 por ciento. En un estudio de diez meses se evaluó el efecto del extracto de ajo envejecido (EAE) sobre los perfiles de lípidos de hombres con un colesterol moderadamente alto. La agregación plaquetaria y el fibrinógeno (coagulante de la sangre que aumenta el riesgo de la formación de coágulos) se redujo aproximadamente en un 30 por ciento en los sujetos que tomaron ajo envejecido.

REDUCCIÓN DEL RIESGO DE PREECLAMPSIA DURANTE EL EMBARAZO: Los investigadores de Londres descubrieron que el ajo podía ayudar a aumentar el peso de los bebés y reducir las complicaciones por preeclampsia en el parto.

CÁNCER: Casi 90 estudios han demostrado que el ajo tiene ciertas propiedades para prevenir el cáncer. La evidencia es especialmente fuerte en los casos de los cánceres de próstata y estómago.

Consejos
ELECCIÓN Y CONSERVACIÓN:
* Una «cabeza» generalmente contiene entre 10 y 20 dientes de ajo. El ajo fresco ha de ser gordo, firme y tener la piel tersa.
* También se encuentra en polvo, copos y aceite, así como troceado y en puré.
* Se ha de guardar en lugar fresco y oscuro, ¡y nunca en la nevera!
* Congelar: el ajo se puede pelar, triturar y congelar para conservarlo más tiempo.

PREPARACIÓN Y SUGERENCIAS:
* Pelar, machacar y cortar el ajo aumenta el número y la variedad de componentes activos, incluida una enzima llamada alinasa que produce dialildisulfido (DADS). ¡No lo cocines enseguida! Los científicos recomiendan esperar 15 minutos entre pelar y cocinar el ajo para que se produzca la reacción de la alinasa.
* El ajo se quema con facilidad, así que dóralo con cuidado.
* Facilita el pelado: presiona el ajo con la parte ancha de un cuchillo ancho hasta que la piel se parta, luego ya podrás sacarla.
* Tostado: simplemente pon las cabezas de ajo sin pelar en una bandeja de horno, rocíalas con aceite de oliva y romero, y ásalas a 175° durante 30 a 40 minutos. El ajo elefante es delicioso preparado de este modo.
* El ajo y las ensaladas: frota el bol para la ensalada con un diente de ajo antes de poner las verduras.

PASTA SICILIANA PARA UNTAR
Por Mary Corlett
Raciones: 8 • Tiempo de preparación: 15 minutos

Esta receta contiene cinco alimentos poderosos.

Ingredientes:
> 450 g de tomates secados al sol y conservados en aceite, escurridos y aclarados, cortados a trozos grandes • 1 filete de anchoa, machacado con una parte de los tomates • ½ taza de aceitunas kalamata, troceadas • 4 dientes de ajo picado • ¼ de taza de alcaparras troceadas

Instrucciones:
Mezcla los ingredientes y sírvelos con galletitas saladas. También queda estupendo para hacer bocadillos. ¡Ni siquiera te enteras de que está la anchoa!

Desglose...
Calorías: 80; grasas totales: 5 g; grasas saturadas: 0,5 g; colesterol: 0 mg; sodio: 330 mg; hidratos de carbono totales: 8 g; fibra: 2 g; azúcar: 0 g; proteínas: 2 g.

Albahaca (*Ocimum*)

¿BUSCAS AMOR?

¿Sabías que... en algunas partes de Italia, los hombres todavía llevan una ramita de albahaca en el ojal cuando están buscando pareja?

Ficha técnica
La albahaca es una planta que pertenece a la familia de las *Lamiaceae*. Su nombre es de origen griego y significa «realeza». Hay muchas variedades que difieren en forma, tamaño y color. La italiana de hoja grande y dulce, el arbusto de hoja pequeña, la tailandesa, la limón y la azul africana son las variedades más comunes para cocinar.

Una ración de historia...
El origen de la albahaca se remonta a India hace unos 4.000 años. Los griegos la denominaron «la hierba de los reyes». También se la ha encontrado en Asia, Egipto y por el Mediterráneo. Algunas personas creen que la albahaca que crecía alrededor de la tumba de Cristo fue llevada a Roma y dispersada por Europa. La hoja se hizo popular en el siglo XVI en Inglaterra, y los exploradores ingleses la llevaron a Norteamérica.

¿Dónde se cultiva?
La albahaca se cultiva comercialmente en la antigua Yugoslavia, India, México, Italia, Israel, Marruecos y Estados Unidos. En este último país, California es el productor principal.

¿Qué me aporta?

La albahaca es rica en ácidos roméricos y cafeicos, que son componentes fenólicos con grandes propiedades antioxidantes. Otros fitoquímicos de la albahaca son el orientín y el vicerín, flavonoides que protegen las células de su deterioro; aceites volátiles, como el alcanfor y el 1,8-cineole, que tienen propiedades antibacterianas; y carotenoides como el betacaroteno.

Remedios caseros

La albahaca aparece en muchos preparados sencillos. Una hoja sobre una úlcera bucal puede aliviar el dolor. Prueba tratarte las encías con una infusión hecha con ocho hojas de albahaca y una taza de agua hirviendo. Enjuágate con frecuencia. Para el dolor de oído exprime diez hojas de albahaca: utiliza un cuentagotas y aplica una o dos gotas a cada oído. Para la caída del cabello o la caspa, masajéate la cabeza con aceite de albahaca. Al cabo de una hora, lávate el pelo con agua fría. Entre dos y tres hojas mezcladas con agua y sal de roca pueden aliviar la indigestión. Puedes beberla fría o caliente. Una cucharada de la mezcla de zumo de albahaca y miel ayuda a curar la afonía. Al menos disfrutarás de una deliciosa bebida. El zumo de albahaca también puede aliviar el prurito. Frota el zumo sobre la zona afectada. ¡La albahaca también es un excelente repelente de insectos!

¡Lánzame un salvavidas!

SALUD CARDIOVASCULAR: Un estudio con conejos demostró que cuando ingerían albahaca *holy basil* (Tulsi) con alcohol y agua, el componente graso de sus células no se deterioraba tan fácilmente como cuando estaban expuestos al estrés, mejorando por tanto la circulación y reduciendo las enfermedades cardiovasculares. En otro estudio con animales se descubrió que las ratas que tenían infartos de miocardio y que eran tratadas con albahaca *holy basil* tenían menos deterioro de su tejido cardíaco que las ratas que tenían un infarto y no eran tratadas con esta hierba.

ANTIAGREGANTE PLAQUETARIO: Se ha demostrado que la albahaca hace que las plaquetas, un componente de los glóbulos rojos, sean menos «pegajosas», proceso que puede reducir el riesgo de formación de coágulos.

RESPUESTA AUTOINMUNE: Las ratas a las que se les administró albahaca *holy basil* tuvieron menos respuestas alérgicas.

PROPIEDADES ANTIBACTERIANAS: El aceite de albahaca ha demostrado tener fuertes propiedades antibacterianas, incluso con las personas resistentes a los antibióticos. Se ha demostrado que es especialmente eficaz para matar las bacterias perjudiciales de las verduras. La próxima vez que pidas una ensalada, pide mucha albahaca.

Consejos

ELECCIÓN Y CONSERVACIÓN:

- Elije hojas de color verde brillante y sin manchas marrones o amarillas.
- La albahaca sólo se conserva unos días en la nevera.
- Pon los tallos en agua y guárdalos en el alféizar de la ventana. Se mantendrá fresca una semana o más.
- Ponla en hojas de papel de cocina y congélala. Las hojas se oscurecerán, pero conservarán su aroma y sabor.
- Las hojas de albahaca fresca se pueden cubrir con aceite de oliva en un envase hermético y guardar hasta dos meses en la nevera.
- Cuando se guarda en un lugar frío, oscuro y seco, puede durar hasta dos meses.

PREPARACIÓN Y SUGERENCIAS:

- Añade las hojas en los últimos minutos de cocción.
- Lava la albahaca fresca bajo el grifo para sacar la tierra.
- Trocea las hojas enrollándolas en forma de cigarro y córtalas dándoles la consistencia deseada.
- Pon queso mozarella y hojas frescas de albahaca encima de una rodaja de tomate para preparar una ensalada sencilla y sabrosa.
- Añade albahaca a la salsa de tomate, fríela y viértela sobre la pasta poco antes de servirla.
- Los tallos de albahaca se pueden poner en botellas de vinagre y aceite para que cojan sabor.

PESTO DE ALBAHACA Y PISTACHO
Por el chef J. Hugh McEvoy
Raciones: 20 (una ración es ⅛ de taza) • Tiempo de preparación: 10 minutos

Esta receta contiene cuatro alimentos poderosos.

Ingredientes:

1 taza de aceite de oliva virgen extra • 1 taza de queso parmesano rallado • ¾ de taza de pistachos tostados secos • 5 dientes de ajo frescos • ½ cucharadita de sal marina • 1 cucharadita de pimienta negra • 8 tazas de albahaca troceada

Instrucciones:

Enfría todos los ingredientes. Mézclalos todos menos el queso, la sal y la pimienta en una batidora o robot de cocina; bátelos hasta que adquiera una consistencia suave de salsa. Añade el queso rallado y bátelo hasta que quede bien mezclado. Añade sal y pimienta, al gusto. Adórnala con hojas de albaca fresca. Servir inmediatamente. Se puede conservar en frío; sin embargo, el color y el sabor se irán apagando con el tiempo.

Desglose...

Calorías: 150;* grasas totales: 15 g; grasas saturadas: 3 g; colesterol: 3 mg; sodio: 75 mg; hidratos de carbono totales: 3 g; fibra: 1 g; azúcar: 0 g; proteínas: 3 g.

---

* ⅔ de taza de pasta cocida + ⅛ de taza de pesto = 320 calorías.

Albaricoque (*Prunus armeniaca L.*)

¿ALBARICOQUE O NO?

¿Sabías que... el corazón del albaricoque que se cultiva en Asia Central y en el Mediterráneo es tan dulce que muchas veces lo hacen pasar por almendra?

Ficha técnica

El albaricoquero pertenece a la familia de las *Rosaceae*, que incluye otros tres árboles frutales como el manzano, el peral y el melocotonero. Existen unas 40 variedades de albaricoques, que difieren en tamaño desde los que miden menos de 1 cm hasta los que sobrepasan los 5 cm, y los colores varían desde el amarillo hasta el rojo-anaranjado. Las variedades más comunes son Pattersons, Blenheims, Tiltons y Castlebrites. Casi la mitad de la cosecha de albaricoques se utiliza para hacer productos envasados, y el resto se consume seco, en conserva o fresco. Si se dejan a merced de los efectos de la naturaleza, los melocotones naranja se volverán marrones a los pocos días de haberlos recolectado. Si conservan su color es porque son tratados con dióxido de sulfuro, un conservante. A menos que seas alérgico al mismo, este conservante omnipresente no presenta ningún riesgo para la salud. Puedes encontrar la versión sin conservante (marrón) en las tiendas de productos naturales.

Una ración de historia...

El cultivo del albaricoquero cuenta con más de 3.000 años de antigüedad. El nombre botánico del albaricoquero indica que se originó en Armenia. Sin embargo, parece que su verdadera procedencia es de algún lugar entre el noreste de China y Rusia, cerca de la Gran Muralla. Al final llegó hasta Armenia y luego avanzó hacia occidente hasta llegar a Europa. Los albaricoqueros llegaron al este de Estados Unidos a través de los ingleses, y a California gracias a los misioneros españoles.

¿Dónde se cultivan los albaricoques?

Los albaricoques se cultivan comercialmente en 63 países. Turquía aporta más del 20 por ciento de la producción mundial, seguida por Irán, Italia, Francia, Pakistán, España, Siria, Mónaco, China y Estados Unidos.

¿Qué me aporta?

Cuando están secos, los albaricoques son una de las principales fuentes de vitamina A y betacaroteno. Un puñado de albaricoques secos (orejones) aporta fácilmente el ciento por ciento de la cantidad diaria recomendada (CDR) de betacaroteno, y según la variedad, el contenido en betacarotenoides puede alcanzar hasta 16.000 microgramos con sólo tres albaricoques frescos. El betacaroteno, la criptoxantina y el gammacaroteno son los principales carotenoides. Los albaricoques son una buena fuente de potasio, vitamina C, fibra y contienen muchos fitoquímicos como el ácido D-glucárico, el ácido clorogénico, geraniol, quercetina y licopeno.

Remedios caseros

Ya en el año 502 de nuestra era hay escritos que hablan que la semilla del albaricoque, a la que normalmente se denomina hueso, era eficaz para tratar el cáncer. Actualmente, muchas personas creen que la toxina natural que se encuentra en su hueso puede ser curativa. Los huesos de albaricoque se utilizan para fabricar el fármaco natural para el cáncer, laetrile. Hace más de veinticinco años, el Instituto Nacional para el Cáncer dijo que el laetrile no era eficaz para tratar el cáncer, sin embargo, muchas personas que buscan tratamientos alternativos viajan a México, donde se puede encontrar este medicamento natural. En el siglo VII, en Inglaterra se usaba el aceite de albaricoque para curar úlceras. En *Sueño de una noche de verano*, Titania alaba las propiedades afrodisíacas del albaricoque.

¡Lánzame un salvavidas!

VISTA: Ricos en vitamina A, un poderoso antioxidante que evita que los radicales libres dañen el tejido ocular, los albaricoques favorecen la buena vista. Los investigadores que estudiaron a más de 50.000 enfermeras descubrieron que en las que tomaban dosis más altas de vitamina A el riesgo de desarrollar cataratas era menor en un 40 por ciento.

CÁNCER: La Sociedad Estadounidense del Cáncer afirma que los albaricoques y otros alimentos ricos en carotenos pueden reducir el riesgo de cáncer de laringe, esófago y pulmón.

SALUD CARDIOVASCULAR: Los pacientes que tomaban dosis más bajas de betacaroteno tenían casi el doble de riesgo de padecer un ataque al corazón respecto a los que tomaban dosis más altas. Los que tenían dosis más altas de betacarotenos tenían un tercio del riesgo de padecer un infarto de miocardio, y aproximadamente la mitad del riesgo de morir a causa del mismo.

Consejos
ELECCIÓN Y CONSERVACIÓN:
- Busca albaricoques frescos que sean de color naranja y que estén un poco blandos.
- Para evitar calorías extras, escoge albaricoques envasados en zumo en lugar de sirope de azúcar.
- Los albaricoques secos son de color naranja (con sulfuro) y marrón (sin sulfuro).
- Guarda los albaricoques frescos en la nevera puesto que su vida es corta. Consúmelos en pocos días cuando maduren.

PREPARACIÓN Y SUGERENCIAS:
- Para usarlos para cocinar o prepararlos para envasarlos, colócalos en agua hirviendo durante unos 30 segundos, pélalos, deshuésalos y córtalos por la mitad o en rodajas.
- Se pueden preparar en vino o en brandy.
- Añade los albaricoques cortados a los cereales calientes o fríos, o incluso a una masa para hacer filloas (crepes o panqueques).
- Los albaricoques secos dan un sabor oriental a los estofados de pollo y de verduras.

HELADO DE ALBARICOQUES, ARÁNDANOS ROJOS Y MANGOS
Cortesía del Cranberry Institute
Raciones: 8 • Tiempo de preparación y de congelación: 4 horas

Los cinco ingredientes de esta receta son alimentos poderosos.

Ingredientes:
1 ½ tazas de néctar de albaricoque • 1 ½ tazas de arándanos rojos secos • 2 tazas (grandes) de mangos pelados, deshuesados y triturados • ⅓ de taza de zumo de limón • 2 cucharadas de néctar de agave

Instrucciones:

Hierve el néctar de albaricoque y los arándanos en un cazo pequeño. Baja el fuego y deja que cueza a fuego lento durante 3 minutos hasta que se ablanden. Pon la mezcla de arándanos, zumo de limón y agave en una batidora y tritúralo hasta que esté bien mezclada. Coloca el puré de arándanos en un bol pequeño. Pon el mango triturado en otro bol aparte. Saca ⅔ de taza de puré de arándano y ⅔ de taza del de mango y mézclalos bien en otro bol. Pon la mezcla en una terrina de cartón pequeña, a capas, cucharada a cucharada: mezcla de mango y arándanos, puré de mango, puré de arándanos, puré de mango, puré de arándanos y mezcla de puré de mango y arándanos. Pon un palito de helado en el centro. Repite esta operación hasta llenar las 7 terrinas restantes. Déjalo en el congelador al menos 4 horas hasta que se endurezca. Corta el lateral de la terrina para sacar el palito.

Desglose...

Calorías: 150; grasas totales: 0 g; grasas saturadas: 0 g; colesterol: 0 g; sodio: 0 mg; hidratos de carbono totales: 38 g; fibra: 2 g; azúcar: 34 g; proteínas: 0 g.

Alcachofa *(Cynara scolymus L.)*

LA REINA DE LA ALCACHOFA

¿Sabías que... Marilyn Monroe fue coronada la Reina de la Alcachofa en 1948 en Castroville, California, el «hogar de la alcachofa»?

Ficha técnica

Las alcachofas son en realidad las flores inmaduras de la planta del cardo. Las hojas y los capullos de las flores son comestibles, pero no el centro. Las alcachofas tienen diversos colores desde púrpura oscuro hasta verde pálido y hay distintas variedades como la Green Globe, Desert Globe, Big Heart e Imperial Star. La «alcachofa de Jerusalén» es un delicioso tubérculo apreciado por su sabor parecido al de la alcachofa, pero en realidad pertenece a la familia de la magnolia y no está relacionada con la *Cynara scolymus L.*

Una ración de historia...

Es muy probable que la alcachofa se originara en el Mediterráneo, posiblemente en Sicilia. En los antiguos textos egipcios podían verse alcachofas como símbolos de sacrificio y fertilidad y también se hace mención a las mismas en las literaturas griega y romana del año 77 de nuestra era. En el siglo XVI en Europa, la alcachofa era alimento de reyes. Se cree que es una de las plantas medicinales más antiguas que existen. Los españoles la llevaron a California en el año 1600, pero hasta la década de 1920 no medró entre los estadounidenses.

¿Dónde se cultivan las alcachofas?

Los principales cultivos de alcachofas se encuentran em Francia, España, Italia y Estados Unidos. California produce el 1 por ciento del total, y Castroville, en el corazón de la región agrícola de la Costa Central, se autodenomina el «centro mundial de la alcachofa». En Castroville está el único centro de procesamiento de alcachofas de Estados Unidos.

¿Qué me aporta?

Las alcachofas son ricas en vitamina C, folato, fibra dietética, magnesio y potasio. Las alcachofas contienen el fitoquímico denominado cinarina, que favorece la digestión estimulando la producción de bilis, y es posible que aumente el apetito. Las alcachofas contienen el flavonoide silimarina, que también se encuentra en un pariente de la alcachofa, el cardo mariano. La silimarina se cree que protege la función hepática y previene las enfermedades cardiovasculares, evitando que el colesterol LDL se transforme en una forma oxidativa perjudicial. Las alcachofas están en el séptimo puesto entre los 100 alimentos más antioxidantes, según un estudio del Departamento de Agricultura de Estados Unidos del año 2004.

Remedios caseros

A lo largo de la historia, los egipcios y europeos han creído que la alcachofa aumentaba la potencia sexual y favorecía la concepción. Los griegos y los romanos la utilizaban para regular el organismo y calmar el malestar de estómago. Se dice que el consumo de alcachofas ayuda a limpiar la sangre desintoxicando el hígado y la vesícula biliar. También se la ha utilizado como antídoto para las picaduras de serpiente, la anemia, el edema (hinchazón), la artritis y el prurito.

¡Lánzame un salvavidas!
COLESTEROL ALTO: Los investigadores han descubierto que la hoja de la alcachofa puede reducir el colesterol.

CIRCULACIÓN: Los investigadores han descubierto que en las ratas la alcachofa silvestre había restaurado venas y arterias que no estaban bien irrigadas.

DIGESTIÓN: Los estudios realizados con conejillos de Indias han demostrado que las sustancias químicas de la alcachofa pueden detener los trastornos en el tracto del intestino grueso. Estas sustancias impiden que se produzcan movimientos espásticos. Los estudios con humanos han puesto de manifiesto que el extracto de hoja de alcachofa alivia notablemente los síntomas del síndrome del colon irritable (SCI) y la dispepsia (dolor en el abdomen medio).

Consejos
ELECCIÓN Y CONSERVACIÓN:
- Cuando elijas alcachofas deberás buscar las que sean más pesadas, tengan las hojas bien apretadas y sean de color verde oscuro.
- Guárdalas en la nevera dentro de una bolsa de plástico y consúmelas como máximo al cabo de cuatro días.

PREPARACIÓN Y SUGERENCIAS:
- Lava bien las alcachofas.
- Corta el tallo dejándolo de unos 2 a 3 cm, o un poco más. El tallo es comestible y no se debe cortar totalmente. Elimina las hojas malas.
- Aunque se pueden hacer al vapor, la forma más común de cocinarlas es ponerlas en un pote y hervirlas con agua y una cucharada de aceite de oliva. Lleva el agua al punto de ebullición, cubre el pote y luego ponlo a fuego lento. Déjalas cocer durante 25 a 30 minutos.
- Para comerlas, hunde la punta cocida de la hoja en mayonesa o en una mezcla de aceite de oliva, sal y pimienta. Saca la pulpa de la hoja de la alcachofa entre sus dientes. Quita los pelillos que tiene en el centro y cualquier otra hoja restante para dejar el «corazón» al

descubierto. Córtalo en rodajas y unta los trozos en la mezcla... ¡y disfruta!

- Utiliza las alcachofas envasadas para los platos de pasta o las ensaladas cuando quieras preparar una comida rápida y sencilla.
- Cubre las hojas con una mezcla de migas de pan, ajo y mantequilla. Hornéalas durante 20 a 25 minutos a 180º.
- Prepara una salsa para acompañar otros platos con alcachofa, mayonesa, sal, pimienta y castaña de agua.
- Los corazones de alcachofa son deliciosos en ensaladas, para mojarlos en una salsa junto con otras verduras, o para comerlos solos. Rocía aceite de oliva, pimienta negra y un poco de sal sobre los corazones hechos al vapor.

Alcachofas al vapor con cilantro y alioli
Por el chef J. Hugh McEvoy
Raciones: 12 • Tiempo de preparación y de cocción: 35 minutos

Esta receta contiene cinco alimentos poderosos.

Ingredientes:
1 taza de mayonesa con aceite de colza* • ¼ de taza de cilantro fresco troceado • 1 cucharada de zumo de lima fresco • 1 diente de ajo picado • Una pizca de chile • Una pizca de pimienta negra • Una pizca de sal marina • 6 alcachofas frescas

Instrucciones:
Mezcla los cinco primeros ingredientes en un bol no reactivo.** Ponlos a enfriar hasta que los necesites. Haz las alcachofas al vapor en

---

* El aceite de colza, o canola [*Canadian Oil Low Acid*], aunque apto para el consumo humano y muy recomendado por su baja proporción de aceites saturados y alta proporción de aceites monoinsaturados (ácido oleico, 61%; ácido linoleico, 21%; ácido alfalinolénico, 11%), no se comercializa en España debido al escándalo y graves consecuencias de su adulteración a comienzos de la década de 1980. Se puede reemplazar por el aceite de oliva. (*N. del E.*)

** Fuente o bol hechos de material que no reaccione químicamente con los alimentos (esp. los ácidos), como sucede con los de cobre, aluminio, hierro colado. Preferir los de acero inoxidable, vidrio, cerámica esmaltada o vitrificada. (*N. del E.*)

una olla grande utilizando un colador o una cesta especial para ese fin. Deja que se hagan hasta que estén tiernas al pincharlas con un tenedor, aproximadamente unos 25 minutos. Gira las alcachofas al vapor boca abajo y ponlas en un colador para que salga el agua de las hojas antes de servirlas. Sírvelas calientes, sirve la salsa con cilantro y alioli bien fría.

Desglose...
Calorías: 147; grasas totales: 15 g; grasas saturadas: 2 g; colesterol: 7 mg; sodio: 205 mg; hidratos de carbono totales: 3 g; fibra: 3 g; azúcar: 18 g; proteínas: 2 g.

Alforfón o trigo sarraceno
(Fagopyrum esculentum Moench)

¡LA HISTORIA EMPIEZA AQUÍ!

¿Sabías que... Thomas Jefferson y George Washington fueron de los primeros norteamericanos que cultivaron trigo sarraceno?

Ficha técnica
Contrariamente a la creencia popular, el alforfón, o trigo sarraceno, no es un cereal sino más bien una fruta. Es una semilla que está muy emparentada con el ruibarbo. Los holandeses la denominaron hayuco, por su parecido al mismo. Existen distintas variedades de trigo sarraceno, pero la más popular se presenta tostada o sin tostar y también se la conoce como «kasha». El trigo sarraceno también produce flores de las cuales las abejas hacen una miel oscura y muy aromática.

Una ración de historia...
El trigo sarraceno se originó en China central y occidental y se cultivó entre los siglos X y XIII. Los cruzados lo llevaron a Rusia y a Europa entre los siglos XIV y XV. Los holandeses lo llevaron a Estados Unidos en el siglo XVII, y desde entonces se lo ha utilizado para alimentar al ganado y para

consumo humano. Las cáscaras de trigo sarraceno también se utilizan para rellenar almohadas especiales para la cabeza, cuerpo y ojos.

¿Dónde se cultiva?

Japón es el principal productor de alforfón, seguido por Rusia, Polonia, Canadá, Francia y Estados Unidos. Los tres estados principales productores de alforfón en Estados Unidos son Misuri, Nueva York y Pensilvania.

¿Qué me aporta?

El alforfón es rico en fibra, magnesio, vitaminas B y manganeso. Contiene flavonoides como la rutina, que ayuda a mantener bajo el nivel de colesterol malo y regula la presión sanguínea. Tiene lignanos, como la enterolactona, que pueden prevenir el cáncer de mama y enfermedades cardiovasculares. Contiene vitamina E, tocotrienoles, selenio, ácidos fenólicos y ácido fítico, todos excelentes antioxidantes.

Remedios caseros

El ejército chino alimenta a sus soldados con alforfón porque cree que da fuerza y resistencia. Los indios hopi daban a sus mujeres infusiones de esta planta para detener la hemorragia postparto.

¡Lánzame un salvavidas!

Ratas y ratones alimentados con harina de alforfón tenían niveles más bajos de colesterol, menos grasa corporal y menos cálculos biliares que los que no fueron alimentados con la misma. En las ratas que habían envejecido prematuramente y a las que se les dio alforfón se observó una mejoría en la función de las células del sistema inmunitario, lo que no sucedió con las ratas del otro grupo. En un estudio realizado con ratas diabéticas se observó que si se añadía concentrado de alforfón al pienso descendían sus niveles de glucosa entre un 12 y un 19 por ciento tras haberlo ingerido. Los estudios sobre el alforfón realizados en humanos también dan muchas esperanzas para el control del apetito. En un estudio realizado en el año 2005, se constató que las personas se sentían más satisfechas después de comer alforfón que cuando comían otros cereales.

Consejos

ELECCIÓN Y CONSERVACIÓN:
- El alforfón no puede tener condensaciones, estar apiñado o tener «hilitos»; todo ello es un indicativo seguro de que tiene alguna plaga.

- Cuando compres un paquete, fíjate en la fecha de caducidad y asegúrate de que no esté húmedo.
- El alforfón se puede conservar hasta un año en un envase hermético si se guarda en un lugar fresco y seco
- La harina de alforfón se ha de guardar en la nevera, donde se conservará algunos meses.

PREPARACIÓN Y SUGERENCIAS:
- El alforfón se ha de aclarar bajo el grifo para sacarle el polvillo.
- Para cocinarlo has de poner dos tazas de agua por una de alforfón. Pon el fuego alto hasta que hierva. Cubre la olla y deja que se haga a fuego lento durante 20 minutos.
- Utiliza la harina de alforfón con harina de trigo para hacer pan, magdalenas, galletas y filloas (crepes o panqueques).
- Para tomarlo como cereal caliente utiliza alforfón cocido. Añade frutos del bosque, azúcar integral o canela para realzar su sabor. Puedes poner alforfón cocido en las ensaladas y en las sopas, por sus efectos sobre la salud y para dar sabor.

PAN DE TRIGO SARRACENO (ALFORFÓN) Y PLÁTANO
De Gluten-Free 101 por Carol Fenster
Raciones 12 (2 rodajas por persona) • Tiempo de preparación: 15 minutos • Tiempo de cocción: 40 minutos

Esta receta contiene siete alimentos poderosos.

Ingredientes:
2 huevos grandes • ¾ de taza de leche descremada • ⅓ de taza de aceite de caanola • 1 cucharadita de extracto de vainilla • 2 plátanos de tamaño mediano, maduros y chafados • 1 ½ tazas de harina sin gluten de Bob's Red Mill • ½ taza de crema de cereal de alforfón (marca Pocono, de Birkett Mills) • ¾ de taza de azúcar integral • 1 ½ cucharaditas de goma xantana • 2 cucharaditas de levadura • 1 cucharadita de sal • 1 cucharadita de canela en polvo • ¼ de cucharadita de nuez moscada en polvo • ¼ de taza de nueces, troceadas • ¼ de taza de pasas de Corinto

Instrucciones:

Precalienta el horno a 190 °C. Engrasa generosamente 3 recipientes antiadherentes mini de 13 × 8 cm. En un bol mediano bate los huevos, la leche, el aceite, la vainilla y los plátanos con una batidora eléctrica a velocidad media hasta que esté bien mezclado. Añade los ingredientes secos (harina y nuez moscada) y mézclalo bien a velocidad baja o media. Añade suavemente los frutos secos y las pasas. Transfiere la masa a los recipientes. Hornéala durante 35 a 40 minutos, o hasta que se vea dorada. Saca los recipientes del horno y enfríalos sobre una rejilla durante 10 minutos. Saca el pan de los moldes y deja que se acaben de enfriar sobre la rejilla. Corta cada uno de ellos en 8 rodajas.

Desglose...

Calorías: 250; grasas totales: 10 g; grasas saturadas: 1 g; colesterol: 35 mg; sodio: 300 mg; hidratos de carbono totales: 39 g; fibra: 3 g; azúcar: 21 g; proteínas: 5 g.

Algarroba (*Ceratonia siliqua*)

SU PAN DE TODOS LOS DÍAS

¿Sabías que... la algarroba también se conoce como «saltamontes» o «pan de San Juan Bautista», porque los saltamontes con los que se alimentó San Juan Bautista en la Biblia [Mc, 1,6] eran realmente vainas de algarroba?

Ficha técnica

La algarroba pertenece a la familia de los guisantes. El fruto de la algarroba se encuentra dentro de una vaina de color rojizo que crece hasta unos 30 cm. Clifford, Santa Fe, Tylliria, Amele y Casuda son las variedades más comunes. La goma de la algarroba es un extracto de sus semillas que se utilizan como estabilizadores en muchos alimentos comunes. Este es el uso más popular de la algarroba.

Una ración de historia...

Lo más probable es que proceda de Oriente Próximo, donde se ha cultivado durante los últimos 4.000 años. Se hizo popular en el Mediterráneo y desde allí se extendió por toda Europa. Los españoles llevaron la algarroba a México y a Sudamérica, mientras que los británicos la llevaron a Sudáfrica, India y Australia. En 1854 llegó a Norteamérica, y en 1873 se plantaron las primeras semillas en California.

¿Dónde se cultiva?

La mayor producción de algarroba se encuentra en la región del Mediterráneo. Sicilia, Chipre, Malta, España y Cerdeña son los principales productores. California es el principal en Estados Unidos.

¿Qué me aporta?

Es una excelente fuente de fibra y proteína; de minerales como el magnesio, calcio, hierro y potasio, y de vitaminas A, D y B. Contiene los polifenoles catequina, ácido gálico y quercetina, todos ellos poderosos antioxidantes. La algarroba también contiene taninos que actúan como antioxidantes, muy beneficiosos para el tracto digestivo.

Remedios caseros

Existe un remedio popular para los trastornos gástricos (diarrea, náuseas, vómitos) que se elabora con una cucharada de polvo de algarroba mezclado con una taza de líquido, como agua o leche de avena, de arroz o de almendras. Las hojas verdes y la corteza del algarrobo se han utilizado para tratar o aliviar los síntomas de la sífilis y otras enfermedades venéreas. Los taninos de la algarroba pueden bloquear e inhibir la proliferación de bacterias perjudiciales.

¡Lánzame un salvavidas!

SALUD CARDIOVASCULAR: Las personas con el colesterol alto que consumieron pulpa de algarroba —rica en fibra soluble— tenían un nivel más bajo de colesterol LDL y triglicéridos, y una proporción más saludable de LDL/HDL.

CONTROL DEL PESO: Otro estudio sobre los beneficios de la pulpa de la algarroba ha señalado sus propiedades para quemar grasas.

DIABETES: En un estudio realizado con ratas a las que se alimentó con goma de semillas de algarroba en una comida, se observó que se ralentizó su digestión, mejoró su nivel de insulina, y se evitó un rebrote de hipoglucemia (un descenso anormal de glucosa en la sangre).

Consejos

ELECCIÓN Y CONSERVACIÓN:
- La algarroba se puede encontrar en polvo, perlas y sirope. Viene empaquetada, o se puede comprar a granel en muchas tiendas de productos naturales.
- Cuando la lleves a casa tendrás que guardarla en un lugar fresco y seco; se conserva hasta doce meses. Si la compras en polvo o en forma de terrones, tamízala con un colador o un tamiz para harina.

PREPARACIÓN Y SUGERENCIAS:
- Si la usas en polvo como sustituto del cacao, sustituye una ración de cacao por 1 ½ o 2 de algarroba. La algarroba en polvo se parece en su sabor al chocolate, pero no es tan aromática.
- Polvo: utilízala en repostería, galletas, caramelos o filloas (crepes o panqueques).
- Perlas. Sustitúyela por las perlas de chocolate en las magdalenas y galletas.
- Añade sirope de algarroba o en polvo a la leche caliente como sustituto de una taza de chocolate.

PASTEL DE ALGARROBAS Y NUECES
Por el chef J. Hugh McEvoy
Raciones: 32 • Tiempo de preparación y de horneado: 60 minutos

Esta receta contiene cinco alimentos poderosos.

Ingredientes:

1 paquete de perlas de algarroba de 340 g • 225 g de margarina • 1 taza de azúcar integral • ½ taza de harina de trigo integral • ½ taza de harina para todo uso sin blanquear • 225 g de nueces inglesas secas partidas por la mitad • 4 huevos medianos omega-3 • ¼ de taza de cacao en polvo, sin edulcorar • 2 cucharaditas de extracto de vainilla • 1 cucharadita de levadura en polvo • 1 cucharadita de sal marina • ½ taza de azúcar glasé

Instrucciones:
Precalienta el horno a 190 °C. Funde las perlas de algarroba al baño
María y déjalas aparte. Pon el azúcar integral y la mitad de la margarina en un bol grande. Bate lentamente los huevos. Añade las perlas
de algarroba fundidas y la vainilla, mézclalo todo bien. Añade el cacao en polvo, la harina, la sal y la levadura en polvo. Mézclalo hasta
que quede una masa homogénea. Pon las nueces. Coloca la masa en
un molde de horno engrasado y con papel de cera de 23 × 30 cm.
Hornéalo hasta que esté hecho, aproximadamente entre 35 y 40 minutos. Déjalo enfriar sobre la rejilla y espolvoréalo con el azúcar
glasé.

Desglose...
Calorías: 160; grasas totales: 8 g; grasas saturadas: 1 g; colesterol: 25
mg; sodio: 120 mg; hidratos de carbono totales: 22 g; fibra: 2 g; azúcar: 8 g; proteínas: 8 g.

Almendra *(Prunus dulcis)*

FELICIDAD NUPCIAL ALMENDRADA

**¿Sabías que... el tradicional detalle de boda de cinco peladi-
llas de almendras (almendras del Jordán) se originó en Italia
en la década de 1350? Representan los cinco atributos de un
matrimonio feliz: salud, dinero, felicidad, fertilidad y longevidad.**

Ficha técnica
Las almendras son las semillas de un árbol frutal que está emparentado
con la familia de las rosas. Los almendros comerciales que se cultivan están injertados en los troncos de los melocotoneros, haciendo que sean
más resistentes a las plagas. El *Prunus dulcis,* que significa «ciruela dulce»,
es la versión más consumida de almendras. Las almendras «amargas»
contienen una sustancia tóxica denominada ácido hidrociánico, que puede ser mortal para los humanos si se consume crudo. Esta sustancia se
destruye al calentarse, haciendo que el consumo de dicha almendra ya no

sea peligroso. Las almendras dulces, el fruto seco más consumido en Estados Unidos, suponen el 62 por ciento del mercado de los frutos secos.

Una ración de historia...

Las almendras se originaron en Asia Central y se han cultivado en el Mediterráneo desde los tiempos bíblicos. La Biblia habla de la vara de Aarón que floreció y dio almendras, utilizándolas como símbolo de aprobación divina. La almendra también simboliza la virginidad y se ha usado como bendición en el matrimonio. Los egipcios dejaron almendras en la tumba del faraón Tutankamón para que le nutrieran en su vida después de la muerte. En 1700, los franciscanos llevaron almendros a California desde España. A principios del siglo xx, la industria de la almendra ya estaba firmemente establecida en las zonas de Sacramento y San Joaquín, en California.

¿Dónde se cultiva?

Estados Unidos suministra el 80 por ciento de la producción mundial, siendo California el principal suministrador. También se cultiva en España, Turquía, Grecia e Italia.

¿Qué me aporta?

Un puñadito de almendras (28 g o 23 almendras) contiene 160 calorías y es una buena fuente de proteína y fibra. Esta misma cantidad aporta el 35 por ciento de la cantidad diaria recomendada (CDR) de vitamina E, y el 20 por ciento de la CDR de magnesio, además de ser una buena fuente de calcio y hierro. Las almendras contienen una gran variedad de antioxidantes incluidos los flavonoides quercetina y kaempferol, que pueden evitar el desarrollo de las células cancerígenas y la oxidación del LDL o colesterol «malo», al que se le atribuye el riesgo de provocar enfermedades cardiovasculares.

Remedios caseros

Las almendras se han utilizado con la esperanza de curar el cáncer, las úlceras y los callos, y reducir los síntomas asociados al consumo de demasiado alcohol.

¡Lánzame un salvavidas!

OBESIDAD: Un estudio realizado en el año 2006 y publicado en el *American Journal of Clinical Nutrition* descubrió que las mujeres que habían tomado una ración de almendras tenían niveles más altos de colecistoquinina (una hormona que se relaciona con la sensación de saciedad por comer alimentos grasos) que los hombres. En términos prácticos esto significa que, aunque las almendras dejen a mujeres y hombres con una sensación de «estar satisfechos», a las mujeres puede durarles más. Existen investigaciones sobre los efectos del acto de «masticar» respecto a la liberación de la hormona de la saciedad. Por ejemplo, los investigadores del King's College de Londres descubrieron que las almendras parecían bloquear la absorción de los hidratos de carbono y la absorción de su propia grasa, y mejorar la sensación de saciedad tanto en hombres como en mujeres. Según un estudio realizado en el año 2003 y publicado en el *International Journal of Obesity*, las personas que añadían 84 gramos (unos tres puñados) de almendras a una dieta baja en calorías les era más fácil la pérdida de peso, que cuando seguían estas dietas bajas en grasas y calorías sin comer almendras. La dieta que incluía almendras favorecía la pérdida de peso y su mantenimiento.

SALUD CARDIOVASCULAR: Un estudio publicado por el *American Journal of Clinical Nutrition* (AJCN) demostraba que comer una combinación de alimentos saludables para el corazón entre los que se incluyen las almendras puede ayudar a reducir el colesterol LDL o «malo» del mismo modo que las estatinas más avanzadas. La Loma Lina University fue la primera en demostrar que comer almendras aumenta los niveles de vitamina E en el torrente sanguíneo. Los participantes que comieron almendras redujeron su colesterol total en un 5 por ciento, y el LDL en casi un 7 por ciento. En 2003, la FDA aprobó que tomar un número limitado de almendras podía reducir el riesgo de padecer enfermedades cardíacas. El doctor David Jenkins, de la Universidad de Toronto, descubrió que comer una dieta sana que incluyera almendras reducía la inflamación casi al mismo nivel que la Lovastatina, un popular fármaco para reducir el colesterol, pero que también baja la proteína C-Reactiva, un marcador de la inflamación y un factor de riesgo independiente para las enfermedades cardíacas.

ALZHEIMER: Se alimentó a ratones con Alzheimer con una dieta rica en almendras. Al cabo de cuatro meses, los animales que comieron almendras dieron resultados mucho mejores en los test de memoria que los que fueron alimentados con la comida normal. La dieta también redujo el número de depósitos de Alzheimer en los cerebros de los roedores.

CÁNCER DE COLON: En un estudio de la Universidad Davis, de California, se descubrió que las almendras tenían un significativo efecto en la prevención del cáncer de colon en las ratas.

Consejos
SELECCIÓN Y CONSERVACIÓN:
- Busca almendras con su cáscara que no hagan ruido cuando las agitas. El ruido puede indicar que son viejas.
- Las almendras frescas son todas blancas. Si son amarillas o están medio huecas quiere decir que se han puesto rancias.
- Las almendras verdes sólo se pueden tomar durante tres semanas en primavera. Están cubiertas por una especie de vello verde y tienen un centro semigelatinoso. Son estupendas para la ensalada, o solas con una pizca de sal marina.
- Puedes encontrarlas en las secciones de frutos secos y aperitivos de los supermercados. Busca paquetes de aperitivo de 1 onza [28 g] de almendras naturales, o algún otro tipo de envase. Puedes elegir entre laminadas, troceadas, en virutas o molidas según la receta.
- Almacénalas en un lugar fresco, seco y oscuro.
- Los envases de almendras sin abrir se pueden guardar en la nevera o en una despensa fresca hasta dos años. Una vez abiertas, se han de guardar en un contenedor hermético, o consumir antes de tres meses.

PREPARACIÓN Y SUGERENCIAS PARA LAS RACIONES:
- Tostar las almendras antes de servirlas realza su sabor.
- Rociar almendras laminadas sobre la granola [o muesli], cereales fríos o yogur para el desayuno, o para tomar un tentempié saludable a cualquier hora.
- Untar con mantequilla de almendras una magdalena o tostada. La mantequilla de almendras en tarro se puede encontrar en el mismo estante que la mantequilla de cacahuetes, confituras y jaleas en muchos supermercados y tiendas de productos naturales.
- Utiliza la leche de almendras para los batidos del desayuno o para los cereales. La encontrarás en la zona de la leche no refrigerada de los supermercados.
- Toma mezcla de cereales con almendra o una mezcla para aperitivo.
- Tuesta algunas almendras con sal kosher y una mezcla de hierbas, como romero, tomillo, curry, comino, canela o cardamomo.
- Añade almendras laminadas al arroz, cuscús u otros cereales o pasta.

- Utiliza almendra rallada para hacer un rebozado saludable para el pescado o el pollo.

LAS APARIENCIAS ENGAÑAN

¡Atención, consumidor! Asegúrese de que compra las «verdaderas [almendras] McCoy». Muchas almendras importadas no son almendras: ¡son huesos de albaricoque! Pueden parecer iguales, pero el sabor y los beneficios de las almendras son mínimos o nulos.

PIZZA DE FRUTOS DEL BOSQUE Y ALMENDRAS
Cortesía del Almond Board de California
Raciones: 2 • Tiempo de preparación y de cocción: 15 minutos

Los cinco ingredientes de esta receta son alimentos poderosos.

Ingredientes:
1 pan pita integral (15 cm) • 3 cucharadas de mantequilla de almendra • ⅓ de taza de frutos del bosque frescos • 1 cucharada de almendras laminadas o en virutas, tostadas • 1 cucharadita de sirope de agave o miel

Instrucciones:
Tuesta el pan pita. Rocía la mantequilla de almendras y pon los frutos del bosque y las almendras. Añade el sirope de agave o la miel. Córtala por la mitad y sírvela.

Desglose...
Calorías: 280; grasas totales: 17 g; grasas saturadas: 1,5 g; colesterol: 0 mg; sodio: 170 mg; hidratos de carbono totales: 29 g; fibra: 5 g; azúcar: 7 g; proteínas: 8 g.

Alubia (*Phaseolus vulgaris*)

ALUBIA FALSA

¿Sabías que... los fríjoles saltarines mexicanos no son judías? Forman parte de la vaina de una semilla que contiene la larva de una pequeña polilla gris, que realmente es la causa de todos esos saltos?

Ficha técnica

Existen más de 1.000 especies de alubias, que también se conocen como habichuelas, judías, fríjoles, chauchas, porotos. Se pueden dividir en tres categorías básicas: judías verdes, que incluyen las gruesas y las finas y redondas; las judías con vaina, como la judía blanca y los guisantes; y las judías «secas», donde se encuentran variedades como los fríjoles negros, azukis, garbanzos, Gran Norte, pintas, navy y rojas, sólo por nombrar una cuantas. Las «judías secas» se comercializan tanto cocidas (envasadas) como secas (deshidratadas). El término «seca» no se refiere al estado de hidratación de la judía, sino más bien a la variedad que se puede secar en la vaina antes de su recolección.

Una ración de historia...

La primera prueba de la existencia de las judías se remonta a unos 20.000 años atrás. Las variedades lima y pintas las cultivaban las civilizaciones mexicanas y peruanas hace más de 7.000 años. Los historiadores no están seguros de si estas dos variedades se originaron en México, Perú o Guatemala. Las tribus que inmigraron llevaron las judías por todo el continente. Los conquistadores españoles las llevaron del Nuevo Mundo a Europa a lo largo del siglo XVI. Desde allí, los españoles y los portugueses las llevaron a África y Asia.

¿Dónde se cultivan?

Estados Unidos es el sexto productor de alubias comestibles, por detrás de Brasil, India, China, Birmania y México. Dakota del Norte y Michigan son los principales estados productores.

¿Qué me aporta?

La alubia figura como verdura y como fuente de proteínas en MyPyramid de la guía alimentaria del Departamento de Agricultura de Estados Unidos. Es una de las pocas verduras ricas en proteínas y fibras, incluidas las fibras solubles y las indisolubles que promueven la regularidad en la función intestinal, controlan el colesterol y reducen el riesgo de padecer ciertos cánceres. Las alubias son una fuente excelente de potasio, folato y magnesio, y también de manganeso, molibdeno y vitamina B_1 o tiamina. Las alubias más oscuras son tan ricas en componentes antioxidantes denominados antocianinas como las uvas y los arándanos rojos. De hecho, 4 de los 20 alimentos que contienen más antioxidantes son las alubias. Las Directrices Dietéticas de 2005 para los norteamericanos recomiendan que se consuman 3 tazas de alubias a la semana. ¡Por desgracia, el norteamericano medio sólo cumple con un tercio de esa recomendación!

Remedios caseros
Las alubias siempre han sido un remedio para el estreñimiento puesto que son ricas en fibra y son laxantes.

¡Lánzame un salvavidas!
LONGEVIDAD: Un estudio demostró que personas de diversas razas que comían alubias con regularidad parecían ser más longevas.

OBESIDAD: Según los datos del *National Health and Nutrition Examination Survey* de 1999-2002, hay menos obesidad entre las personas que comen alubias que entre las que no las incluyen en su dieta diaria.

SALUD CARDIOVASCULAR: Años de estudios ofrecen datos concluyentes que vinculan el consumo de alubias con la salud cardiaca. Veamos cuatro de los más significativos.

Los investigadores de la Universidad Estatal de Arizona observaron una significativa reducción en el colesterol total y LDL en sujetos que simplemente añadieron alubias pintas a su dieta.

Estudiando los patrones dietéticos de 16.000 hombres de mediana edad de todo el mundo durante 25 años, un estudio observó que el consumo elevado de legumbres ¡reducía hasta en un increíble 82 por ciento el riesgo de enfermedades cardiovasculares!

Un estudio con casi 10.000 estadounidenses adultos puso de manifiesto que los que comían mayor cantidad de alimentos con fibra soluble (al menos 21 gramos de fibra al día) reducían hasta en un 50 por ciento el riesgo de enfermedades cardiovasculares en comparación con los que comían 5 gramos o menos al día.

Las alubias son el puntal de la dieta de los *Dietary Approaches to Stop Hypertension* (DASH, consejos dietéticos para bajar la hipertensión) y de la dieta Portfolio, ambas eficaces para bajar la tensión arterial.

CÁNCER DE MAMA: El consumo de alubias también se asocia a la reducción del riesgo de padecer cáncer de mama en las mujeres postmenopáusicas.

DIABETES: Los investigadores compararon dos grupos de personas con diabetes del tipo 2 que fueron alimentadas con diferentes cantidades de alimentos ricos en fibra. El grupo que comió una dieta que contenía 50 gramos de fibra al día tenía niveles más bajos tanto de glucosa como de insulina en la sangre.

Consejos
LIMPIAR EL AIRE
Si no estás acostumbrado a comer alubias y te preocupan los «gases», empieza comiendo pequeñas cantidades, como ½ de taza al día, y aumenta hasta 1 taza. El gas que producen las alubias suele deberse a la introducción repentina de fibra. Tu cuerpo se adaptará si eres constante con tu ingesta de fibra, ¡y sin darte cuenta pronto tendrás menos «gases»!

ELECCIÓN Y CONSERVACIÓN:
• Las alubias «secas» vienen envasadas o cocinadas, ya sean en latas o congeladas.
• Si las guardas en un lugar fresco y seco, se pueden guardar al menos un año.
• Las alubias en lata se pueden guardar hasta doce meses.
• Las alubias cocidas se pueden guardar en la nevera hasta cinco días, y congeladas hasta seis meses.

PREPARACIÓN Y SUGERENCIAS:
• Puedes reducir hasta en un 40 por ciento el sodio enjuagando las alubias enlatadas o comprando versiones sin sal añadida. ¡Lavar las alubias también puede reducir los gases!
• Utiliza una olla a presión para acelerar el tiempo de cocción.

- La sopa de alubias o con chile son dos de las formas más populares de comer alubias.
- ¡Pon alubias en los burritos o pastas para untar a fin de aumentar el valor nutritivo y el sabor!
- No añadas sal o algo ácido, como los tomates, hasta que estén cocidas, para evitar que tarden más en cocerse.

PASTA DE FAGIOLI SENCILLA
Por Christine M. Palumbo
Raciones: 12 raciones de 1 taza • Tiempo de preparación y de cocción: 45 minutos

Esta receta contiene ocho alimentos poderosos.

Ingredientes:

½ taza de cebolla blanca o amarilla picada muy fina • 1 diente de ajo troceado • ¼ de taza de aceite de oliva virgen extra • 3 latas de tomate cocido (400 g cada una) • 2 latas de caldo de pollo con poco sodio (lata de 400 gramos • ½ taza de perejil fresco, cortado • 1 cucharadita de albahaca seca • 1 cucharadita de orégano seco • 4 latas de cannellini o alubias Gran Norte, escurridas y enjuagadas • 225 g de pasta ditalini («dedales») • Sal y pimienta negra al gusto

Instrucciones:

Saltea la cebolla en el aceite de oliva. Añade ajo y fríelo hasta que esté blando. Añade los tomates, el caldo de pollo, el perejil, la pimienta, la albahaca y el orégano. (Si lo prefieres, chafa un poco los tomates antes de echarlos a la olla.) Después de que empiece a hervir, añade las alubias. Ponlas a hervir de nuevo, baja el fuego y que se hagan a fuego lento durante ½ hora. Entretanto, hierve agua para la pasta. Cuece la pasta y escúrrela, reserva 2 tazas del agua de la pasta. Añade la pasta a la sopa junto con el agua de su cocción. Servir con queso romano recién rallado y con pan tostado italiano.

Desglose...

Calorías: 273; grasas totales: 5 g; grasas saturadas: 0 g; colesterol: 0 mg; sodio: 647 mg; hidratos de carbono totales: 45 g; fibra: 9 g; azúcar: 7 g; proteínas: 12 g.

Amaranto (*Amaranthus*)

EL CEREAL DE LOS «ÍDOLOS»

¿Sabías que... los aztecas lo utilizaban para hacer ídolos, con miel y sangre humana, y luego se los comían? Cortés pensó que esta práctica era abominable y quemó sus campos de amaranto hasta exterminarlos. El amaranto desapareció y no fue redescubierto hasta varios siglos más tarde.

Ficha técnica

El amaranto, también conocido como *espinaca china* o *pigweed* [forraje para cerdos], es una planta muy valorada por sus cualidades culinarias y por sus propiedades cosméticas. Existen unas 60 variedades de amaranto hoy en día. Las semillas de amaranto son bastante pequeñas, aproximadamente como las de sésamo, y son de color amarillo o crema. El sabor de las semillas de amaranto es una mezcla entre dulce y a frutos secos, y tiene una textura crujiente cocinados. Las hojas de las variedades comestibles saben muy parecido a la espinaca.

Una ración de historia...

El amaranto, del que se dice que era el «antiguo cereal de los aztecas», tiene 8.000 años de antigüedad. Se cree que fue el principal cereal de su dieta antes de la conquista española. El amaranto era alabado por su superioridad nutritiva y como alimento para los guerreros. También se utilizaba como ofrenda para complacer a Moctezuma por su gran poder nutritivo y propiedades curativas.

¿Dónde se cultiva?

China es el gran productor de este cereal en la actualidad. También se cultiva en México, Centroamérica, y últimamente en algunas regiones de Estados Unidos como Colorado, Illinois y Nebraska.

¿Qué me aporta?

El amaranto es uno de los cereales con un nivel más alto de proteínas. Contiene el aminoácido esencial lisina, que le falta a todos los demás cereales. Junto con otros cereales, el amaranto completa las proteínas que les faltan a éstos. También tiene uno de los contenidos más altos en fibra. De todos los cereales, sólo la quinoa supera al amaranto en hierro. También es una buena fuente de calcio, magnesio y ácido fólico. Contiene escualeno, un fitoquímico reductor del colesterol y anticancerígeno.

Remedios caseros
En Perú, las flores de amaranto se utilizan para tratar dolores de muelas y fiebres. La popular bebida alcohólica de Ecuador, aguardiente, se hace con flores de amaranto, y se dice que «limpia la sangre» y regula el ciclo menstrual.

¡Lánzame un salvavidas!
CÁNCER: El escualeno es un antioxidante que se encuentra en el amaranto y que puede bloquear el suministro de sangre a los tumores. El aceite de tiburón, una fuente más común de escualeno, sólo contiene un 1 por ciento de esta sustancia, mientras que el aceite de amaranto tiene un 8 por ciento.

PREVENCIÓN DEL CÁNCER DE MAMA: Los investigadores han descubierto que hay un componente en el amaranto que puede inhibir el crecimiento del tumor en las células del cáncer de mama.

ENFERMEDADES CARDIOVASCULARES: Aunque la avena es sin duda el cereal «esponja» del colesterol, el amaranto parece ser el más eficaz para bajar el colesterol LDL, y puede que sea una alternativa viable para las personas con alergia a la avena o que simplemente no les gusta.

DIABETES: Se ha descubierto que ayuda a prevenir la hiperglucemia y que puede aliviar las complicaciones que padecen los diabéticos. En un estudio con ratas diabéticas, el amaranto redujo significativamente la glucosa en la sangre, aumentó los niveles de insulina y normalizó los elevados marcadores hepáticos.

Consejos
ELECCIÓN Y CONSERVACIÓN:
• El amaranto se presenta en forma de harina para hacer pan y repostería. Combínala con harina de trigo en proporciones iguales para hacer masa de pan.

- Las semillas de amaranto se pueden guardar hasta seis meses en la nevera en un frasco hermético.

PREPARACIÓN Y SUGERENCIAS:
- Puesto que las semillas de amaranto son tan pequeñas, se han de aclarar con agua fría en un colador fino o uno de tela. También se pueden hornear o hacer al vapor.
- Las semillas de amaranto saben mejor si se cocinan en líquidos con sabor, como la salsa de tomate.
- Las hojas se comen como si fueran verduras, hervidas o fritas.
- Es un espesante excelente para las sopas.
- Se puede hervir a fuego lento o hacer al horno con otros cereales en zumo de manzana y luego servirlo con fruta fresca.
- Prepara amaranto «refrito» bajo en grasa como alternativa al arroz.
- Puedes tostar las semillas en una sartén y se hincharán como las palomitas de maíz. El amaranto hinchado es excelente para empanar el pescado o la carne, y también se puede usar como tropezones en sopas, ensaladas y cocidos.
- El amaranto hervido se vuelve gelatinoso al enfriarse, y se puede utilizar para preparar mermeladas de frutas sin pectina y con muy poco edulcorante.

FILLOAS (CREPES, PANQUEQUES) DE AMARANTO CON FRUTOS DEL BOSQUE
Por el chef Kyle Shadix
Raciones: 8 • Tiempo de preparación y de cocción: 25 minutos

Esta receta contiene cuatro alimentos poderosos.

Ingredientes:
½ taza de harina de amaranto • ½ taza de harina de trigo integral • ½ taza de harina blanca normal • 2 cucharaditas de levadura en polvo • ¾ de cucharadita de bicarbonato de sodio • 2 tazas de buttermilk (leche agria) o leche de arroz • 2 huevos grandes • ¼ de taza de aceite de colza • 2 ½ tazas de frutos del bosque frescos, como arándanos o fresas

Instrucciones:

Mezcla todos los ingredientes secos en un bol. En un bol separado pon el *buttermilk* (leche agria),* los huevos y el aceite, bátelos hasta que cuajen. Déjalo reposar 5 minutos. Luego mezcla los ingredientes secos con los líquidos. Añade ½ taza de frutos del bosque. Si la masa es demasiado espesa para verterla, añade agua, de cucharadita en cucharadita, para licuarla. Haz las filloas en una sartén o parrilla, y sírvelas con los frutos del bosque.

Desglose...

Calorías: 220; grasas totales: 10 g; grasas saturadas: 2 g; colesterol: 55 mg; sodio: 323 mg; hidratos de carbono totales: 26 g; fibra: 4 g; azúcar: 6 g; proteínas: 8 g.

Apio (*Apium graveolens*)

¿MASTICAR LA GRASA?

¿Sabías que... algunas personas creen que se necesitan más calorías para digerir el apio que las que se ingieren comiéndolo? Esto todavía se ha de demostrar, pero una cosa está clara: ¡el apio es excelente para cualquier dieta!

Ficha técnica

La palabra inglesa para el apio, *celery*, procede de una palabra céltica que significa «agua». El apio pertenece a la misma familia que las zanahorias, el hinojo, el perejil y el eneldo. Se cultivan tres tipos principales: el apio chino, que es el más parecido al apio silvestre; el apio nabo, conocido por su sabor dulce y suave, y el más popular en Europa; y el *var dulce*, una variedad más común de Norteamérica. El centro de sus tallos tiernos se denomina corazón.

---

* Echa 1 cucharada de zumo de limón o de vinagre en una taza de leche y deja reposar durante 5 minutos. (*N. de la T.*)

Una ración de historia...

El apio se empezó a cultivar en la región del Mediterráneo hace unos 3.000 años. Se entregaba a los ganadores de los Juegos Olímpicos de Grecia, del mismo modo que hoy se entregan ramos de flores. El primer uso del apio como ingrediente culinario fue como condimento, y el primer dato escrito sobre su utilización como alimento procede de Francia, del año 1623. Los chinos lo cultivaban ya en el siglo v.

La variedad del apio nabo se cultiva extensamente por toda Europa. Francia, Alemania, Holanda y Bélgica son los principales productores; el 50 por ciento de su producción está destinado a la industria de los encurtidos. La variedad *var dulce* se cultiva todo el año en Estados Unidos, principalmente en California, Michigan, Texas y Ohio. La cosecha principal de cada año en Estados Unidos se denomina la «Thanksgiving Pull», recolecta del Día de Acción de Gracias, por la preparación tradicional del relleno para el pavo.

¿Qué me aporta?

El apio es una buena fuente de vitamina A: cuanto más intenso sea su color verde, más alto el nivel de vitamina A. También contiene vitaminas C, B_1 y B_2; calcio, hierro, magnesio, fósforo y potasio. Las hojas contienen muchos de estos nutrientes y pueden ser un buen sustituto del perejil. El apio contiene phalides, que ayudan a bajar el colesterol, y cumarinas, que previenen el cáncer.

Remedios caseros

El apio silvestre se utilizaba en la Edad Media como planta medicinal. Se usaba para tratar ansiedad, insomnio, reumatismo, gota y artritis. El apio silvestre fortalece y purifica la sangre. Los romanos llevaban coronas de hojas de apio como antídoto contra los efectos intoxicantes del vino y su posterior migraña. En Vietnam, el apio se ha utilizado como remedio para bajar la tensión sanguínea. También se considera afrodisíaco. El aceite de apio tiene un efecto relajante, es un buen diurético, y un remedio tradicional para los problemas de la piel y el reumatismo.

¡Lánzame un salvavidas!

COLESTEROL: En un estudio con animales, el zumo de apio bajó significativamente el colesterol total gracias al aumento de la secreción de bilis.

PREVENCIÓN DEL CÁNCER: El aceite esencial de apio contiene alcohol de perililo, que se ha demostrado que tiene propiedades anticancerígenas. El *National Cancer Institute* está realizando pruebas clínicas con seres humanos para investigar su eficacia en el tratamiento del cáncer de mama. Los estudios con animales han dado resultados positivos en la regresión de tumores de páncreas, mama e hígado, y puede ser una esperanza para prevenir y tratar muchos otros tipos de cáncer.

ANTIBACTERIANO Y ANTIFÚNGICO: El apio contiene poliacetilenos que son sustancias altamente tóxicas para los hongos y las bacterias. Este componente también tiene efectos antiinflamatorios y hace que la sangre sea más resbaladiza.

Consejos
ELECCIÓN Y CONSERVACIÓN:
- Las hojas de los tallos del apio han de ser verdes y no han de estar marchitas. Aprieta suavemente el centro del tallo. Si escuchas un sonido crujiente, el apio es fresco.
- El apio nabo tiene dos variedades: una versión con bulbo más pequeño que se recolecta antes, en otoño, y otro con un bulbo más grande y que se vende más adelante.
- Lava el apio y colócalo en una bolsa de plástico. Para que se mantenga fresco rocíalo con agua o pon un poco de agua en la bolsa. Guárdalo en el cajón de las verduras, donde se conservará al menos dos semanas.

PREPARACIÓN Y SUGERENCIAS:
- Si no has lavado el apio para guardarlo, lávalo bien al sacarlo para eliminar toda la tierra y suciedad de los tallos antes de comértelo.
- Corta los tallos antes de servirlos. Si tienes que prepararlos con bastante tiempo de antelación, coloca los tallos de apio en agua con hielo durante al menos una hora antes de servirlos.
- Rellena el apio con mantequilla de cacahuete o crema de queso bajo en grasa, o utilízalo para untarlo como crema en lugar de patatas chips.
- Rehoga el apio y añádelo a tu sopa o guisado favorito. Pon apio fresco en las ensaladas.

ENSALADA DE APIO
De Charting a Course to Wellness: Creative Ways of Living with Heart Disease and Diabetes, por Treena y Graham Kerr
Raciones: 4 • Tiempo de preparación: 10 minutos

Esta receta contiene seis alimentos poderosos.

Ingredientes:

4 tazas de apio • 1 taza de zanahorias ralladas • ½ taza de cebolla amarilla troceada • ½ taza de pimiento rojo troceado • ½ taza de pasas • ¼ de taza de mayonesa de aceite de colza • ¼ de taza de yogur natural desnatado • 2 cucharadas de vinagre de manzana • 1 cucharada de mostaza de Dijon

Instrucciones:

Mezcla las verduras y las pasas en un bol grande. En otro más pequeño pon la mayonesa, el yogur, el vinagre y la mostaza y bate hasta que la mezcla esté homogénea. Añade el aliño a las verduras y mézclalo todo bien.

Desglose...

Calorías: 163; grasas totales: 5 g; grasas saturadas: 1 g; colesterol: 6 mg; sodio: 342 mg; hidratos de carbono totales: 27 g; fibra: 4 g; azúcar: 19 g; proteínas: 3 g.

Arándano negro o americano (*Vaccinium angustifolium* [salvaje] y *Vaccinium corymbosum* [cultivado])

UN REGALO DEL GRAN ESPÍRITU

¿Sabías que... los nativos americanos creían que los arándanos negros tenían poderes mágicos y contaban historias de que el Gran Espíritu envió «bayas estrellas» para alimentar a los niños en tiempo de escasez?

Ficha técnica

Los arándanos negros pertenecen a un grupo de plantas que florecen. Esta especie es de Norteamérica y este de Asia. En Estados Unidos las dos clases que se pueden encontrar son los arándanos negros silvestres (arbusto bajo) y los cultivados (arbusto alto). Los arándanos negros silvestres son una de las tres bayas autóctonas de Norteamérica; las otras son los arándanos rojos y las uvas Concord.

Una ración de historia...

Los nativos americanos han recolectado arándanos de los bosques y pantanos durante generaciones, y fueron los primeros en hacer conservas con ellos y en utilizar su zumo para teñir la ropa. Los colonos aprendieron de los indios wampanoag a secar los arándanos. El zumo de arándano fue muy importante para los soldados durante la Guerra Civil para protegerse del escorbuto.

¿Qué me aporta?

Puesto que los arándanos negros silvestres tienen menos agua y son más pequeños que las variedades de arbusto alto, suelen tener más nutrientes cuando se compara su volumen. Hay 1.600 clases de arándanos negros silvestres, mientras que sólo existen 500 clases de cultivados. Los arándanos frescos tienen un ORAC (véase pág. 31 = Açai) de 2.400 por cada 100 gramos. Son ricos en fitoquímicos como el ácido fenólico, antocianinas (los pigmentos que le dan su color azul oscuro) y ácido elágico, un componente natural que puede inhibir el crecimiento tumoral. Los arándanos tanto frescos como congelados contienen dosis altas de antocianinas, que se pierden casi por completo cuando se secan.

Remedios caseros

Los nativos americanos descubrieron que los arándanos negros ayudan a calmar las náuseas matinales del embarazo, la tos y los dolores de cabeza. Las hojas se usaban para hacer infusiones y creían que purificaban la sangre.

¡Lánzame un salvavidas!

MEMORIA Y FUNCIÓN COGNITIVA: Las investigaciones con animales han dado esperanzas de que el extracto de arándano negro puede mejorar las áreas del equilibrio, coordinación y memoria, incluso en las personas que tienen Alzheimer.

CÁNCER: Varios estudios han dado resultados prometedores sobre la eficacia de los componentes de los arándanos para inhibir el cáncer. Tanto los silvestres como los cultivados tienen propiedades para inhibir el cáncer de próstata androgenosensible.

ANTIBACTERIANO: Tanto los arándanos negros como los rojos contienen componentes que evitan que las bacterias responsables de las infecciones urinarias se adhieran a las paredes de la vejiga.

SALUD CARDIOVASCULAR: Los científicos de la Universidad Davis, de California, de la Universidad Orono, de Maine, y de la Facultad de Medicina de la Universidad de Louisville, Kentucky, descubrieron que los arándanos pueden prevenir las enfermedades cardiovasculares. Según los investigadores de la Universidad de Prince Edward Island, en Canadá, las ratas alimentadas durante seis semanas con dietas que incluían arándanos negros experimentaron una reducción de los daños cerebrales debidos a accidentes cerebrovasculares inducidos.

Consejos
ELECCIÓN Y CONSERVACIÓN:
- Los arándanos frescos han de ser de color azul oscuro y estar cubiertos por un pequeño vello blanco tiza.
- Revisa si hay bayas húmedas, mohosas o podridas.
- Los arándanos congelados se han de mover libremente en la bolsa. Si están aglutinados, probablemente es que se han descongelado y los han vuelto a congelar.
- Tienen una vida de entre siete y diez días en la nevera.
- No los laves antes de guardarlos.
- Para congelarlos, esparce las bayas sin lavar sobre un papel para hacer galletas y colócalos en el congelador hasta que se congelen, luego puedes ponerlos en una bolsa de plástico para congelar. Se conservarán hasta un año.

PREPARACIÓN Y SUGERENCIAS:
- Lava los arándanos frescos y sécalos.
- Los arándanos congelados no es necesario lavarlos antes de comerlos. Deja que se descongelen a temperatura ambiente antes de añadirlos a los platos por cocinar.
- Cuando añadas bayas frescas a una masa, espolvoréalas primero con harina, para evitar que se peguen.

• Puedes ponerlos en la ensalada o con cereales, comerlos como aperiti-vo, ¡o hacer una tarta de arándanos!

PUDÍN DE PAN Y ARÁNDANOS
Por la chef Cheryl Bell
Raciones: 12 • Tiempo de preparación y de cocción: 90 minutos

Ingredientes:
3 tazas de leche desnatada • 3 huevos grandes • 5 a 6 tazas de pan de harina integral francés, o de harina integral, del día anterior • ½ taza de azúcar granulado • ¼ de taza de miel • ¼ de cucharadita de extracto de almendras • 1 cucharadita de extracto de vainilla • ½ cucharadita de limón o de cáscara de naranja (opcional) • 2 tazas de arándanos negros frescos (también pueden ser congelados) • 3 cucharadas de harina integral

Instrucciones:
Calienta el horno a 180 °C. Utiliza un molde de horno de 28 × 18 cm. Bate la leche, los huevos, el azúcar, los extractos y la piel de na-ranja. Añade el pan y déjalo en reposo entre 10 y 15 minutos. En otro bol, enharina los arándanos y saca la harina sobrante cuando hayas terminado. Añade los arándanos a la mezcla con el pan. Viértelo todo en el molde que tienes preparado. Coloca el molde dentro de otro más grande y añade 4 tazas de agua para hacer el pudín al baño Ma-ría. Hornéalo durante una hora, o hasta que el pudín esté listo y lige-ramente tostado por encima. Sírvelo caliente con el tradicional ron de pasas, caramelo líquido o salsa de limón. ¡También está muy bueno con fruta fresca por encima, o tal cual!

SALSA DE LIMÓN (opcional)

¼ de taza de azúcar granulado • ¼ de taza de miel • 1 cucharada de harina de maíz (maicena) • ⅛ de cucharadita de sal • ¼ de cu-charadita de nuez moscada • 1 taza de agua hirviendo • 1 cucha-radita de mantequilla • 1 cucharadita de ralladura de limón • 1 li-món exprimido

Instrucciones:

En un cazo grande con el agua hirviendo pon el azúcar, la miel, la maicena, la sal y la nuez moscada. Remueve constantemente. Déjalo hervir a fuego lento, y sigue removiendo hasta que se espese. Sácalo del fuego, pon la mantequilla, la ralladura y el zumo de limón y vuelve a remover. Sírvelo por encima del pudín de pan.

Desglose...

Calorías: 230;* grasas totales: 3 g; grasas saturadas: 0 mg; colesterol: 45 mg; sodio: 170 mg; hidratos de carbono totales: 46 g; fibra: 2 g; azúcar: 30 g; proteínas: 6 g.

Arándano rojo o agrio
(*Vaccinium macrocarpon*)

UN PÁJARO EN UN ARBUSTO

¿Sabías que... al «craneberry» [baya de grulla], tal como lo llamaban los primeros colonos americanos, le dieron este nombre porque el capullo del arbusto en primavera se parecía a una grulla [*crane*]? Luego abreviaron el *crane* y quedó *cranberry* [arándano rojo en inglés].

Ficha técnica

Los arándanos son una de las tres frutas nativas de Estados Unidos y Canadá. Crecen en lechos frutales denominados ciénagas. La forma más habitual de recolectarlos es inundar los lechos y «batir» el arbusto para que caigan los frutos; esto lo hacen recolectores especializados. Las frutas flotantes se recogen y se cargan en camiones para ser trasladadas a los almacenes.

Una ración de historia...

Históricamente, los nativos americanos los utilizaban como ingredientes culinarios y como medicina; luego se hicieron populares en Estados Uni-

* Con la salsa de limón.

dos durante la Guerra de la Independencia. Henry Hall, un veterano de guerra, plantó los primeros lechos de arándanos comerciales en Dennis, Massachusetts, en 1816. Actualmente, existen unas 16.200 hectáreas en el norte de Estados Unidos y Canadá, y en 2004 se vendieron cerca de 135 millones de kilos de arándanos, para consumir frescos, congelados, en zumo, secos, mermeladas, salsas e incluso en «píldoras».

¿Dónde se cultivan?
Se cultivan principalmente en Wisconsin, Massachusetts, Nueva Jersey, Oregón, Washington, y también en las provincias canadienses de la Columbia Británica y Quebec.

¿Qué me aporta?
Los arándanos son ricos en fibra y una excelente fuente de vitamina C y fitonutrientes, como flavonoides y proantocianidinas (PAC). Contienen más antioxidantes fenólicos que 19 de las frutas más populares, según un estudio publicado en el *Journal of Agriculture and Food Chemistry*.

Remedios caseros
Una gran parte de los primeros usos de los arándanos, especialmente en su función para aliviar las infecciones del tracto urinario, fueron anecdóticos. Eran los consejos de mamá y ella sabía que funcionaban. ¡Ahora los investigadores están descubriendo lo que las madres siempre han sabido! Los Institutos Nacionales de Salud de Estados Unidos tienen doce estudios en curso, que se centran principalmente en definir la acción de los arándanos rojos contra las enfermedades del tracto urinario.

Según el profesor Martin Starr, asesor científico del *Cranberry Institute*, los arándanos no sólo son nutritivos sino que poseen propiedades antiadhesivas y antibacterianas únicas que no se encuentran en ninguna otra fruta:

> Se han realizado múltiples estudios clínicos donde se ha utilizado el zumo de arándano, y se ha descubierto que tiene propiedades antiadhesivas únicas para evitar que ciertas bacterias perjudiciales se adhieran a las células de nuestro cuerpo. Este nuevo concepto de antiadhesión no se limita a las enfermedades del tracto urinario, sino potencialmente a otras bacterias perjudiciales, incluidas las responsables de las úlceras de estómago y enfermedades de las encías.

¡Lánzame un salvavidas!

CÁNCER: En muchos estudios se ha observado que los flavonoides, incluidas las antocianinas, flavonoles y proantocianidinas, que se encuentran de forma natural en los arándanos rojos, pueden combatir eficazmente la leucemia, los cánceres de mama, pulmón, colon, y posiblemente muchos otros.

ENFERMEDADES DEL CORAZÓN: Los flavonoides también pueden reducir el riesgo de aterosclerosis. También se ha demostrado que los flavonoides y los compuestos fenólicos reducen el colesterol LDL (malo), un factor de riesgo conocido que provoca aterosclerosis, a la vez que es posible que aumente el colesterol HDL (bueno). ¡Curiosamente, el zumo de arándano puede ser tan eficaz para prevenir las enfermedades cardiacas como el fruto entero!

DIGESTIÓN: Se ha demostrado que el zumo de arándano rojo inhibe las bacterias asociadas a las úlceras pépticas, *H. pylori*. Aunque la mayoría de las úlceras no ponen la vida en peligro, la bacteria *H. pylori* se ha relacionado con el cáncer de estómago, con el reflujo gastroesofágico y la gastritis. Las propiedades de los arándanos también han demostrado que ayudan a controlar la diarrea.

ENFERMEDAD PERIODONTAL: En un estudio que se publicó en el *Journal of the American Dental Association*, se demostró que un componente del zumo de arándano tenía la propiedad de evitar que las bacterias se adhirieran a los dientes y a las encías, reduciendo la placa dental y las enfermedades periodontales.

Consejos
ELECCIÓN Y CONSERVACIÓN:

- Cómpralos preempaquetados en bolsas de plástico. Busca los que sean firmes, redondos y brillantes.
- Además de los arándanos crudos, también puedes comprarlos secos (generalmente confitados), en zumo (dulces o no), en salsa, jalea, mermelada, o hasta en suplementos alimentarios.
- Guárdalos en la sección de verduras de la nevera, en su bolsa original, donde se conservan hasta cuatro semanas, y en el congelador hasta seis meses.

PREPARACIÓN Y SUGERENCIAS:

- El zumo sin azúcar puede ser bastante amargo, así que es mejor mezclarlo a partes iguales con zumo de manzana o con cualquier otro zumo dulce. También se vende en «cóctel», endulzado con azúcar o con edulcorantes artificiales.
- En los cereales se pueden poner un puñado de arándanos secos, en la ensalada, o casi en cualquier plato como acompañamiento (como un pilaf de arándanos), pues aporta ese delicioso sabor «agridulce».

ENSALADA DE KAMUT Y ARÁNDANOS
Por el chef J. Hugh McEvoy
Raciones: 6 • Tiempo de preparación y de cocción: 60 minutos

Es una gran alternativa para los cereales de la mañana. Se sirve con sirope de arce y canela. Esta receta contiene seis alimentos poderosos.

Ingredientes:

340 g de bayas orgánicas de kamut* • 115 g de cebollas Vidalia, troceadas • 2 cucharaditas de mantequilla sin sal • 2 cucharaditas de aceite de oliva virgen extra • 1 cucharadita de dientes de ajo picados muy finos • 30 g de arándanos secos dulces • 60 g de nueces pecanas tostadas sin sal • Sal kosher y pimienta negra al gusto

Instrucciones:

Utiliza una olla pesada para hervir las bayas de kamut en unos cuatro litros de agua con sal hasta que se reblandezcan, aproximadamente entre 45 y 50 minutos. Escurre el cereal y guárdalo para los pasos siguientes.

En la misma olla en la que has hervido el cereal, echa el aceite de oliva y la mantequilla y sofríe la cebolla hasta que esté dorada. Añade el ajo, y sofríelos hasta que esté blando, luego echa el cereal, los frutos secos y los arándanos. Deja que la mezcla se haga a fuego lento. Sazónalo con sal y pimienta negra al gusto. Sácala del fuego y sírvela inmediatamente.

* Trigo duro que se cultiva en Egipto. (*N. de la T.*)

Desglose...
Calorías: 261; grasas totales: 10 g; grasas saturadas: 2 g; colesterol: 3 mg; sodio: 60 mg; hidratos de carbono totales: 42 g; fibra: 7 g; azúcar: 15 g; proteínas: 8 g.

Arroz integral

¡YA LLEGA LA NOVIA!

¿Sabías que... el antiguo ritual de tirar arroz simbolizaba prosperidad, abundancia y fertilidad (el deseo de que tuvieran muchos hijos)?

Ficha técnica
El arroz en realidad es una hierba y se refiere a dos especies distintas, *Oryza sativa* y *Oryza glaberrima*, siendo la primera la más popular. Existen miles de variedades de arroz, aunque el blanco es el más consumido. Sin embargo, el arroz blanco no es así desde un buen principio: se vuelve blanco por el procesamiento del arroz integral. El arroz integral puede encontrarse en sus versiones Basmati, Texmati, de grano corto y dulce, corto, mediano y largo. El arroz integral también se encuentra en sus variedades negra, roja y púrpura.

Una ración de historia...
El arroz es el cereal más consumido del mundo y se cultiva en todos los continentes salvo en la Antártida. Ha sido alimento fundamental de la dieta de los países orientales durante milenios. Los datos sobre el consumo del arroz se remontan a 5.000 años, en China. El arroz llegó a Egipto en el siglo IV a.C., y por esos tiempos, India lo exportaba a Grecia y a Europa. Al final también llegó a Estados Unidos. La producción de arroz ha formado parte de la agricultura de este país desde finales del siglo XVII.

China, India, Indonesia y Bangladesh suponen los dos tercios de la producción mundial de arroz. Estados Unidos se encuentra en el undécimo puesto en la producción, pero es uno de los principales exportadores. Los principales estados productores de Estados Unidos son Arkansas, California, Louisiana, Misisipí y Texas.

¿Qué me aporta?

El arroz es el primer alimento sólido que se da a un bebé. Es el cereal que produce menos alergias y por eso se suele recomendar como primer alimento. El arroz integral contiene tres capas: el salvado, el germen y el endoesperma, lo que le confiere un valor nutricional superior al arroz blanco. El arroz integral es rico en lignanos, fitoestrógenos y compuestos fenólicos que tienen una alta actividad antioxidante. También contiene otros nutrientes importantes como tiamina, niacina, fósforo, potasio, hierro, riboflavina, y cinco veces la cantidad de fibra que contiene el arroz blanco. El germen proporciona vitamina E natural. El salvado de arroz contiene fitoquímicos que reducen el colesterol.

Remedios caseros

Los granjeros japoneses comían mochi, un pastel correoso de arroz integral, los días fríos de invierno para aumentar su resistencia.

¡Lánzame un salvavidas!

SALUD CARDIOVASCULAR: En un pequeño estudio con distribución al azar se examinaron los efectos de añadir aceite de salvado de arroz a la dieta. Mientras la dieta de control no bajó el colesterol, el que contenía el aceite de salvado de arroz bajó el colesterol LDL en un 7 por ciento. En estudios con hombres finlandeses, comer arroz integral no sólo se demostró positivo para la salud cardiovascular, sino para todo tipo de enfermedades.

CÁNCER: El arroz integral contiene ligninos, especialmente enterolactona, que ayuda a la proliferación de una flora intestinal saludable, que protege contra el cáncer de mama y otros tipos de cáncer dependientes de las hormonas, así como de las enfermedades cardiovasculares. Según un estudio danés con 857 mujeres postmenopáusicas, las que comían la mayor parte de los cereales integrales, incluido el arroz, tenían niveles mucho más altos de enterolactona.

ALZHEIMER: Los investigadores descubrieron en experimentos con animales que comer arroz integral reducía las deficiencia de aprendizaje y de memoria debidos a la proteína betaamiloide, que se considera que es una de las principales causas del Alzheimer.

Consejos
ELECCIÓN Y CONSERVACIÓN:
- El arroz largo a veces produce algunos granos secos y ligeros que se pueden apartar fácilmente.
- El corto produce granos casi redondos, que tienen un mayor contenido en almidón que las variedades de grano largo o medio y que se pegan entre sí al cocerse.
- El arroz de grano medio tiene un tamaño y una textura intermedias entre el corto y el largo.
- El arroz integral se conserva entre tres y seis meses, pero se puede guardar más tiempo en la nevera.
- El arroz integral cocido se conserva hasta una semana en la nevera, en un recipiente hermético, y hasta unos seis meses en el congelador.

PREPARACIÓN Y SUGERENCIAS:
- El arroz integral tarda entre 45 y 50 minutos en hacerse. Existen versiones instantáneas o vaporizados que tardan mucho menos tiempo y que son igualmente nutritivas.
- Las ollas eléctricas con reloj para hacer arroz son muy útiles para tener arroz preparado en cualquier momento.
- Utiliza arroz integral como relleno para el pastel de carne, hamburguesas u otros platos con carne picada.
- Puedes usar una combinación de arroz integral y arroz blanco. Mezclar los dos es una buena opción para acostumbrar a los niños a comer arroz integral.
- Sirve el arroz integral con verduras al vapor y tofu, carne magra, ave o pescado.

BI BIM BOP
Por Dave Grotto
Raciones: 6 • Tiempo de preparación y de cocción: 30 minutos

Créeme: este plato equivale a una comida. La pasta de judía (miso) que se añade al final hace que esta receta cobre vida. Tiene ocho alimentos poderosos.

Ingredientes:

450 g de buey, pollo o seitán* cortado a tiras • 1 calabaza amarilla pequeña cortada a tiras largas y finas • 1 zanahoria grande, cortada a tiras finas • ½ paquete de brotes de soja • 2 setas shiitake secas, remojadas en agua caliente • 1 taza de cebolletas troceadas • 1 bolsa de espinacas • 4 huevos fritos (opcional) • 4 tazas de arroz integral precocido • 2 cucharadas de aceite de sésamo • ¼ de taza de salsa de soja baja en sodio • 4 cucharadas de salsa de soja baja en sodio • ¼ de taza de agua • ½ taza de sirope de agave • 8 cucharadas de sirope de agave • 5 dientes de ajo picado • Miso rojo al gusto

Instrucciones:

Pon el seitán (o la carne), el ajo, el agua, el cuarto de taza de la salsa de soja, la media taza del sirope de agave y 1 cucharada de aceite de sésamo en un bol mediano, cúbrelo y ponlo en la nevera durante al menos tres horas, preferiblemente toda la noche. Corta a tiras finas la calabaza, las zanahorias y las setas. Pon agua a hervir para las espinacas y los brotes de soja. Echa 1 cucharada de aceite de sésamo a una sartén grande y caliéntala. Cuece las zanahorias, la calabaza, las cebolletas y las setas por separado. Echa 1 cucharada de salsa de soja y 2 cucharadas de sirope de agave a cada verdura. Saltéalas hasta que estén tiernas. Colócalas en boles separados. Haz la carne o el seitán con una marinada en una sartén grande hasta que esté dorada y la carne empiece a caramelizarse. Ponla en un bol aparte. Cuece las espinacas durante un minuto, lo suficiente para que se reblandezcan. Haz los brotes durante un par de minutos y pon el bol aparte. Fríe los huevos, dejando la yema un poco blanda.

Echa una taza de arroz integral cocido a cada uno de los boles. Coloca una capa de espinacas encima del arroz. Arregla las raciones colocando las setas, zanahorias, brotes de soja, calabaza, cebolletas y la carne encima de las espinacas. Pon el huevo frito encima de todo. Echa miso rojo al gusto y sírvelo. Este plato sabe mejor cuando el huevo está cortado y todos los ingredientes se han mezclado con el miso antes de llevarlo a la mesa.

---

* Producto de China, que se elabora con gluten de trigo, harina, pan, especias, salsa de soja, caldo vegetal, etc. Se lo suele llamar «carne vegetal» por su aspecto y su alto contenido en proteínas. (*N. de la T.*)

Desglose...
> Calorías: 420; grasas totales: 10 g; grasas saturadas: 2 g; colesterol: 165 mg; sodio: 409 mg; hidratos de carbono totales: 57 g; fibra: 6 g; azúcar: 25 g; proteínas: 29 g.

Avellana (*Corylus avellana L.*)

¡PARA VOLVERSE LOCO!

¿Sabías que... las avellanas son uno de los principales ingredientes de la famosa pasta italiana Nutella?

Ficha técnica
Las avellanas son un fruto seco que crece de un árbol frondoso. La avellana tiene forma de bellota, y una vaina que se abre cuando el fruto está maduro, dejando al descubierto una cáscara lisa y dura. Tienen muy buen sabor y se suelen utilizar en repostería; también para hacer mantequilla de avellanas, harinas, pasta y aceite. Se pueden comprar con cáscara, troceadas, molidas o tostadas.

Una ración de historia...
La avellana es uno de los productos más antiguos de la agricultura, y se cree que procede de Asia. Los manuscritos chinos de hace 5.000 años hacen referencia a ella como un alimento sagrado del cielo. Los griegos y romanos la utilizaban con fines medicinales.

¿Dónde se cultivan?
Los principales productores de avellanas son Turquía, Italia, España y Francia. En Estados Unidos se cultivan principalmente en Oregón y Washington.

¿Qué me aporta?
La avellana no sólo es una fuente de alta calidad de proteína y fibra, sino que también contiene una variedad de antioxidantes como la vitamina E, y un montón de fitonutrientes que favorecen el sistema inmunitario. Es rica en el aminoácido arginina, que relaja los vasos sanguíneos. Contiene

la concentración más alta de folato de todos los frutos secos. El folato reduce el riesgo de padecer anomalías congénitas del tubo neural, y también reduce el riesgo de enfermedades cardiovasculares, algunos tipos de cáncer, Alzheimer y depresión. Contiene minerales que bajan la presión, como el calcio, magnesio y potasio. Es rica en escualeno, una sustancia química de algunas plantas —que también se encuentra en los aceites de oliva, de germen de trigo, de salvado de arrozy de hígado de tiburón, y en las levaduras—, que tiene propiedades anticancerígenas y para bajar el colesterol.

Remedios caseros
El aceite de avellana se ha utilizado externamente para eliminar la piel de la celulitis. El antiguo médico griego Dioscórides alabó la avellana por sus propiedades para tratar la tos crónica, combatir el resfriado común, e incluso hacer crecer el cabello cuando hay calvas en la cabeza.

¡Lánzame un salvavidas!
SALUD CARDIOVASCULAR: Un estudio a pequeña escala con seres humanos puso de manifiesto que los varones con colesterol alto que tomaron avellanas en su dieta durante 8 semanas experimentaron un descenso en los lípidos que provocan las placas en los vasos sanguíneos y un aumento del colesterol HDL (bueno) en comparación con el grupo de control.

Consejos
ELECCIÓN Y CONSERVACIÓN:
- Si están con cáscara, elige las que son pesadas y se notan llenas. Sin cáscara se han de guardar en lugar fresco y seco; se conservan un mes.
- Sin cáscara, la piel y el fruto han de ser duros. Se pueden guardar en la nevera; en el congelador se conservarán frescas hasta unos cuatro meses.

PREPARACIÓN Y SUGERENCIAS:
- La piel se puede sacar tostándolas y luego frotándolas. Las avellanas se pueden tostar en un horno convencional colocándolas en una bandeja.
- Puedes molerlas en un procesador de comida.
- Prueba la mantequilla de avellana como alternativa a la de cacahuete.
- Echa avellanas a tu ensalada favorita, galletas, fritos o cereales para el desayuno.
- Dale una textura sorprendente a tu yogur con avellanas picadas.

ENSALADA DE PERAS Y ARÁNDANOS ROJOS CON AVELLANAS AL CURRY

Por cortesía del Hazelnut Council

Raciones: 8 • Tiempo de preparación y de cocción: 45 a 60 minutos

¡Esta receta contiene trece sorprendentes alimentos poderosos!

Ingredientes:
Aderezo:
225 g de yogur natural desnatado • 1 taza de pepino pelado, sin semillas y troceado • 1 cucharada de miel • 1 cucharadita de zumo de limón • 1 cucharadita de estragón seco • 1 cucharadita de cebollino troceado • ¼ de cucharadita de ajo picado • ¼ de cucharadita de sal • ⅛ de cucharadita de pimienta blanca molida

Avellanas:
1 ¾ tazas (225 g) de avellanas tostadas y troceadas • 1 cucharada de mantequilla fundida • ¼ de taza de sirope de maíz light • 3 cucharadas de miel • ¾ de cucharadita de curry en polvo • ¼ de cucharadita de sal • ⅛ de cucharadita de pimienta cayena molida • 1 ½ cucharaditas de mantequilla

Ensalada:
2 tazas (115 g) de hojas de espinacas lavadas • 1 ½ tazas (115 g) de verduras de primavera lavadas y cortadas • 1 ⅓ tazas (170 g) de arándanos rojos, endulzados y secos • 1 pera de Anjou, sin el corazón y cortada a dados • 1 pimiento amarillo, sin semillas y cortado a tiras finas • ¼ de taza de cebollas verdes cortadas en rodajas muy finas

Instrucciones para el aderezo:
Procesa los ingredientes en un robot de cocina o una batidora hasta que estén bien mezclados. Déjalo aparte.

Instrucciones para las avellanas:
Precalienta el horno a 150 ºC. Coloca las avellanas en un bol grande. Echa mantequilla deshecha en una fuente de 23 × 23 × 5 cm; apártala. Echa el sirope de maíz, la miel, el curry en polvo, la sal y la pimienta cayena en un cazo pequeño y ponlo a hervir. Deja que hierva

2 minutos, sin remover. Echa 1 ½ cucharaditas de mantequilla hasta que se derrita. Echa las avellanas inmediatamente. Remueve hasta que estén bien bañadas. Colócalas en la fuente que has preparado. Hornéalas a 150 °C durante 15 a 20 minutos, removiéndolas de vez en cuando, hasta que estén doradas. Ponlas en la bandeja de horno con mantequilla, frías. Rómpelas a trocitos. Te saldrán 2 ½ tazas.

Instrucciones para la ensalada:
Pon los ingredientes para la ensalada en un bol grande. Echa el aderezo. Echa una taza de avellanas al curry.

Desglose...
Calorías: 210; grasas totales: 8,5 g; grasas saturadas: 1 g; colesterol: 5 mg; sodio: 155 mg; hidratos de carbono totales: 34 g; fibra: 4 g; azúcar: 26 g; proteínas: 4 g.

Avena (*Avena sativa*)

NO IMPORTA LA PRESENTACIÓN...

¿Sabías que... cualquiera de las presentaciones de la avena: al estilo antiguo, de cocción rápida, instantánea o troceada, sigue considerándose cereal integral? Puesto que todas las partes del cereal se conservan durante el proceso de molido —independientemente de su presentación— todas contienen la misma cantidad de nutrientes. En el fondo... ¡sólo es una cuestión de sabor y textura! ¡Tómala de la manera que mejor se adapte a tu paladar y estilo de vida!

Ficha técnica
La semilla de la avena es a lo que normalmente nos referimos como «copos». Cuando se le ha sacado la cáscara no comestible, queda el «cereal». De ese cereal se fabrican una serie de productos, como la avena cortada a máquina o «copos irlandeses», la avena al estilo antiguo, la de cocción rápida, la instantánea, la harina y el salvado de avena. La avena, en general, tiene una textura suave, cremosa y un tanto harinosa.

Una ración de historia...

La avena es uno de los primeros cereales cultivados por los humanos. Se cree que se originó en Eurasia y que ya se consumía en China en el 7.000 a.C. Los antiguos griegos fueron los primeros que se sepa que hicieron *porridge* (gachas, avena cocida) con los copos. En Inglaterra, la avena se considera un cereal inferior, mientras que en Irlanda y Escocia se utiliza en diferentes porridges y reposterías. La avena cultivada llegó a Norteamérica con los primeros colonos británicos a principios del siglo XVII. De hecho, la influencia cuáquera británica fue la que inspiró el nombre de la marca «Quaker Oats», y en la actualidad dicha empresa sigue siendo la principal distribuidora de copos de avena.

¿Dónde se cultiva?

Los diez productores principales son Rusia, Canadá, Estados Unidos, Polonia, Finlandia, Australia, Alemania, Bielorrusia, República Popular China y Ucrania. Minnesota, Wisconsin, Dakota del Sur, Iowa y Canadá central son los líderes de la producción en Norteamérica.

¿Qué me aporta?

La avena contiene grandes dosis de vitamina E, varias vitaminas B, minerales como el calcio, magnesio y potasio, y oligoelementos como selenio, cobre, zinc, hierro y manganeso. Es rica en fitoquímicos como el 1,3-betaglucano y avenantramidas. También tiene fibra soluble e indisoluble. La indisoluble beneficia al sistema digestivo. La fibra soluble de la avena actúa como una esponja que se empapa de colesterol y lo elimina antes de que pueda bloquear las arterias y producir enfermedades cardiovasculares.

Remedios caseros

Cuando apareció la avena en las colonias americanas, se utilizaba para tratar los problemas estomacales y enfermedades digestivas. También se sabe que tiene propiedades antiespasmódicas, antiinflamatorias, diuréticas y estimulantes, y que se la ha utilizado como remedio popular para tratar tumores. Como uso externo, durante siglos la gente se ha dado baños de avena para aliviar el prurito, eccemas y otros problemas de la piel.

¡Lánzame un salvavidas!

SALUD CARDIOVASCULAR: Hay más de 40 estudios clínicos a lo largo de 40 años que confirman el poder de la avena para reducir no sólo el colesterol total sino también el dañino LDL, ambos importantes factores de riesgo para contraer enfermedades cardiovasculares. La Administración Federal para el control de Alimentos y Fármacos de Estados Unidos, en 1997, aprobó que se anunciara públicamente en los paquetes de avena y en otro tipo de publicidades las propiedades curativas de la avena. Tomar tres gramos al día de fibra soluble de avena como parte de una dieta baja en grasas y colesterol, se ha demostrado que baja el colesterol en la sangre y las lipoproteínas de baja densidad (LDL), las partículas que transportan el colesterol por las arterias. En un estudio publicado en el *Australian Journal of Nutrition and Dietetics*, los investigadores descubrieron una sustancia en la avena denominada betaglucano, que reduce significativamente el colesterol LDL (malo)

HIPERTENSIÓN: En un estudio publicado en el *Journal of Family Practice*, grupos de hombres y de mujeres con hipertensión, experimentaron un significativo descenso de la presión sanguínea, no tuvieron tanta necesidad de tomar medicación y mejoró su nivel de lípidos y glucosa en la sangre, cuando incluyeron la avena en su dieta.

CONTROL DEL PESO: Las investigaciones demuestran que empezar el día con una dieta nutritiva rica en fibra te ayuda a mantener un peso saludable. La avena es uno de los alimentos que tiene la mayor capacidad de proporcionar sensación de saciedad de todos los cereales para el desayuno.

DIABETES: Varios estudios a largo plazo demuestran que las personas que tomaban cereales integrales en cantidades importantes tenían entre un 28 y un 61 por ciento menos de riesgo de desarrollar diabetes del tipo 2 que los que tomaban cantidades bajas de esos cereales.

Consejos
ELECCIÓN Y CONSERVACIÓN:
- Observa que las cajas o paquetes estén bien sellados. Procura no comprar cereales a granel en latas abiertas porque pueden estar expuestos a la humedad, mohos e insectos.
- Guarda la avena en un recipiente hermético para evitar que se apolille o que crezcan mohos u hongos.
- Bien almacenados y en un lugar seco, los copos de avena se conservan hasta un año.

PREPARACIÓN Y SUGERENCIAS:

- La avena se puede preparar de diversas formas. Se puede procesar en cereales y tentempiés, hacer cerveza, poner en galletas, magdalenas y panes.
- Para una avena más cremosa, hiérvela a fuego lento en leche o leche de soja, o en agua.
- La forma más popular de consumirla es: leche, azúcar y fruta como pasas de Corinto y plátanos.
- Pruébala en el pan de carne [rollo de carne picada y cocida] y en las albóndigas, o para empanar el pollo o el pescado.
- Un tercio de avena rápida o al estilo antiguo pueden sustituir a un tercio de la harina que empleas para hacer magdalenas, galletas, filloas (crepes, panqueques), panes rápidos, pasteles, panes con levadura y barritas de cereales.
- Las galletas de avena son el principal uso que se le da a este cereal cuando no es para el desayuno.

LAS CREPES (PANQUEQUES) DE AVENA Y TRIGO INTEGRAL DE INA

Por Ina Pinkey

Raciones: 12 crepes (filloas, panqueques) • Tiempo de preparación: 8 o más horas (la avena se ha de guardar en la nevera durante la noche). Tiempo de cocción: 5 minutos

Preparé estos panqueques para mi esposa en el día de la madre. ¡Me juró que eran los mejores que había probado jamás! Su creador, Ina Pinkey, es chef y propietario del famoso Ina's Kitchen de Chicago. Ina dice que la forma de saber si es un buen panqueque es probarlo sin relleno. ¡No podría estar más de acuerdo! Estos panqueques de harina de trigo integral son deliciosos sin nada, pero también son formidables con rodajas de plátanos o unos cuantos arándanos negros antes de enrollarlos. ¡Un poco de sirope de arce por encima sirve para ensalzar su sabor propio! Esta receta contiene tres alimentos poderosos.

Ingredientes:

¾ de taza de copos de avena al estilo antiguo • 2 tazas de buttermilk (leche agria baja en grasa) • ¼ de taza de nata para montar, light • 1 huevo • 2 cucharadas de azúcar integral • 2 cucharadas de aceite de colza • ½ taza de harina de trigo integral • ½ taza de harina blanca para todo uso • ½ cucharadita de sal • 1 cucharadita de levadura en polvo

Instrucciones:

Mezcla la avena, el *buttermilk* y la nata en un bol, cúbrelo y déjalo en reposo toda la noche. Al día siguiente, echa el huevo, el azúcar integral y el aceite en un bol. En otro bol combina las harinas, sal y levadura en polvo. Échalo en el bol del huevo, junto con la avena que ha estado en remojo. La masa será gruesa. Usa una sartén grande antiadherente y rocíala con *spray* para cocinar. Echa la masa tomando como medida ¼ de taza para cada panqueque. Los panqueques serán de aproximadamente unos 10 cm de ancho. Deja que se haga durante 3 a 4 minutos por un lado, hasta que aparezcan burbujas diminutas y la superficie pierda su brillo. Dale la vuelta y cuécela por el otro lado durante 2 a 3 minutos hasta que esté bien hecha. Repite hasta acabar toda la masa.

Desglose...

Calorías: 120; grasas totales: 5 g; grasas saturadas: 1,5 g; colesterol: 30 mg; sodio: 250 mg; hidratos de carbono totales: 15 g; fibra: 2 g; azúcar: 5 g; proteínas: 4 g.

Berenjena *(Solanum melongena L.)*

AMOR LOCO

¿Sabías que... en lengua inglesa la berenjena se llama *eggplant*, planta huevo o planta de los huevos, por la forma de algunas de sus primeras variedades en forma de huevo?

Ficha técnica

La berenjena junto con las patatas, tomates y pimientos es un miembro de la familia de las solanáceas. Las berenjenas cuelgan de enredaderas de una planta muy similar a la tomatera, y existen bastantes variedades como la clásica (de forma ovalada y color morado), la italiana (pequeña y de color malva con rayas blancas), la japonesa (blanca con rayas moradas), la rosa y la verde. La berenjena puede tener forma de huevo, ovalada, o redonda con forma de pera en su extremo. Tiene un gusto algo amargo y una textura esponjosa.

Una ración de historia...

La berenjena se cree que procede del noreste de la India, cerca de Assam y de Birmania. Desde el sudeste de Asia, los mercaderes de principios de la Edad Media la llevaron a Oriente Próximo y de allí al Mediterráneo. Los árabes la introdujeron en España en el siglo XII, y desde allí pronto se abrió paso hacia el resto de Europa. Cuatrocientos años después, los conquistadores españoles la llevaron a las Américas.

En Estados Unidos hace sólo cincuenta años que la berenjena se considera apta para su consumo, pues se creía que provocaba demencia, lepra y cáncer.

China es el principal productor mundial. Italia, Turquía, Egipto y Japón también tienen grandes plantaciones de esta verdura. Florida es el mayor productor de Estados Unidos, cuenta con más del 50 por ciento de la cosecha del país. Nueva Jersey es el segundo estado productor, seguido de California. México exporta berenjenas a Estados Unidos en invierno.

¿Qué me aporta?

La berenjena es rica en potasio, cobre, folato, magnesio y fibra. Contiene flavonoides y fenoles como el ácido cafeico y el clorogénico, que combaten el cáncer, los virus y las bacterias perjudiciales, protegiendo a las células de su deterioro.

Remedios caseros

En Asia, la raíz de la berenjena se usa para calmar la tos, eliminar la flema y aliviar los dolores de garganta. Con la piel quemada de la berenjena hecha al horno se hace una pasta que se dice que es buena para las encías y los dientes. Este remedio parece que va bien para las encías sangrantes y las hemorragias nasales. La berenjena se ha utilizado como antídoto de las setas venenosas, para curar las hemorroides, quemaduras, y aliviar los dolores provocados por los resfriados.

¡Lánzame un salvavidas!

SALUD CARDIOVASCULAR: En un estudio con animales realizado en Japón se descubrió que una antocianina, exclusiva de la piel de la berenjena, tenía propiedades para prevenir las enfermedades cardiovasculares. Los conejos con colesterol alto que fueron alimentados con berenjena bajaron de peso, y también bajaron sus niveles de colesterol total, colesterol LDL y triglicéridos.

DESINTOXICANTE: En un estudio con células se observó que la berenjena desencadenaba enzimas que desintoxicaban y eliminaban fármacos y otras sustancias químicas nocivas del cuerpo humano.

CÁNCER DE HÍGADO: En un estudio con células se descubrió que unos componentes de la berenjena denominados glicoalcaloides acababan con las células del cáncer hepático humano.

Consejos
ELECCIÓN Y CONSERVACIÓN:
- Busca berenjenas firmes, brillantes, suaves y de piel morada. Descarta las que tengan grietas o la piel arrugada, y las que estén marrones, azules o amarillas.
- La berenjena es mejor utilizarla de inmediato, pero se puede guardar en la nevera hasta una semana, en el cajón de las verduras.

PREPARACIÓN Y SUGERENCIAS:
- La piel se puede sacar con un pelador de patatas, o también se pueden comer con piel.
- Para suavizar su sabor amargo, córtala y échale sal, déjala durante 30 minutos y luego lávala.
- Se pueden hacer en el horno, asadas, al vapor, fritas o rehogadas. Cuando la puedes pinchar con el tenedor está hecha.
- Saca parte de la carne central de la berenjena y rellénala con otras verduras y queso, luego hazla al horno.
- Pon berenjena en la lasaña u otros platos de pasta.
- El puré de berenjena con zumo de limón, ajo y aceite de oliva es muy sabroso para untar el pan o para acompañar a verduras.

ESPAGUETIS AL QUESO DE ELISA CON BERENJENA Y TOMATE
Por Elisa Zied
Raciones: 8 • Tiempo de preparación y de cocción: 50 minutos

Esta receta contiene seis alimentos poderosos.

Ingredientes:

1 paquete de espaguetis integrales finos • 4 cucharadas de aceite de oliva virgen extra • 1 berenjena cortada a dados de unos 2 cm • 2 tazas de tomates cherry, cortados por la mitad • 1 cucharada de cebolla en polvo • 1 cucharada de ajo en polvo • 225 g de mozzarella fresca • ¾ de taza de queso parmesano rallado

Instrucciones:

Haz los espaguetis tal como indique el paquete y déjalos aparte. Lava los tomates cherry y córtalos por la mitad. Pon los dados de berenjena y los tomates en una bolsa de plástico grande. Añade la cebolla y el ajo en polvo en la bolsa con la berenjena y los tomates. Echa dos cucharadas de aceite de oliva a la bolsa. Sella la bolsa y agítala con fuerza hasta que se hayan mezclado bien todos los ingredientes. En una sartén grande antiadherente, añade 2 cucharadas de aceite de oliva y ponla a fuego medio. Echa la mezcla de berenjena y tomate a la sartén y baja el fuego. Remueve la mezcla con frecuencia y deja que se haga uniformemente. Déjala unos 20 minutos, o hasta que la berenjena esté tierna. Entretanto, escurre bien la pasta y vuelve a echarla en la olla donde la habías cocido. Cuando la berenjena y el tomate estén bien hechos, pon la mezcla en un bol grande forrado con papel de cocina. Saca el exceso de aceite absorbiéndolo con papel de cocina. Echa la berenjena y el tomate sobre los espaguetis. Corta la mozzarella a dados y échala sobre la pasta. Pon la olla a fuego lento. Remueve la mezcla durante unos 5 minutos hasta que se haya fundido el queso. Añade el queso parmesano y sirve.

Desglose...

Calorías: 370; grasas totales: 15 g; grasas saturadas: 6 g; colesterol: 20 g; sodio: 300 mg; hidratos de carbono totales: 43 g; fibra: 8 g; azúcar: 4 g; proteínas: 13 g.

Brécol (*Brassica oleracea Italica*)

LA REALIDAD

¿Sabías que... el brécol, o bróquil nabo, en realidad no es una col sino que procede de la familia de los nabos?

Ficha técnica

El brécol es un miembro de la familia de las crucíferas *Brassica oleracea*, concretamente de la *Italica*, está muy emparentado con el repollo, la coliflor, la col rizada, las acelgas y las coles de Bruselas. Existen dos tipos principales de brécol: coliflor y sprouting. El heading es el más habitual. El sprouting lo reconocerás por su tallo y por sus múltiples inflorescencias.

Una ración de historia...

El brécol tiene al menos 2.000 años de antigüedad y se descubrió en la región de Asia Menor que ahora se conoce como Turquía. Desde Asia Menor llegó a Italia y Grecia, y finalmente al resto de Europa. A principios del siglo XIX, los inmigrantes italianos lo llevaron a Estados Unidos. No era muy popular entre la comunidad no italiana y tardó otro siglo en ser aceptado y cultivado comercialmente. La primera cosecha comercial se realizó en el barrio de Brooklyn, Nueva York, en 1920.

Canadá, Japón, Hong Kong, México y Estados Unidos son los principales productores de brécol. El 90 por ciento del brécol que se cultiva en Estados Unidos procede de Salinas Valley y Santa María, en California. En los meses de invierno esta verdura se puede encontrar también en Arizona, Texas, Florida y Washington.

¿Qué me aporta?

El brécol es una excelente fuente de vitamina C y una gran fuente de vitamina A, principalmente por sus betacarotenos. También contiene ácido fólico, calcio y cromo. Es rico en muchos componentes como isotiocinatos e indoles, que se ha demostrado que tienen propiedades anticancerígenas. Sus brotes son una de las fuentes más concentradas de un antioxidante denominado sulforafano glucosinolado. ¡Los científicos han descubierto que un puñado de brotes de brécol de tres días contiene entre 20 y 50 veces más sulforafano glucosinolado que 50 kilos de brécol normal!

Remedios caseros

Conseguir vitamina C de los alimentos frescos para el tratamiento de las infecciones de los senos (faciales y nasales) es una de sus ventajas, y el brécol, rico en vitamina C, junto con otros alimentos (como las bayas y los cítricos), se come para tratar y evitar esos problemas. Como uno de los componentes de otros zumos, siempre se ha dicho que el brécol alivia los síntomas de las erupciones de herpes. Ahora algunos científicos creen haber descubierto la razón. Los investigadores de la Facultad de Medicina de la Northeastern Ohio University de Rootstown, Ohio, hicieron pruebas con células humanas y de monos y descubrieron que uno de los componentes habituales del brécol (y de otras verduras como el repollo y las coles de Bruselas), denominado indol-3-carbinol (I3C), puede inhibir la reproducción de los virus de los herpes.

Comer alimentos ricos en calcio, como el brécol, también puede aliviar los dolores de cabeza y los dolores propios del ciclo menstrual.

¡Lánzame un salvavidas!

SALUD CARDIOVASCULAR: Los estudios con seres humanos han demostrado que las personas con niveles leves y moderados de colesterol LDL (el «malo») (y con un riesgo potencial de padecer problemas del corazón) que consumieron una bebida que contenía brécol y coliflor bajaron sus niveles de LDL.

CÁNCER: Existen más de 300 estudios donde se investigan los beneficios de los compuestos que contienen azufre, como el sulforafano glucosinolado, que se encuentra en el brécol, y en mucha mayor medida en sus brotes, para combatir los cánceres de mama y de próstata. Los estudios han demostrado que el sulforafano detenía el crecimiento de las células de ambos cánceres.

El crecimiento de las células de cáncer de tiroides y bocio se retrasó cuando fueron tratadas con sustancias que contenían sulfuro, denominadas indol-3-carbinol y diindolilmetano (DIM).

ÚLCERAS: El sulforafano del brécol puede evitar el crecimiento de la bacteria *H. pylori,* a la que normalmente se le atribuyen las úlceras de estómago y otras enfermedades. Incluso las cepas de bacterias que son resistentes a los antibióticos quedaban eficazmente reducidas en presencia del brécol.

Consejos
ELECCIÓN Y CONSERVACIÓN:
• Busca los tallos firmes y las cabezas compactas de color verde oscuro.
• Coloca el brécol sin lavar en una bolsa abierta en la nevera o en el cajón de las verduras.
• Para conseguir mejor sabor, utiliza el brécol al cabo de uno o dos días de haberlo comprado.

PREPARACIÓN Y SUGERENCIAS:
• Corta y desprecia el tallo grueso. Si no te importa la capa fibrosa de fuera, puedes usar un aparato para pelar verduras y separarlo de las inflorescencias. Corta los ramilletes y los troncos de forma alargada.
• El brécol cocido puede aumentar sus propiedades para matar células cancerígenas. Los investigadores de la Universidad de Illinois descubrieron que cuando se calentaba el brécol, el número de sulforafanos aumentaba.
• Haz el brécol al vapor hasta que puedas pincharlo con el tenedor, pero que siga estando crujiente. Debe mantener un color verde brillante.
• Fríe el brécol con zanahorias, guisantes, pollo (o cualquier otra proteína animal o vegetal como el tofu) y salsa de soja.
• Cómelo crudo con tu salsa favorita, o en ensalada para ensalzar su sabor.

FRITTATA DE BRÉCOLES FAVORITA DE MI FAMILIA
Por Nicki Anderson
Raciones: 8 • Tiempo de preparación y de cocción: 75 minutos

Esta receta contiene seis alimentos poderosos. Si a tus hijos no les gusta demasiado el brécol, este plato les hará cambiar de opinión. Está repleto de sabor, ¡es un plato que gusta hasta a los paladares más finos!

Ingredientes:
1 cucharada de aceite de oliva virgen extra • ½ taza de cebolla troceada • 3 claras de huevos grandes • 1 huevo grande • 1 taza de leche desnatada • ½ cucharadita de sal de ajo (al gusto) • ½ cucharadita de ajo picado • ¼ de cucharadita de pimienta negra • 1 paquete de medio kilo de brécoles congelados, descongelados y escu-

rridos • ½ taza de migas de pan integral • ¾ de taza de queso cheddar bajo en grasa, rallado

Instrucciones:

Precalentar el horno a 180 °C. Rehogar la cebolla y el ajo en aceite hasta que estén tiernos, dejar aparte. Poner las claras de huevo, el huevo, la leche, la sal y la pimienta en un bol grande. Añadir el brécol descongelado, las migas de pan, el queso y la cebolla en la mezcla de huevo y removerlo todo a conciencia. Añade casi todo el queso, menos ¼ de taza, y mézclalo bien. Pon con cuidado toda la mezcla en una fuente de cristal de 22 × 12 cm. Rocía el queso restante y hornéalo durante una hora, o hasta que, cuando hundas el cuchillo, el centro salga limpio. Déjalo enfriar unos 5 a 10 minutos, y córtalo en rodajas de unos 2 a 3 cm y sírvelo.

Desglose...

Calorías: 200; grasas totales: 12 g; grasas saturadas: 6 g; colesterol: 60 mg; sodio: 398 mg; hidratos de carbono totales: 13 g; fibra: 3 g; azúcar: 5 g; proteínas: 11 g.

Boniato *(Ipomoea batatas)*

UN BUEN LÍO

¿Sabías que... la *Ipomoea batatas* tiene más de 10 denominaciones en castellano según los países o regiones, siendo los más usuales batata, boniato, camote, moniato, papa (o patata) dulce, batata (o patata) de Málaga?

Ficha técnica

Quizá lo mejor sea empezar diciendo lo que no son los boniatos. En primer lugar, ¡ni siquiera son patatas! Las patatas pertenecen a la familia de las *Solanáceas*, mientras que los boniatos son de la familia de las *Convolvuláceas*, que es un grupo de plantas con flores en forma de trompetas. Tampoco son ñames. La palabra «ñame» viene de la palabra africana *nyami*, que describe los grandes tubérculos que se encuentran en África (familia *Dioscoreae*) que tienen más almidón y una textura más resbaladiza y un sabor mucho menos dulce que la variedad boniato. Para contribuir a la confusión que pueden tener los consumidores, el Departamento de Agricultura de Estados Unidos exige que los «ñames» también lleven la palabra «*sweet potato* [patata dulce]» en la etiqueta. Existen unas 400 variedades, el color de la piel varía desde el púrpura hasta el rojo, naranja, amarillo o incluso blanco. Por dentro, la «carne» o pulpa puede ser blanca, naranja o amarilla con una textura que puede variar entre dura, seca y harinosa, hasta suave y húmeda.

Una ración de historia...

El boniato, según parece, procede de Centroamérica, puede que sea la verdura más antigua conocida por los seres humanos. En las cuevas peruanas se han encontrado restos que datan de hace 10.000 años. Los boniatos llegaron a Europa con Cristobal Colón tras su primer viaje al Nuevo Mundo. Los exploradores portugueses lo llevaron a África, India, Indonesia y sur de Asia. Los españoles lo llevaron a Filipinas en el siglo XVI, y también se cultivaba en Estados Unidos por esos tiempos.

Uganda, India, Vietnam, Japón, China e Indonesia son los principales productores de boniatos. En 2004, la producción mundial fue de 127 millones de toneladas según la FDA, en su mayoría procedentes de China.

¿Qué me aporta?

Es una excelente fuente de vitamina A y betacaroteno, una buena fuente de vitamina C, B_6, manganeso, potasio y fibra. La variedad roja es rica en licopeno, que puede ayudar a combatir las enfermedades cardiovasculares y los cánceres de mama y de próstata. Los de carne roja son ricos en antocianinas, potentes antioxidantes que protegen al cuerpo de las enfermedades degenerativas.

¡Lánzame un salvavidas!

LONGEVIDAD: Una de las principales fuentes de nutrición de los okinawa es su boniato, de piel blanca y carne púrpura, que puede que sea uno de los factores que contribuyen a su larga expectativa de vida.

DIABETES: Las ratas que comieron boniatos de carne blanca experimentaron una notable mejoría en la función pancreática, niveles de lípidos, control de la glucosa y menor resistencia a la insulina en el plazo de ocho semanas. En un estudio humano también se demostró la mejoría en la resistencia a la insulina cuando incluyeron boniatos en su dieta.

MEJORA DE LA MEMORIA: Las ratas que comieron boniato de carne púrpura experimentaron una notable mejoría en la función cognitiva, que se atribuyó a las antocianinas del boniato.

CÁNCER: Un estudio con células demostró que los boniatos tienen propiedades anticancerígenas únicas.

CÁNCER DE MAMA: Un estudio de casos y controles demostró que las mujeres que consumían más alimentos ricos en betacaroteno tenían un índice más bajo de cáncer de mama. Recuerda que los boniatos son una excelente fuente de betacaroteno.

CÁNCER COLORRECTAL: En un estudio con ratas macho se descubrió que se inhibió el desarrollo de las lesiones de cáncer de colon al añadir boniatos a sus dietas.

CÁNCER DE VESÍCULA BILIAR: En un estudio de casos y controles en los que había casos diagnosticados de vesícula biliar se descubrió que los boniatos se encontraban entre las verduras que ofrecían una mayor protección.

CÁNCER DE RIÑÓN: En un estudio japonés en el que se controló a 47.997 varones y 66.520 mujeres durante unos diez años, se observó que el consumo de boniato estaba vinculado a un menor riesgo de cáncer de riñón.

Consejos

ELECCIÓN Y CONSERVACIÓN:
- Elige boniatos que estén duros y sin golpes, puntos blandos ni grietas.
- Si los escoges por su contenido en carotenos, escoge las variedades más oscuras.
- Los boniatos se guardarán frescos casi diez días si los pones en un lugar oscuro, fresco y ventilado.
- No los guardes crudos en la nevera.

PREPARACIÓN Y SUGERENCIAS:
- Para evitar que se oscurezcan debido al contacto con el aire, cocínalos

enseguida después de cortarlos o pelarlos, o ponlos en un bol y cúbrelos con agua hasta que sea el momento de hacerlos.

- Hazle unos cuantos agujeros antes de meterlo en el horno o en el microondas.
- Entre los favoritos de los niños se encuentran la tarta y el pudín de boniato.
- Extiende boniatos machacados sobre un trozo de pan de trigo integral, cúbrelo con una capa de mantequilla de cacahuete y rodajas de manzanas.
- Los boniatos al horno son deliciosos incluso cuando se comen fríos, por lo tanto son un alimento excelente para llevártelo como tentempié o picnic.

«CHIPS» DE BONIATO
Por Dawn Jackson Blatner
Raciones: 12 • Tiempo de preparación y de cocción: 30 minutos

Las chips de Dawn son muy sencillas de hacer y son más saludables que las patatas chips normales. Les puedes añadir otros ingredientes como ajo picado y cebolla, y sustituir la sal normal por sal de hierbas. Utiliza zumo de lima fresco recién exprimido... Realmente se nota la diferencia. Esta receta contiene dos alimentos poderosos.

Ingredientes:
3 boniatos grandes • 3 limas, ralladura y zumo • 1 cucharadita de sal (normal o de hierbas) • *Spray* para cocinar

Instrucciones:
Precalienta el horno a 180 ºC. Corta los boniatos en rodajas finas (usa un «mandolín» o rebanador para cortarlas finas y uniformes). Rocía ligeramente las bandejas de horno con el *spray*. Pon una sola capa de rodajas. Rocíalas con el *spray* por encima, échales sal y la ralladura de lima. Hornéalas hasta que estén doradas, dales la vuelta una vez (20 a 30 minutos). Rocíalas con el zumo de lima. ¡Sírvelas y disfruta!

Desglose...
Calorías: 57; grasas totales: 1 g; grasas saturadas: 0 g; colesterol: 0 mg; sodio: 210 mg; hidratos de carbono totales: 12 g; fibra: 2 g; azúcar: 4 g; proteínas: 1 g.

Cacahuete *(Arachis hypogaea)*

¡TOMA TU RACIÓN!

¿Sabías que... en Estados Unidos se consumen casi 1.100 millones de kilos al año, aproximadamente la mitad en forma de mantequilla de cacahuetes?

Ficha técnica

El cacahuete no es, en realidad, un fruto seco. Técnicamente es una legumbre más junto con sus primos las judías y los guisantes; todos pertenecen a la familia de las leguminosas. Las legumbres son semillas comestibles dentro de vainas. Los cacahuetes crecen bajo tierra, a diferencia de los «frutos secos de los árboles», como las nueces, las almendras, las avellanas y los pistachos. Los Virginia, los Runner y los Españoles son los tres tipos principales de cacahuetes en Estados Unidos. Los Virginia (para cóctel) son grandes. Los Runner son de tamaño mediano, y los Españoles son pequeños. Hay un cuarto tipo, los Valencia, que se caracteriza por tener tres o cuatro simientes pequeñas en una vaina larga y que no se cultiva tanto en Estados Unidos.

Una ración de historia...

El cacahuete se cultiva principalmente en las regiones tropicales y subtropicales del mundo, pero se cree que procede del Hemisferio Occidental, probablemente de Brasil o Perú. Los españoles lo llevaron a Europa; los portugueses a África, y desde allí regresó a América. Los consumieron los soldados durante la Guerra Civil como una fuente barata de proteína. George Washington Carver, considerado por muchos como el padre de la industria del cacahuete, fue el que sugirió a los granjeros que cambiaran sus plantaciones de algodón por el cultivo del cacahuete. También desarrolló más de 300 usos para los cacahuetes desde el campo alimentario hasta sus aplicaciones industriales.

¿Dónde se cultivan?

China e India son los principales productores de cacahuetes. En ambos países la mayoría se procesan para hacer aceite y se vende localmente. Estados Unidos, Argentina, Sudán, Senegal y Brasil son los principales productores-exportadores. En Estados Unidos los principales estados productores son Georgia, Texas, Alabama, Carolina del Norte, Florida, Virginia y Oklahoma.

¿Qué me aporta?

Los científicos de la Universidad de Florida descubrieron que los cacahuetes rivalizan con las frutas en cuanto a antioxidantes. Los investigadores de Florida identificaron grandes cantidades de polifenoles, especialmente ácido p-cumárico. Cuando se tuestan puede aumentar el número de polifenoles, potenciando su contenido general de antioxidantes casi en un 20 por ciento. Son una excelente fuente de betasitosterol, con reconocidas propiedades anticancerígenas. También son ricos en resveratrol, otro antioxidante que se encuentra en el vino tinto y que puede ayudar a prevenir las enfermedades cardiovasculares.

Remedios caseros

PEGAMENTO EN EL PELO: La mantequilla de cacahuete ayuda a sacar el pegamento que pudiera haber caído en el pelo.

PARA SACAR PEGATINAS Y TINTA: Lo mismo, ¡basta con poner mantequilla de cacahuete sobre superficies que tengan tinta y pegatinas y saldrán solas!

¡Lánzame un salvavidas!

SALUD CARDIOVASCULAR: La FDA declaró lo siguiente respecto a los cacahuetes en 2003: «Las pruebas científicas sugieren, aunque no lo demuestren, que comer 1,5 onzas [42 g] de la mayoría de los frutos secos, por ejemplo, cacahuetes, como parte de una dieta baja en grasas saturadas y colesterol, reducen el riesgo de padecer enfermedades cardiovasculares». Un estudio del *Journal of the American College of Nutrition* demostró que el consumo regular de cacahuetes bajaba los triglicéridos y mejoraba la calidad de la dieta al aumentar los nutrientes asociados a la prevención de las enfermedades cardiovasculares.

DIABETES DEL TIPO 2: Los sujetos del estudio que comieron media ración de mantequilla de cacahuete o una ración completa 5 o más veces a la semana redujeron el riesgo de desarrollar la diabetes del tipo 2 hasta en un 27 por ciento.

CONTROL DEL PESO: En una investigación realizada por el USDA

[Ministerio de Agricultura de Estados Unidos] se descubrió que las personas que comían cacahuetes cubrían mejor sus necesidades de vitaminas A y E, folato, calcio, magnesio, zinc, hierro y fibra. Los participantes de esta investigación tenían un IMC (Índice de Masa Corporal, una medida para determinar la obesidad) más bajo que los que no comían cacahuetes.

CÁNCER DE COLON: En un estudio se observó que las mujeres que consumían con frecuencia cacahuetes y productos del cacahuete, tenían menor riesgo de padecer cáncer colorrectal.

Consejos
ELECCIÓN Y CONSERVACIÓN:
- Puedes comprar cacahuetes con cáscara o sin cáscara, como aceite de cacahuete, mantequilla de cacahuete (con o sin aditivos como azúcar y sal; suaves, cremosos, grandes y supergrandes), y como ingrediente en dulces o salsas. ¡Como prefieras!
- Los cacahuetes se pueden poner rancios enseguida, así que procura probar uno antes de comprarlos.
- Los cacahuetes pelados se pueden guardar hasta tres meses en la nevera, y hasta seis meses en el congelador.

PREPARACIÓN Y SUGERENCIAS:
- Haz tu propia mantequilla de cacahuetes en un robot de cocina.
- Echa cacahuetes troceados en la ensalada.
- Usa aceite de cacahuete para hacer fritos de verduras.
- Prueba el bocadillo de mantequilla de cacahuete y plátano, para variar.

CACAHUETES AL HORNO CON CACAO AZTECA
Por el chef J. Hugh McEvoy
Raciones: 18 • Preparación y tiempo de cocción: 18 minutos

Esta receta indudablemente tiene más sabor con un ligero toque de cacao y sin que sea demasiado dulce. Es un aperitivo para servirlo solo, pero también es excelente para las ensaladas. *Consejo de sabor:* omite la cayena y sustituye el cacao en polvo sin leche por cacao en polvo con leche para que guste más a los niños. Esta receta contiene cuatro alimentos poderosos.

Ingredientes:

450 g de cacahuetes secos tostados • 2 cucharadas de azúcar granulado • 2 cucharadas de claras de huevo • ½ cucharada de sal
marina • ¼ de cucharadita de pimienta cayena (opcional) • 3 cucharadas de cacao en polvo sin leche

Instrucciones:

Bate las claras de huevo, la pimienta cayena, la sal y el azúcar en un
bol pequeño. Echa los cacahuetes y remueve hasta que queden bien
cubiertos. Colócalos bien esparcidos sobre una bandeja de horno engrasada o con papel para cocinar. Hornea los cacahuetes a 180 °C durante 4 minutos. Sácalos del horno y remuévelos, procurando que
queden de nuevo bien cubiertos. Vuélvelos a poner en el horno durante otros 4 minutos (que no se hagan demasiado). Enfría los cacahuetes durante al menos 15 minutos. Remuévelos bien para sepa-
rarlos. Cúbrelos con el cacao sin azúcar. Vuelve a espolvorearlos.
Sírvelos con muchas bebidas refrescantes.

Desglose...

Calorías: 160; grasas totales: 13 g; grasas saturadas: 2 g; colesterol:
0 mg; sodio: 70 mg; hidratos de carbono totales: 7 g; fibra: 2 g; azúcar: 3 g; proteínas: 6 g.

Café *(Coffea arabica, C. robusta)*

CONTANDO JUDÍAS

**¿Sabías que... el café es el segundo producto con el que más
se comercia en el mundo después del aceite?**

Ficha técnica

El café procede de un árbol de hoja perenne, el cafeto, que da «cerezas»
de café rojas. El proceso empieza sacándole la piel a la cereza para dejar al
descubierto un «grano» de café verde. Los granos de café se secan y tuestan hasta que queden marrones.

La mayor parte del café que se consume es de las variedades arábiga o robusta. El café arábiga supone el 70 por ciento de la producción de café en el mundo. Tiene un sabor suave y aromático. El robusta procede del sudeste asiático y Brasil. Es algo más amargo de sabor y tiene un 50 por ciento más de cafeína que la variedad arábiga.

Una ración de historia...

Se cree que el café procede del centro de Etiopía y data aproximadamente del año 850 de nuestra era, y de allí se propagó a Yemen, donde se cultiva desde el año 1000. El café se usaba principalmente con fines medicinales hasta hace aproximadamente mil años, cuando se empezó a tomar como bebida caliente. Siempre había sido popular entre los pueblos de Oriente Próximo, pero costó bastante que se hiciera popular como bebida en Europa. Al principio los cristianos pensaban que el café era maligno, hasta que el Papa lo probó, le pareció delicioso y lo bendijo. Así empezó la cultura de las cafeterías, que pronto se propagó desde Italia hasta Francia, Inglaterra y América.

El café se cultiva en más de 53 países en todo el mundo. Estos países tienen en común su latitud; todos se encuentran a lo largo del ecuador entre los trópicos de Cáncer y de Capricornio, una franja conocida como el «Cinturón del Café». Brasil es el mayor productor de café, seguido de Colombia, México, Guatemala, Costa Rica, Kenya, Indonesia, Yemen y Vietnam. Hawai y Puerto Rico también cultivan café.

Razones para tomarlo

> **¿Sabías que... la ingesta moderada (tres tazas de 170 ml al día) de café proporciona la misma hidratación que esa misma cantidad de agua? Especialmente para los verdaderos bebedores de café.**

El café no contiene dosis altas de vitaminas o minerales, sin embargo tiene propiedades antioxidantes. Es una de las bebidas con más antioxidantes del mundo. Contiene elementos fitoquímicos, como los ácidos clorogénicos, que tienen propiedades antioxidantes parecidas a las de las frutas y verduras, que mejoran el metabolismo de la glucosa (azúcar). Una taza mediana de café contiene entre 60 y 130 mg de cafeína. La cafeína es un estimulante que nos mantiene despiertos y que mejora nuestro rendimiento atlético; sin embargo, en exceso puede provocar nerviosismo e irritabilidad.

Remedios caseros

Los brebajes de hojas y raíces del cafeto se han utilizado para la fiebre, resfriados y pneumonía. Muchas personas creen que una lavativa de café desintoxica el hígado y limpia el colon. El café tiene un efecto laxante en muchas personas.

¡Lánzame un salvavidas!

PARKINSON: En un estudio con más de un millón de personas, el consumo de cafeína se asoció a una disminución del riesgo de padecer Parkinson en los hombres (pero no en las mujeres).

SALUD CARDIOVASCULAR: Aunque se cree que el café provoca hipertensión y aumenta la homocisteína, en un estudio en el que se observó a 41.836 mujeres postmenopáusicas durante 15 años, se demostraba que el café reducía el riesgo de padecer enfermedades cardiovasculares y otras condiciones inflamatorias.

PROTECTOR DEL HÍGADO: En un estudio sobre más de 125.000 personas, se observó que 1 taza de café al día reducía en un veinte por ciento el riesgo de padecer cirrosis alcohólica. ¡4 tazas al día lo reducían en un 80 por ciento!

PÉRDIDA DE LA MEMORIA: En un estudio con hombres mayores se observó que los que bebían 3 tazas de café al día habían perdido menos la memoria que los que no tomaban café. En otro estudio con personas mayores, los investigadores de la Universidad de Arizona descubrieron que los que tomaban café descafeinado sufrían una pérdida de memoria a medida que avanzaba el día, lo cual no era el caso de los que tomaban café con cafeína.

DIABETES DEL TIPO 2: En un estudio a lo largo de 11 años con mujeres, se observó que las que tomaban café (especialmente descafeinado) tenían menos riesgo de desarrollar diabetes del tipo 2. En un artículo sobre 15 estudios acerca del café y su relación con la diabetes del tipo 2, publicado en *The Journal of the American Medical Association*, se descubrió que las personas que bebían café habitualmente tenían menor riesgo.

CÁNCER DE MAMA: Las células humanas de cáncer de mama respondían positivamente al tratamiento con los ácidos cafeico y clorogénico del café.

Consejos
ELECCIÓN Y CONSERVACIÓN:
* Para seleccionar los mejores granos de café, asegúrate de que estén recién tostados y molidos. Los granos han de ser aromáticos y no tener fisuras.
* Cuanto más tostados estén, más fuerte y más amargo será el sabor.
* ¿Tienes problemas de estómago cuando bebes café? Son los fenoles, no los ácidos fenólicos. Ahora puedes encontrar cafés con menos ácidos.
* Guarda el café en un recipiente hermético en lugar fresco y seco. Guarda el café molido en la nevera, se conserva más de una semana, pero no lo congeles, puesto que acumulará humedad y absorberá olores no deseados.

PREPARACIÓN Y SUGERENCIAS:
* Muele el café justo antes de hacerlo. Cuanto más molido esté, antes se hará.
* Para hacer un café fuerte, pon dos cucharadas de café por 170 ml de agua.
* El agua fría ayudará a ensalzar el sabor del café molido.
* Limpia tu cafetera con una mezcla de agua y vinagre a partes iguales varias veces al mes. Esto elimina que se creen aceites que luego se han oxidado, lo que le da un sabor amargo al café.
* Utiliza café fuerte como un ingrediente más para hacer pasteles y otros postres.
* Los restos de moler el café se pueden utilizar para marinar carnes.

VIRUTAS DE PLÁTANO Y MOCA
Cortesía de Folgers
Raciones: 2 • Tiempo de preparación: 10 minutos

Esta receta se puede hacer con cualquier café preparado; sin embargo, Simply Smooth es un café que no es ácido y es más suave para el estómago. Esta receta contiene cinco alimentos poderosos.

Ingredientes:
    1 taza de café Simply Smooth de Folgers, fría • 1 taza de leche desnatada • 5 cucharaditas de cacao negro en polvo • 2 cucharadas

de sirope de agave • 1 plátano grande cortado en rodajas • ½ taza de cubitos de hielo

Instrucciones:
Mezcla todos los ingredientes en una batidora hasta que se haga espuma. Ponlo en los vasos y sírvelo enseguida.

Desglose...
Calorías: 190; grasas totales: 1 g; grasas saturadas: 5 g; colesterol: 0 mg; sodio: 70 mg; hidratos de carbono totales: 70 mg; fibra: 3 g; azúcar: 36 g; proteínas: 6 g.

Calabaza (*Cucurbita maxima*)

LA GRAN CALABAZA

¿Sabías que... la calabaza más pesada del mundo pesaba 666 kilos?

Ficha técnica
La palabra *pumpkin* (calabaza) procede de la palabra griega «pepon» o «gran melón». El melón cantalupo y el pepino también están relacionados con la calabaza. Las calabazas que se utilizan en Halloween como adorno no necesariamente son las mejores para hacer una tarta de calabaza. De hecho, hay dos categorías diferentes de calabaza: las calabazas para envasar y las que se usan de adorno. El naranja tampoco es el único color. También las hay blancas, como la Australiana Azul, y una variedad roja europea, Rouge D'Étant.

Una ración de historia...
Las semillas de calabaza que se encontraron en México se calcula que tienen al menos 7.500 años de antigüedad. La calabaza fue uno de los pilares de la cultura nativa americana, y de hecho, toda la calabaza no se usaba sólo para comer, sino que los nativos también hacían esterillas y otros productos con su piel. La primera tarta de calabaza la hicieron los primeros colonos llenando una calabaza vaciada para Halloween con miel, leche y especias y luego poniéndola en el horno.

Los principales productores de calabaza son Estados Unidos, India, China y México. La capital mundial de la calabaza es Morton, Illinois, donde se encuentra la planta de procesado de calabazas Libby.

¿Qué me aporta?

La calabaza es una buena fuente de fibra, potasio, selenio, vitamina A, betacaroteno, alfacaroteno, betacriptoxantina y luteína. Las semillas de calabaza son una buena fuente de ácidos grasos omega-3, y una fuente excelente de fitoesteroles que benefician a las próstatas dilatadas. De hecho, este remedio de tomar semillas de calabaza para la próstata se viene utilizando desde hace más de 100 años. Los fitoesteroles también son útiles para bajar el colesterol.

Remedios caseros

La medicina tradicional aconseja comer semillas de calabaza para reducir la próstata inflamada. La calabaza es una de las medicinas tradicionales chinas para aliviar algunas de las complicaciones y enfermedades crónicas provocadas por la diabetes. Comer semillas de calabaza cuando empiezan las náuseas alivia el mareo del viaje.

¡Lánzame un salvavidas!

CÁNCER: En un estudio a largo plazo con 1.988 pacientes de cáncer gástrico, 2.455 con cáncer de mama y 1.352 con cáncer colorrectal, y 50.706 pacientes sin cáncer, se demostró que comer calabaza con frecuencia disminuía el riesgo de desarrollar cualquiera de los tipos de cáncer mencionados.

CÁNCER DE PRÓSTATA: En un estudio de correlación se descubrió que los sujetos que comían calabaza regularmente tenían menor riesgo de contraer cáncer de próstata.

DIABETES: En un estudio de casos japonés en el que se examinó a 133 participantes con un historial de diabetes mellitus, se descubrió que los que comían bastante calabaza controlaban mejor la glucosa en la sangre.

HIPERTENSIÓN: Ratas hipertensas fueron tratadas con aceite de semilla de calabaza, lo que les bajó la tensión arterial.

ASMA: Las dietas ricas en ácidos grasos omega-3, como los que contienen las semillas de calabaza, pueden ser beneficiosas para los pacientes de asma.

Consejos

ELECCIÓN Y CONSERVACIÓN:

- Para el horno, busca las calabazas para hacer tartas o la calabaza dulce, que son más dulces y tienen menos agua que las jack-o'-lantern (las que se usan para Halloween).
- Elige una que sea pesada y tenga buena forma.
- Guárdala en lugar fresco y seco, pero una vez abierta, la has de hacer el mismo día.

PREPARACIÓN Y SUGERENCIAS:

- Elimina el tallo con un cuchillo afilado y corta la calabaza por la mitad.
- Saca todas las semillas y los hilos (guarda las semillas para asarlas, si lo deseas).
- Hiérvela o hazla al vapor: corta la calabaza en trozos grandes, lávalos, ponlos en una olla grande con aproximadamente una taza de agua (no es necesario que el agua cubra toda la calabaza), tapa la olla y déjala hervir durante 20 a 30 minutos hasta que esté tierna, o hazla al vapor, unos 12 minutos.
- Horno: cuando hayas cortado la calabaza por la mitad, lávala con agua fría, colócala boca abajo en la bandeja de horno y hazla a 180 ºC durante 1 hora hasta que esté tierna.
- Microondas: corta la calabaza por la mitad, colócala boca abajo en una bandeja para microondas, déjala unos 15 minutos a alta temperatura hasta que esté tierna.
- Corta la calabaza a dados, hazla al vapor y espolvoréala con nuez moscada en polvo.
- Haz puré de calabaza y zanahorias, echa también cebolla, puerros, apio cortado y perejil para una sopa sencilla.
- Asa las semillas de calabaza, pero primero lávalas bien y luego ponlas en la bandeja de horno. Ásalas a 190 ºC durante 20 a 30 minutos hasta que se sequen, déjalas enfriar y sírvelas. Échales sal si te apetece.

CALABAZA BABY ASADA CON PATATAS ROSA
Por el chef J. Hugh McEvoy
Raciones: 9 • Tiempo de preparación y de horneado: 90 minutos

Esta receta contiene cuatro alimentos poderosos.

INGREDIENTES PARA LAS CALABAZAS:
9 calabazas enteras mini (2,7 kg) • 3 cucharadas de aceite de colza • 1 cucharadita de sal marina

INGREDIENTES PARA EL PURÉ DE PATATAS:
900 g de patatas rojas frescas con piel • 450 g de boniatos hechos al horno con piel • ¼ de taza de cebolletas con bulbo y hojas, troceadas • ¼ de taza de mantequilla sin sal

Instrucciones:
Saca la parte superior de la calabaza y guárdala. Saca las semillas y los hilos. Corta un poco la parte inferior para que se aguante bien en el horno. «Pinta» la calabaza con el aceite por dentro y por fuera. Hornéala a 180 °C durante aproximadamente 1 hora, o hasta que esté ligeramente dorada y tierna. Corta las patatas con piel en cuadraditos iguales. Hazlas al vapor hasta que estén tiernas. Usa un pasapurés o batidora para hacer el puré, añade mantequilla y un poquito de leche si es necesario. Echa la cebolleta cortada. Rellena la calabaza con el puré de patatas. Unta la calabaza y las patatas con un poco de mantequilla fundida. Ponla de nuevo en el horno hasta que esté dorada, unos diez minutos. Sírvela cubierta con el sombrero de la calabaza.

Desglose...
Calorías: 280; grasas totales: 8 g; grasas saturadas: 2 g; colesterol: 5 mg; sodio: 270 mg; hidratos de carbono totales: 52 g; fibra: 5 g; azúcar: 26 g; proteínas: 6 g.

Canela (*Cinnamomum zeylanicum y Cinnamomum cassia*)

¡A MAMÁ LE GUSTA!

¿Sabías que... la canela se usaba en el antiguo Egipto para embalsamar a los muertos?

Ficha técnica

Hay cuatro clases de canela. *Cinammomum zeylanicum*, más conocida como de Ceilán, se considera la «verdadera canela». Las otras son de la misma familia, y la más popular es la *cinnamomum cassia*, conocida también como cassia china o canela indonesia. Ambas proceden de la corteza de un árbol de hoja perenne asiático. Se saca la corteza, se seca y se enrolla, el conocido «palito de canela» que vemos actualmente. Aunque se parece en su sabor, la de Ceilán es algo más aromática y dulce. La mayor parte de la canela que se compra en Estados Unidos es la más barata, la de la variedad cassia.

Una ración de historia...

La canela tiene una larga historia. La canela de Ceilán procede de la isla de Sri Lanka, hasta 1972 llamada Ceilán. Las escrituras chinas hablan de la utilización de la canela desde el 2700 a.C. Alrededor del año 1000 a.C., en el oeste de Asia, Europa y África se importaba la canela de la India, y así comenzó la expansión de la especia. Se hizo muy popular en Europa durante las Cruzadas y se fue expandiendo por todo el mundo.

Los principales países productores de canela de Ceilán son India, Sri Lanka, Madagascar y Brasil. La canela china (cassia) se cultiva principalmente en China, Vietnam e Indonesia.

¿Qué me aporta?

La canela es una fuente de manganeso, hierro, calcio y fibra, y contiene aldehído cinámico, acetato de cinamilo y alcohol de cinamilo, sustancias que actúan como antioxidantes. El aldehído cinámico actúa como antiagregante plaquetario.

Remedios caseros

Los chinos creían que consumir canela mejora el cutis y te da un aspecto más juvenil. Las mujeres de India creen que mascar una ramita de canela ayuda a regular el ciclo menstrual, y sus comadronas y médicos utilizan la especia para aliviar los dolores del parto. Hacer gárgaras con una mezcla de una cucharadita de canela y miel en agua caliente ayuda a combatir el mal aliento.

¡Lánzame un salvavidas!

ARTRITIS: Los investigadores de la Universidad de Nanjing (Nanking) en China evaluaron 122 hierbas chinas para comprobar su eficacia para reducir el ácido úrico, los ataques de gota y los brotes de artritis. El extracto de canela cassia ha demostrado ser muy eficaz para inhibir la enzima responsable de producir ácido úrico.

SALUD CARDIOVASCULAR: Se ha demostrado que la canela reduce los lípidos, y que tiene propiedades antiinflamatorias y como antiagregante plaquetaria. Los resultados de un estudio demostraron que tomar pequeñas dosis de canela al día (no más de 6 gramos) reducía la glucosa, los triglicéridos, el colesterol LDL y el colesterol total en las personas con diabetes del tipo 2.

DIABETES DEL TIPO 2: En un estudio con animales, las ratas macho que tomaron extracto de canela tenían niveles más bajos de glucosa en sangre. En un estudio con seres humanos se observó que dar extracto de canela a diabéticos del tipo 2 reducía significativamente sus niveles de azúcar en sangre.

PRESIÓN SANGUÍNEA: En un estudio, a las ratas se les dio una solución con azúcar para que les subiera la presión. Luego les dieron extracto de canela o placebo. A las ratas a las que les dieron extracto de canela les bajó la presión sanguínea.

Consejos

ELECCIÓN Y CONSERVACIÓN:

- La canela se puede comprar en polvo y en rama.
- Comprueba si es fresca oliéndola. La canela fresca tiene un olor dulce.
- Cuando compres canela, presta atención porque la de Ceilán y la de China suelen llevar la misma etiqueta. Si quieres la «verdadera» canela de Ceilán, mejor que la compres en una tienda de especias o en una tienda étnica.

- La canela se ha de guardar en un recipiente hermético y en lugar oscuro. La canela en polvo empezará a perder su sabor a los seis meses. La canela en rama se conserva hasta un año.
- Aunque pueda ser tentador comprar el pote grande de canela, la mejor estrategia es comprarla en recipientes pequeños para que conserve su frescor, gusto y contenido en fitoquímicos.

PREPARACIÓN Y SUGERENCIAS:
- Los palitos de canela se pueden moler utilizando un molinillo o un rallador de queso.
- Puedes utilizarla para hacer postres como arroz con leche, pasteles y tartas.
- También la puedes utilizar para dar sabor a las carnes. La canela y el comino, la cúrcuma y el jengibre son la combinación clásica de Oriente Próximo y el norte de África para aderezar los platos de carne y pollo.
- Mezcla la canela con el café y tómatelo como bebida caliente.
- Hazte una tostada de cereal integral, ponle mantequilla, canela y azúcar. ¡Ñam!

TOSTADA FRANCESA CON PLÁTANO Y CANELA
Por Sharon Grotto
Raciones: 4 • Tiempo de preparación y de cocción: 15 minutos

Esta receta contiene cuatro alimentos poderosos.

Ingredientes:
2 plátanos grandes • 8 rebanadas de pan italiano de harina integral • 2 huevos • 2 claras de huevo • 1 taza de leche de soja de vainilla • 1 taza de leche desnatada • 1 cucharadita de canela • 1 cucharadita de extracto de vainilla • 1 pizca de nuez moscada (recién molida)

Instrucciones:
Pon todos los ingredientes, excepto el pan, en un robot de cocina y mézclalo bien. Ponlo en un bol poco profundo. Coge las rebanadas de una en una y mójalas en la mezcla durante 1 minuto. Engrasa una sartén antiadherente con *spray* de aceite vegetal y calienta el fuego a

temperatura media-alta. Pon el pan en la sartén y deja que se haga durante 3 minutos por cada lado o hasta que esté dorado. Sácalo de la sartén y ponle sirope de arce, miel, fruta fresca, o lo que te apetezca.

Desglose...
Calorías: 310; grasas totales: 19 g; grasas saturadas: 3 g; colesterol: 80 mg; sodio: 380 mg; hidratos de carbono totales: 9 g; fibra: 2 g; azúcar: 2 g; proteínas: 25 g.

Caqui *(Diospyros kaki L.)*

FRUTA CELESTIAL

¿Sabías que... la palabra griega *diospyros* significa «alimento de Zeus»?

Ficha técnica
¡Actualmente existen más de dos mil variedades de caquis! También se conoce como «fruto de Sharon», y se puede clasificar en dos grandes categorías: los que llevan fruta astringente hasta que están maduros y blandos, y los que no llevan fruta astringente. Su forma varía desde esférica a ovalada o aplastada, y su color varía entre amarillo-naranja claro hasta naranja-rojo oscuro. En cuanto al tamaño pueden ser muy pequeños y pesar unos pocos gramos hasta alcanzar casi el medio kilo. Toda la fruta es comestible, excepto la semilla y el cáliz.

Si es del tipo astringente, ha de estar blando y gelatinoso para que esté en su punto. Existen variedades como la Eureka, Hachiya, Honan Red, Saijo, Tamopan, Tanenashi y Triumph. Entre los no astringentes se pueden comer cuando están crujientes como una manzana, y entre ellos se incluyen variedades como la Fuyu (Fuyugaki), Gosho/Gigante, Fuyu/O'-Gosho, Imoto, Izu, Jiro, Maekawajiro, Okugosho y Suruga. Luego hay una tercera categoría astringente y sin semillas, entre los que se encuentran el Chocolate, Gailey, Hyakume, Maru y Nishimura Wase. El tipo Hachiya supone casi el 90 por ciento de todos los caquis y se reconoce por su forma ovalada.

Una ración de historia...

El caqui asiático procede de China, donde se ha cultivado durante siglos. Luego llegó a Corea y a Japón hace ya muchos años, donde se desarrollaron otras especies. La planta se introdujo en California en la década de 1880, cuando un comandante de Estados Unidos llevó una variedad de caqui japonés a Washington.

Los mayores productores son China, Brasil, Japón, Italia y Corea. La mayor parte de los caquis de Estados Unidos se cultivan en California, y en menor cantidad en Hawai, Texas y algún que otro estado del sur.

¿Qué me aporta?

El caqui es una excelente fuente de vitamina A, una buena fuente de vitamina C y es rico en fibra. Contiene una variedad de fitoquímicos antioxidantes como la proantocianidina, epicatequina, y ácidos gálico y p-cumárico. En un estudio se descubrió que el caqui es más rico en fibras solubles e indisolubles, fenoles totales y muchos minerales que las manzanas.

Remedios caseros

Las hojas del caqui se han utilizado en la medicina china para una serie de patologías: en cataplasma para las picaduras de serpiente e irritaciones de la piel, como bebida hirviendo las hojas para la hipertensión, como antiagregante plaquetario, y para combatir el cáncer.

¡Lánzame un salvavidas!

LECUCEMIA: En dos estudios con células humanas se ha demostrado que el extracto de caqui inhibía el crecimiento de las células de leucemia e inducía la apoptosis (muerte programada de las células).

COLESTEROL: Las ratas que tomaron un suplemento de caqui tenían el colesterol total, LDL, triglicéridos y peróxidos de lípidos significativamente más bajos que las ratas que no lo tomaron.

Consejos

ELECCIÓN Y CONSERVACIÓN:
- Compra caquis redondos y gorditos, con una piel brillante y con tono rojo fuerte. Deja los que no tengan hojas en la punta.
- Salvo que te los quieras comer enseguida, cómpralos un poco duros y déjalos madurar.

- Los caquis Fuyu maduros parecen tomates chatos y son crujientes, mientras que el Hachiya de forma ovalada es muy blando y jugoso.
- Guárdalos en la nevera cuando estén maduros.
- Cómetelos lo antes posible. Cuando están muy maduros, enseguida se ponen muy blandos.

PREPARACIÓN Y SUGERENCIAS:
- Lava los caquis Fuyu, sácales el corazón y las hojas y córtalos en rodajas o cómetelos enteros.
- Lava el caqui Hachiya y córtalo por la mitad. Saca las semillas y cómetelo con una cucharita.
- Añade rodajas de caqui duro Fuyu a ensaladas, filloas (crepes, panqueques), gofres y cereales calientes o fríos.
- Haz un puré con la carne del caqui Hachiya y échalo a las bebidas, batidos o salsa de fruta fresca. También puedes usarlo para hacer galletas.
- Corta en rodajas el caqui Fuyu y rocíalo con zumo de limón, sal y chile en polvo. Cómetelo con una rodaja de queso bajo en grasa.
- Haz una salsa diferente: Fuyu, cebolla, tomatillo, cilantro y chile serrano, y mézclalo todo.

MAGDALENAS DE CAQUI
Por el chef J. Hugh McEvoy
Raciones: 12 • Tiempo de preparación y de cocción: 20 minutos

Esta receta contiene ocho alimentos poderosos.

Ingredientes:

225 g de caquis frescos • 1 taza de harina blanca para todo uso enriquecida y sin blanquear • 1 taza de harina de trigo integral • ½ taza de sirope de agave • ¼ de taza de aceite de colza • ¼ de taza de pasas amarillas • ¼ de taza de pasas de Corinto (pasas sin semillas) • 115 g de nueces pecanas tostadas y sin sal • 2 huevos grandes enteros • ⅛ de cucharadita de pimienta de Jamaica en polvo • ⅛ de cucharadita de clavo en polvo • ½ cucharadita de canela en polvo • ¼ de taza de agua • 1 cucharadita de levadura en polvo • 1 cucharadita de bicarbonato de soda

Instrucciones:

Pon las pasas en remojo. Precalienta el horno a 190 °C. Bate el caqui, el agave, los huevos, el aceite, las especias, la levadura y el bicarbonato hasta que quede homogéneo. Echa la mezcla en un bol. Añade la harina y mézclala manualmente hasta que esté sin grumos. Escurre las pasas y échalas en la masa. Añade las pasas y nueces, removiendo suavemente hasta que esté todo mezclado uniformemente. NO LO MEZCLES en exceso. Reparte la masa en una bandeja para hacer magdalenas (¾ partes llena). Hornéalas hasta que al pinchar un palillo salga limpio, aproximadamente unos 12 a 14 minutos. Espolvoréalas con azúcar glasé cuando estén frías.

Desglose...

Calorías: 270; grasas totales: 13 g; grasas saturadas: 1 g; colesterol: 32 mg; sodio: 159 mg; hidratos de carbono totales: 36 g; fibra: 3 g; azúcar: 19 g; proteínas: 4 g.

Cardamomo *(Elettaria, Amomum, Aframomum)*

MASTÍCALO DESPUÉS DE CADA COMIDA

¿Sabías que... mucho antes de que existieran los cepillos de dientes, los antiguos egipcios masticaban semillas de cardamomo para limpiarse los dientes?

Ficha técnica

El nombre cardamomo se refiere a tres variedades de la familia del jengibre: *Elettaria*, la más conocida, el cardamomo verde o auténtico cardamomo; *Amomum*, conocido como cardamomo negro; y *Aframomum*, que se encuentra y se consume principalmente en África y Madagascar. Todas las clases de cardamomo se utilizan para cocinar y con fines terapéuticos. El cardamomo tiene un sabor único y fuerte, con una intensa fragancia aromática. Se suele utilizar en todo el mundo en repostería, pero también en platos guisados como en las masalas [mezcla de especias usadas en India], carnes, salchichas, curries, y en bebidas como el chai [té al estilo indio], café y té. Es especialmente popular en todos los países árabes.

Una ración de historia...

Se cree que el cardamomo procede de la India y del sudeste asiático. Puede que llegara a Europa hace unos 800 años y, por medio del comercio, llegó al resto del mundo.

¿Dónde se cultiva?

Se cultiva principalmente en India, pero sólo se exporta una pequeña parte de su producción debido a la gran demanda para uso doméstico. Guatemala, Nepal, Sri Lanka, México, Tailandia y Centroamérica son los principales exportadores de cardamomo.

¿Qué me aporta?

El cardamomo tiene varios aceites esenciales que poseen muchas propiedades antioxidantes.

Remedios caseros

En la India, el cardamomo verde se utiliza para tratar una serie de patologías como infecciones periodontales, dolores de garganta, congestión pulmonar, tuberculosis, inflamación y trastornos digestivos. Se dice que también se utilizaba como antídoto para las picaduras de serpiente y de escorpión.

El tipo *Amomum* se usa mucho en la medicina tradicional de la India. En la medicina tradicional china se utiliza el cardamomo para tratar dolores de estómago, estreñimiento, diarrea y otros problemas digestivos. Tradicionalmente ha sido utilizado como antiespasmódico.

¡Lánzame un salvavidas!

DIGESTIÓN: El cardamomo puede matar la bacteria *H. pylori*, causante de la úlcera gástrica. También ejerce un efecto relajante sobre el resto del tracto digestivo, y se la ha utilizado para tratar la dispesia y la gastritis.

ANTIINFLAMATORIO: En un estudio con animales se observó que el ratón albino suizo, al que se le dio diariamente extracto de cardamomo durante 8 semanas, tuvo un descenso notable en muchos marcadores de la inflamación. También se pudo observar un aumento de la mortandad de las células cancerígenas en el grupo que tomó el extracto.

Consejos

ELECCIÓN Y CONSERVACIÓN:

- El cardamomo se vende en dos formas: en polvo y de alta calidad, y fresco con su vaina, normalmente en sus variedades verde y negro.
- El cardamomo se conserva mejor cuando está en su vaina, porque cuando se extraen las semillas o se muelen, pierden rápidamente su sabor.
- Guarda el cardamomo en un lugar fresco y seco en un frasco hermético.

PREPARACIÓN Y SUGERENCIAS:

- Para recetas en las que se utiliza el cardamomo entero, el equivalente de unas 10 vainas equivale a 1 ½ cucharaditas de cardamomo en polvo.
- El cardamomo verde se suele mezclar con el café tostado para preparar café al estilo árabe, que se denomina *Gahwa*.
- Pon cardamomo en polvo en el flan, arroz con leche o cereales calientes para el desayuno. Añade cardamomo al té con leche o al chai.
- El cardamomo se suele ofrecer después de la cena en los restaurantes indios, para tener buen aliento.

TOFU FRITO EN SALSA CURRY
Por Dave Grotto
Raciones: 8 • Tiempo de preparación y de cocción: 25 minutos

Puedes sustituir el tofu por pollo o pescado. Esta receta contiene 10 alimentos poderosos.

Ingredientes:

900 g de tofu cortado en rodajas de poco más de 1 cm de grosor • 1 cucharada de aceite de oliva • 2 cebollas grandes peladas y partidas en cuartos • 1 pimiento verde grande, cortado en tiras • 1 cucharadita de ajo picado • 1 cucharadita de jengibre fresco rallado • 3 cucharaditas de curry en polvo • 1 lata de salsa de tomate (425 g) • 1 lata de leche de coco (283 g) • 1 cucharadita de clavos enteros • 1 cucharadita de cardamomo en polvo • 1 palito de canela • Sal y pimienta

Instrucciones:

Calienta el aceite de oliva en una sartén grande a fuego medio-alto; saltea el tofu hasta que esté crujiente y tostado. Saca el tofu de la sartén y déjalo aparte. Saltea la cebolla y el pimiento verde en una sartén hasta que la cebolla esté traslúcida; añade el jengibre y el ajo y déjalo unos 2 a 3 minutos hasta que desprenda su aroma, añade después el curry en polvo. Vuelve a poner el tofu en la sartén y añade la salsa de tomate, la leche de coco, los clavos, el cardamomo y la canela en rama. Pon sal y pimienta al gusto y remuévelo todo. Baja el fuego y deja que se cueza durante unos 15 minutos.

Desglose...

Calorías: 210; grasas totales: 12 g; grasas saturadas: 7 g; colesterol: 0 mg; sodio: 430 mg; hidratos de carbono totales: 17 g; fibra: 3 g; azúcar: 11 g; proteínas: 11 g.

Cebada (*Hordeum vulgare*)

¡LA CEBADA BIEN SE MERECE UNA MENCIÓN!

¿Sabías que... la FDA ahora permite que en los productos de cebada se ponga en la etiqueta que «puede reducir el riesgo de enfermedades cardiovasculares»?

Ficha técnica

La cebada pertenece a la familia de las Poáceas. Existen más de 50 variedades diferentes en todo el mundo. Es uno de los cereales principales para alimentar al ganado, y para los seres humanos sólo se utiliza una pequeña cantidad, para hacer cerveza y otros alimentos. El grano de cebada se ha de pulir o convertir en «perla» (cebada perlada) para sacar la vaina que no es comestible. La malta de cebada es el principal ingrediente de la cerveza.

Una ración de historia...

Hasta la fecha se desconoce su procedencia, pero muchos investigadores creen que viene de China, o más probablemente de Etiopía. Los arqueólogos han descubierto que la cebada ha sido uno de los primeros cereales que cultivaron los egipcios en la Media Luna Fértil hace unos 10.000 años. Cristóbal Colón llevó la cebada a América desde España en 1493.

Los mayores productores son Rusia, Alemania, Ucrania, Francia, Canadá, Turquía, Australia y Estados Unidos. Dakota del Norte es el principal estado productor.

¿Qué me aporta?

La cebada es una buena fuente de fibra, soluble e insoluble. Los betaglucanos, que bajan el colesterol y favorecen el funcionamiento del sistema inmunitario, se encuentran en la parte de fibra soluble. De hecho, la cebada es la fuente más rica de betaglucanos respecto a cualquier otro cereal. También tiene vitaminas B, hierro, magnesio, zinc, fósforo y cobre, y es una de las mejores fuentes de cromo, que es importante para mantener unos niveles adecuados de glucosa en la sangre. La cebada es rica en antioxidantes, como el selenio, la quercetina y los ácidos fenólicos, que protegen a las células del cuerpo humano de su deterioro, también contiene una alta concentración de tocol y tocotrienol, aceites que reducen el riesgo de padecer enfermedades cardiovasculares y cáncer.

Remedios caseros

La cebada se ha utilizado para un gran número de remedios caseros a lo largo de los siglos. Muchas curas se basan en preparados del cereal hervido en agua durante una hora. Para el malestar de estómago o para aliviar úlceras, beber directamente el líquido. Para la diarrea, se ha de añadir zumo de limón. Otro remedio bastante común es preparar un ungüento con cebada, cúrcuma y yogur a partes iguales. Se utiliza para las quemaduras del sol. También se puede mezclar con medio vaso de buttermilk (leche agria) y el zumo de media lima, para aliviar los síntomas de infección en los riñones o en la vejiga.

¡Lánzame un salvavidas!

ESTREÑIMIENTO Y CÁNCER DE COLON: Dos estudios con ratas han dado resultados prometedores para tratar enfermedades muy distintas. En uno, ratas estreñidas fueron alimentadas con cebada, que aumentó su peristaltismo intestinal. En otro, ratas con cáncer de colon fueron alimentadas con dietas ricas en fibra. El número de tumores en el grupo alimentado con cebada fue mucho menor que el del otro grupo.

ENFERMEDADES CARDIOVASCULARES: La fracción de betaglucano de la cebada, que también se encuentra en la avena y en las setas, reduce el riesgo de padecer enfermedades del corazón.

DIABETES: Un pequeño estudio con humanos demostró que se podía regular la glucosa en sangre y mejorar la producción de insulina cuando los sujetos incluían cebada en la dieta.

¡Celíacos: cuidado!
Aunque la cebada sea pobre en gluten, no está exenta de él, así que las personas celíacas no deben utilizarla en lugar del trigo.

Consejos
ELECCIÓN Y CONSERVACIÓN:
- La cebada integral viene sin cáscara (también se conoce como «cebada para la olla»), pulida, troceada, en copos y en harina. La malta de cebada es un edulcorante natural hecho del brote del grano, que se comercializa líquida o en polvo.
- Asegúrate de que la compras en tiendas que venden mucho. Si no estás seguro de que esté fresca, comprueba la humedad o condensación del paquete.
- La cebada se ha de guardar en una bolsa de plástico hermética o en un recipiente hermético, y almacenar en lugar fresco y seco.

PREPARACIÓN Y SUGERENCIAS:
- Enjuaga el cereal bajo el grifo para sacarle el polvo antes de cocinarlo.
- Sustituye de un 25 a un 50 por ciento de la harina blanca de una receta por harina de cebada.
- Añade agua caliente a la cebada partida para hacer un plato de cereal caliente.
- Añade cebada cocida a sopas, guisados y ensaladas.
- Consumir harina de cebada aumenta la fibra soluble en tu dieta.
- Los copos de cebada se pueden añadir fácilmente a la granola, el muesli, las galletas y las magdalenas.

ENSALADA DE CEBADA Y ORZO
Por el chef J. Hugh McEvoy
Raciones: 22 • Tiempo de preparación y de cocción: 20 minutos

Esta receta contiene siete alimentos poderosos.

Ingredientes:

2 tazas de cebada perlada • 2 tazas de pasta orzo,* cocida • 4 tazas de agua • ½ taza de albahaca fresca troceada • 2 dientes de ajo • Zumo de ½ limón fresco • ⅛ de taza de cebollas Vidalia, troceadas • 3 cucharadas de vinagre de vino tinto • ¼ de taza de aceite de oliva virgen extra • 1 cucharadita de sal marina • 1 cucharadita de semillas de hinojo • 1 cucharadita de pimienta blanca

Instrucciones:

Hierve la cebada en agua con sal hasta que esté tierna, entre 8 y 10 minutos. Escúrrela y resérvala para el paso siguiente. Pon las hierbas, cebollas, ajo, aceite de oliva, zumo de limón, vinagre, semillas y especias en la cebada. Añade la pasta orzo cocida a la mezcla. Añade sal y pimienta al gusto. Se puede servir caliente, o bien cubrir y refrigerar hasta que se enfríe, luego se puede servir como acompañamiento frío.

Desglose...

Calorías: 70; grasas totales: 1 g; grasas saturadas: 0 g; colesterol: 0 mg; sodio: 320 mg; hidratos de carbono totales: 15 g; fibra: 3 g; azúcar: 0 g; proteínas: 2 g.

---

* Pasta de cebada (*orzo*, en italiano) en forma de granos de arroz, típica de la cocina italiana. (*N. de la T.*)

Cebolla (*Allium cepa*)

¡NO SEAS UN CARADURA!*

¿Sabías que... el grosor de la piel de la cebolla se ha utilizado para predecir cómo será el invierno? La piel fina significa que será un invierno suave, mientras que la piel gruesa indica que será frío.

Ficha técnica

Las cebollas pertenecen a la familia de las Liliáceas y hay tres tipos básicos:
- Con bulbo:
  — De guarda, otoño/invierno: blanca, amarilla y española.
  — Nuevas, primavera/verano: Maui, Vidalia, Walla Walla, Gran Cañón y Texas Superweet.
  — Perennes, producen grupos de cebollas que se pueden replantar en otra cosecha. Las variedades incluyen la egipcia, las chalotas y las cebollas patata.

Una ración de historia...

Se cree que la cebolla proviene de Asia; en los yacimientos arqueológicos se han hallado jardines de cebolla que datan de hace 5.000 años. Los faraones eran enterrados con cebollas como símbolo de eternidad. Los romanos creían que la cebolla curaba todos los males. Bien avanzado el siglo XX, las tres verduras principales de la cocina europea eran las judías, la col y las cebollas. En la Edad Media, las cebollas servían como moneda de cambio para pagar alquileres, ¡y siempre eran bien recibidas como regalos de boda!

En Estados Unidos las cebollas crecían silvestres mucho antes de que llegaran los primeros colonos. Los nativos americanos usaban las cebollas silvestres para cocinar y hacer aderezos, siropes y tintes. El cultivo de la cebolla empezó en 1629, y ahora es una de las diez verduras principales que se cultivan en el país.

---

* Juego de palabras en inglés: *Don't be thick-skinned!*, literalmente: no tengas la piel gruesa, quiere decir no ser un caradura, un sinvergüenza. (*N. de la T.*)

¿Dónde se cultivan?

Los principales productores son China, India, Estados Unidos, Turquía y Pakistán. En Estados Unidos, Idaho, Oregón, Washington, California y Texas son los principales estados productores.

¿Qué me aporta?

La cebolla contiene quercetina, un poderoso flavonoide antioxidante. Es una excelente fuente de vitamina C y folato. Las cebollas verdes (cebolletas) tienen dosis moderadas de vitamina A. Los fitoquímicos que se encuentran en las cebollas, especialmente los sulfidos de alilo, parece ser que reducen el riesgo de desarrollar ciertos tipos de cáncer.

Remedios caseros

En muchas partes del mundo, las cebollas se han utilizado para curar ampollas, forúnculos y problemas de la piel. En Estados Unidos, los productos que contienen extracto de cebolla se usan para el tratamiento de cicatrices tópicas; sin embargo, en un test comparativo no funcionó mejor que un ungüento con petrolato.

¡Lánzame un salvavidas!

CÁNCER: En un estudio donde se evaluaban las diez verduras principales que se consumían en Estados Unidos, las cebollas amarillas eran las terceras en contenido fenólico (un tipo de antioxidante) y las cuartas en actividad anticancerígena. El *National Cancer Institute* ha afirmado que las cebollas tienen un modesto nivel de actividad protectora contra el cáncer.

CÁNCER DE PULMÓN: Las cebollas son ricas en quercetina, que se ha demostrado que es eficaz contra el cáncer de pulmón. En un estudio donde se controlaron los casos de 582 sujetos, se observó que las personas que aumentaron su consumo de cebollas redujeron su riesgo de desarrollar cáncer. En un estudio finlandés, los hombres que comieron alimentos ricos en quercetina redujeron en un 60 por ciento la incidencia de cáncer de pulmón.

CÁNCER DE COLON Y DE HÍGADO: Los investigadores de la Universidad de Cornell descubrieron que las cebollas de sabor fuerte —especialmente las New York bold, western yellow y chalotas— eran más eficaces para inhibir el crecimiento de células cancerígenas de colon y de hígado que las de sabor más suave.

CÁNCER DE PRÓSTATA: Un investigador estadounidense descubrió que los alimentos que tenían más factores para reducir el cáncer de próstata eran las cebollas, los cereales, las legumbres, las frutas y las verduras.

SALUD CARDIOVASCULAR: Los sulfidos de alilo de las cebollas hacen que se formen menos coágulos de sangre y reducen significativamente los niveles de colesterol total y LDL. En un estudio con mujeres japonesas se observó que las que comían más cebollas tenían el colesterol LDL más bajo. Los investigadores de la Universidad de Wisconsin-Madison descubrieron que las cebollas de sabor y olor más fuerte hacían que las plaquetas tuvieran menos peligro de aglutinación, reduciendo el riesgo de ateroesclerosis, enfermedades cardiovasculares y cerebrovasculares.

SALUD ÓSEA: En un estudio publicado en el *Journal of Agriculture and Food Chemistry* se informó de que el consumo de cebolla aumentaba la densidad ósea en las ratas, reduciendo el riesgo de osteoporosis.

Consejos
ELECCIÓN Y CONSERVACIÓN:
- Las cebollas se pueden comprar frescas, congeladas, envasadas y deshidratadas.
- La cebolla no debe desprender su olor característico hasta que la cortas.
- No compres las que están germinando, blandas o con la piel mojada.
- Si las guardas a 12 °C, puede que mantengan todo su contenido de vitamina C hasta seis meses.

PREPARACIÓN Y SUGERENCIAS:
- Cortar cebolla hace que suden las paredes de sus células, que liberan un componente sulfúrico denominado propanetial-S-óxido, que es lo que provoca la irritación ocular. Pon las cebollas en la nevera durante al menos una hora antes de cortarlas, esto reducirá dicho efecto. Si la cortas debajo del agua también se reduce la irritación de los ojos.
- La cebolla cocida tiene un sabor más dulce. La cebolla «caramelizada» es la que, tras una cocción lenta prolongada, desprende sus azúcares y se queda dorada.
- La cebolla es un excelente ingrediente para guisos, pizzas, sopas, estofados, ensaladas; también se consume como aros de cebolla rebozados, y para adornar.

ENSALADA SENCILLA DE CEBOLLA, TOMATE Y ALBAHACA DEL SUR DE ITALIA

Por Rosalie Gaziano

Raciones: 4 • Tiempo de preparación: 10 minutos

Esta ensalada es especialmente deliciosa cuando se guarda en la nevera durante unas horas o toda la noche. Incluye cinco alimentos poderosos.

Ingredientes:

4 tomates rojos maduros • 1 cebolla Vidalia o dulce, mediana • 2 cucharadas de aceite de oliva virgen extra • 1 pizca de semillas de guindilla aplastadas, al gusto • 1 puñado grande de albahaca (½ taza troceada) • Sal al gusto • Unas cuantas hojas de albahaca para adornar

Instrucciones:

Corta el tomate fresco en cuñas y ponlo en el bol de ensalada. Pela y corta la cebolla y ponla en el mismo bol. Vierte el aceite de oliva, sal, pimienta y albahaca y mézclalo bien. Corta la albahaca fresca y adórnala con una o dos ramitas.

Desglose...

Calorías: 110; grasas totales: 8 g; grasas saturadas: 1 g; colesterol: 0 mg; sodio: 15 mg; hidratos de carbono totales: 9 g; fibra: 2 g; azúcar: 6 g; proteínas: 2 g.

Centeno (*Secale cereale*)

¡ACÁBATE EL CENTENO!

¿Sabías que... los finlandeses comen aproximadamente 50 kilos de pan por persona al año, y un tercio está hecho de centeno?

Ficha técnica

El centeno es un cereal muy cercano al trigo y la cebada; su color varía desde marrón amarillento a gris verdoso. El centeno es el principal ingrediente del *pumpernickel bread* (pan de centeno). Su gluten es menos elástico que el del trigo, lo que hace que el pan de centeno sea más denso y compacto. Puedes encontrar centeno integral, partido, en harina o copos.

Una ración de historia...

Probablemente, el centeno primero creciera salvaje entre los campos de cebada y trigo en el sudoeste asiático. Al final se abrió camino hacia el este y el norte de Europa, donde se cultivó por primera vez en Alemania el año 400 a.C. El centeno sigue siendo un pilar en la alimentación de los países escandinavos y del este de Europa.

Casi el 95 por ciento del centeno de los cultivos mundiales de centeno se encuentran entre los Urales y el mar del Norte. Los principales productores son Rusia, Bielorrusia, Polonia y Alemania.

¿Qué me aporta?

El centeno integral contiene muchas vitaminas y minerales importantes, como vitaminas B, vitamina E, calcio, magnesio, fósforo, potasio, hierro, zinc y folato. La fibra insoluble que se encuentra en el centeno integral tiene una alta concentración de lignanos —más que cualquier otro cereal— que pueden ser una ayuda para prevenir el cáncer.

Remedios caseros

El centeno en su estado natural se ha utilizado desde hace mucho para aumentar la energía.

¡Lánzame un salvavidas!

DIGESTIÓN: Según un estudio, la fibra del centeno parece ser más eficaz que la del trigo para mejorar la salud intestinal general.

CÁNCER DE MAMA: En un estudio finlandés con 194 pacientes con cáncer de mama y 208 mujeres del grupo de control se descubrió que los altos niveles en suero de enterolactona se debían a las grandes dosis de productos de cebada que consumían y su subsiguiente reducción en el riesgo de desarrollar cáncer.

ENFERMEDADES CARDIOVASCULARES: Desde 1989 hasta el año 2000, 3.588 ancianos y ancianas formaron parte de un estudio a largo plazo sobre la salud. Entre la gran cantidad de datos que se recopilaron, se observó que el consumo de pan de centeno, junto con otros panes integrales, coincidía con una menor incidencia del riesgo de enfermedades cardiovasculares.

TUMORES: En un estudio de línea celular se demostró que los fitoestrógenos y los extractos de lignano del centeno inhibían significativamente la proliferación de células cancerígenas.

CÁNCER DE PRÓSTATA: Se utilizó una dieta rica en centeno para alimentar a ratones que habían desarrollado cáncer de próstata. En los ratones alimentados con centeno aumentó la apoptosis (muerte celular) casi en un 30 por ciento, y la reducción del tumor se incrementó en más de un 20 por ciento.

CÁNCER DE COLON: En otro estudio con ratones se observó que alimentar ratones que padecían cáncer de colon con una dieta equilibrada rica en grasas y con un suplemento de salvado de centeno durante 12 a 31 semanas, reducía significativamente el número de tumores.

CÁLCULOS BILIARES: En un estudio con hámsteres se observó que cuando la dieta se suplementaba con salvado de centeno, se producían menos cálculos biliares.

Consejos
ELECCIÓN Y CONSERVACIÓN:
- Evita el centeno que esté húmedo o tenga telarañas.
- Si compras pan, lee la etiqueta con cuidado para comprobar que el centeno sea el ingrediente principal.
- Guárdalo en un recipiente hermético en lugar oscuro, seco y fresco, preferentemente refrigerado, donde se conservará varios meses.

PREPARACIÓN Y SUGERENCIAS:
- Antes de cocinar el centeno, lávalo debajo del grifo y saca todo el polvillo.
- Echa 1 taza de centeno integral por 3 de agua hirviendo con una pizca de sal. Cuando el agua hierva, apaga el fuego, cubre la olla y deja que se haga con el calor restante durante 1 hora.
- Pon en remojo los granos de centeno durante la noche y cuécelos durante 2 a 3 horas para obtener una textura más suave.
- Usa harina de centeno para hacer magdalenas y filloas (crepes o panqueques).
- Prueba los copos de centeno como cereal caliente, son muy sabrosos.
- Utiliza pan de centeno para hacerte tu bocadillo favorito.

PIZZA O PANECILLOS CON MASA DE CENTENO
Por el Chef J. Hugh McEvoy
Raciones: 8 • Tiempo de preparación y de cocción: 1 hora

Esta receta contiene dos alimentos poderosos.

Ingredientes:
1 taza de harina de centeno light • 2 tazas de harina de pan blanco • 1 taza de agua • 2 cucharaditas de levadura seca de panadería • 1 cucharadita de sal kosher • ¼ de cucharadita de azúcar o de sirope de arce • 1 cucharadita de aceite de oliva virgen extra

Instrucciones:
Pon el agua templada, el sirope de arce y la levadura en un bol de tamaño mediano-grande. Déjalo reposar hasta que la levadura empiece a crecer. Echa ⅓ de la harina, el aceite y la sal. Remuévelo un minuto hasta que esté bien mezclado. Echa el resto de la harina, ¼ de taza cada vez. La masa será muy suave pero no ha de estar demasiado pegajosa. Colócala sobre una tabla de madera bien pulida. Trabaja la masa durante 5 minutos. Ponla en un bol engrasado con mantequilla, cúbrela, y déjala crecer hasta que doble su tamaño. Aplástala en el bol. Sácala y vuelve a ponerla sobre la tabla de madera, vuelve a amasarla durante 1 minuto. Colócala de nuevo en el bol, cúbrela y deja que vuelva a subir. Cuando haya vuelto a doblar su tamaño estará lista para hacer la pizza.

Desglose...
    Calorías: 202; grasas totales: 3 g; grasas saturadas: 5 g; colesterol: 0 mg; sodio: 55 mg; hidratos de carbono totales: 38 g; fibra: 3 g; azúcar: 5 g; proteínas: 6 g.

Cereza *(Prunus cerasus L. y Prunus avium L.)*

¡SIÉNTETE «CHERRY GOOD»!

¿Sabías que... las cerezas son un analgésico natural? La Universidad de Michigan identificó dos pigmentos vegetales en las cerezas que bloquean una enzima (COX-2) que se cree que provoca dolor.

Ficha técnica

La cereza pertenece a la familia de las Rosáceas. Se encuentra en la clasificación de las drupas, que significa que es una fruta que contiene un hueso cubierto de carne comestible. Los dos tipos principales de cerezas son las dulces y las ácidas (en Estados Unidos se conocen también como «*pie*» [pastel] o «*tart*» [ácida]). La cereza dulce incluye muchas variedades, como Bing, Ranier, Lambert, Royal Anne y Van. La Bing es la más popular en Estados Unidos. La Montmorency es la cereza ácida que más se utiliza en repostería. Un cerezo puede dar suficientes cerezas como para hacer aproximadamente 28 pasteles.

Una ración de historia...

Las cerezas dulces se originaron en dos sitios: las montañas del Cáucaso y Turquía. La cereza ácida procede del este y centro de Europa. Las cerezas llegaron a Inglaterra durante la invasión normanda en 1066. En el siglo XVII, los colonos británicos y franceses llevaron las cerezas a Norteamérica. Las cerezas silvestres o guindas (también conocidas como *chokecherry* en Estados Unidos) son oriundas de Norteamérica y estaban por todo el país gracias a los nativos americanos. Los cerezos adornaban los jardines franceses de los colonos de la región central de Estados Unidos.

¿Dónde se cultivan?

Las cerezas dulces se cultivan en toda Europa y Norteamérica. España, Suiza, Francia, Italia, Rusia y Alemania son los principales productores en Europa. Las cerezas ácidas se cultivan en Estados Unidos, Rusia, Alemania y Europa del Este. Alemania encabeza la producción de cerezas en el mundo, seguida de Estados Unidos. En este país, las cerezas dulces se cultivan en Idaho, Oregón, Washington y California. Las cerezas ácidas se cultivan en Michigan, Nueva York y Wisconsin.

¿Qué me aporta?

Las cerezas contienen vitaminas A, C y B; minerales como el calcio, hierro y potasio; y fibra. Son una importante fuente de diversos fitoquímicos. El betasitosterol es un esterol vegetal que se cree que puede bajar los niveles de colesterol, y las antocianinas, que dan a la cereza su color rojo, pueden calmar la inflamación y el dolor. La quercetina puede prevenir las enfermedades cardiovasculares. La amigdalina puede retrasar el crecimiento tumoral y reducir su tamaño. El ácido elágico puede combatir infecciones bacterianas y también el cáncer. El alcohol de perililo es un antioxidante que puede ser antitumoral. Las cerezas ácidas tienen más componentes fenólicos que las dulces, y también son una fuente natural del superóxido dismutasa (SOD), supresores de los radicales libres.

Remedios caseros

Los nativos americanos utilizaban las cerezas silvestres para calmar la tos. Los huesos de cereza calientes se usaban para calentar las camas en las noches de invierno. Las cerezas ácidas se han usado para evitar la caries dental, prevenir la formación de varices y para aliviar los dolores de cabeza. También son laxantes, por lo que alivian el estreñimiento.

¡Lánzame un salvavidas!

CÁNCER: Los estudios con las guindas o cerezas silvestres indican que contienen sustancias que pueden reducir sustancialmente la formación de aminas aromáticas heterocíclicas (HCAAs), las sustancias químicas cancerígenas que se forman cuando se quema la carne. En un estudio con ratones se observó que las antocianinas, un fitoquímico de las cerezas silvestres, reducen el crecimiento de las células del cáncer de colon.

DOLOR DE CABEZA: Comer unas 20 cerezas al día ayuda a tener menos dolores de cabeza, según los investigadores de la Universidad Estatal de Michigan.

DOLOR MUSCULAR INDUCIDO POR EL EJERCICIO: Los hombres que bebieron zumo de cereza ácida después de realizar ejercicios de entrenamiento de fuerza tuvieron menos dolor muscular y pérdida de fuerza que los que no lo tomaron. (Las mujeres también podrían experimentar este beneficio, pero este estudio concretamente fue realizado sólo con hombres.)

GOTA, ARTRITIS, DOLOR INFLAMATORIO: Las cerezas negras o Bing tienen propiedades antioxidantes y antiinflamatorias, concretamente una sustancia denominada cianidina, que puede reducir el dolor provocado por los cristales de ácido úrico. En un estudio, hombres y mujeres sanos comieron cerezas Bing durante 28 días. Los marcadores de inflamación se redujeron y siguieron bajos durante algunos días tras dejar de comerlas. La inclusión de las cerezas en la dieta puede ser una poderosa herramienta para prevenir las enfermedades inflamatorias ¡antes de que se manifieste el dolor!

SALUD CARDIOVASCULAR: En un estudio realizado con hombres y mujeres se observó que comer cerezas Bing tenía el efecto de bajar los marcadores sanguíneos que indican riesgo de padecer enfermedades cardiovasculares.

DIABETES: Las antocianinas de las guindas aumentan la producción de insulina en las células pancreáticas animales en un 50 por ciento.

SUEÑO: las cerezas ácidas Montmorency son ricas en melanina, antioxidante que favorece el sueño.

Consejos
ELECCIÓN Y CONSERVACIÓN:
- Las cerezas no han de tener golpes o estar descoloridas. Una cereza en mal estado puede hacer que el resto se deteriore rápidamente.
- Asegúrate de que las cerezas que eliges están en el punto de maduración que deseas. No maduran después de haber sido recolectadas.
- Coloca las cerezas sin lavar en la nevera, se conservan hasta una semana.

PREPARACIÓN Y SUGERENCIAS:

- Para congelar las cerezas, saca los tallos y congélalas en una bandeja antiadherente para hacer galletas. Puedes guardarlas hasta 10 meses en el congelador.
- Para quitarle el hueso a una cereza, córtala por la mitad con un cuchillo de cocina y saca el hueso.
- Para las manos teñidas de cereza, exprime limón fresco y échatelo por las manos, luego enjuágate con agua caliente.
- Cómelas solas o ponlas encima de un helado, ensalada o cereales. Mézclalas en la masa para hacer galletas y magdalenas, incluso en una salsa para la carne y el pescado.
- Utiliza cerezas congeladas para hacer pastel de cerezas.

HORNEADO DE AVENA Y CEREZAS
Adaptado del Cherry Marketing Institute
Raciones: 4 • Tiempo de preparación y de cocción: 50 minutos

Esta receta contiene cinco alimentos poderosos.

Ingredientes:
½ taza de guindas secas • ½ taza de avena rápida, sin cocer • ¼ de taza de sirope de agave • ½ cucharadita de sal • 2 tazas de leche desnatada o de soja • ¼ de taza de sustituto de huevo • ½ cucharadita de extracto de almendra

Instrucciones:
Mezcla las cerezas, la avena, el sirope de agave y la sal en un bol mediano. Añade la leche, el sustituto de huevo y el extracto de almendras. Engrasa cuatro tazas de crema (280 g cada una) con *spray* para cocinar. Distribuye la mezcla equitativamente entre las tazas. Coloca las tazas en una bandeja de horno. Colócalas en el horno precalentado a 190 °C y hornéalas durante 30 a 40 minutos hasta que el centro esté ligeramente suave. Servir caliente.

Desglose...
Calorías: 210; grasas totales: 3,5 g; grasas saturadas: 0 g; colesterol: 0 mg; sodio: 330 mg; hidratos de carbono totales: 39 g; fibra: 3 g; azúcar: 27 g; proteínas: 7 g.

Chocolate (*Theobroma cacao*)

¡UNA VERDADERA PENA PARA LOS ANIMALES!

¿Sabías que... el chocolate puede ser saludable para los seres humanos, pero que el antioxidante teobromina del chocolate puede ser tóxico para perros, gatos, loros y caballos?

Ficha técnica

El chocolate proviene de las vainas del fruto del árbol del cacao. (*Cacao* es el nombre azteca para «chocolate».) Las vainas que contienen las semillas se convierten en una pasta denominada licor de chocolate. Muchos productos de chocolate se hacen de este licor. Actualmente existen tres variedades de cacao: Criollo, Forastero y Trinitario. El Forastero supone casi el 80 por ciento de la producción mundial de chocolate.

Una ración de historia...

Según las leyendas mayas y aztecas, el cacao fue descubierto por los dioses en una montaña de Sudamérica. Se cree que el árbol del cacao procede de las laderas de los Andes del Amazonas y del Orinoco. Desde allí, los mayas llevaron el árbol del cacao a Centroamérica. El primer cargamento comercial de semillas de cacao tuvo lugar en 1585 entre Veracruz (México) y Sevilla. La primera bebida de cacao fuera de Sudamérica y Centroamérica se sirvió en Italia en 1606. Poco después, se expandió por Europa. Los españoles introdujeron el árbol del cacao en Filipinas y, por último, en las Antillas y Estados Unidos.

Los grandes productores son Costa de Marfil, Ghana e Indonesia. La variedad Criollo se encuentra en Ecuador, Nicaragua, Guatemala y Sri Lanka. La Forastero es la que se cultiva principalmente en África. La Trinitario se cultiva en Trinidad.

¿Qué me aporta?

Las semillas de cacao contienen minerales como magnesio, calcio, hierro, zinc, cobre, potasio y manganeso. También contienen vitaminas A, B_1, B_2, B_3, C, E y ácido pantoténico. El cacao tiene más fitoquímicos fenólicos y mayor capacidad antioxidante que cualquier otro alimento, incluido el té verde, té negro, vino tinto y los arándanos negros. Los flavonoides del chocolate incluyen los flavonoles, especialmente la epicatequina, catequina y proantocianidinas. También es una gran fuente de teobromina, un antioxidante. Muchos productos de chocolate negro que tienen un porcentaje alto (70 por ciento) de cacao contienen más tipos de antioxidantes, pero no siempre es una garantía de ello. El procesamiento del cacao puede provocar pérdidas sustanciales, así que busca productos del cacao que indiquen su contenido de flavonoles. El cacao también contiene algo de cafeína. Una ración de 230 g de cacao contiene sólo entre 5 a 10 mg de cafeína, menos que la cantidad que se encuentra en el café, té negro y cola, que suele oscilar entre los 20 y los 120 mg.

Remedios caseros

La manteca de cacao es un antiguo remedio para las estrías. Los aztecas fueron los primeros en utilizar el cacao para los trastornos digestivos e intestinales. Los indios nativos lo usaban para calmar las fiebres. En 1672 se observó que podía curar las «pústulas o hinchazones» de los marineros que no comían una «dieta fresca».

¡Lánzame un salvavidas!

PIEL MÁS SANA: Aunque se suele culpar al chocolate de los sarpulidos de la piel, en un estudio se descubrió que las mujeres que consumían regularmente una bebida de cacao rica en flavonoles, tenían la piel más hidratada, menos áspera y con menos escamas.

DIARREA: En un estudio realizado por los investigadores del *Children's Hospital & Research Centre* de Oakland, California, se descubrió que los flavonoides de las semillas del cacao aliviaban la diarrea.

SALUD CARDIOVASCULAR: Varios estudios con seres humanos han demostrado que el chocolate negro rico en flavonoides mejora la función endotelial y reduce el colesterol LDL (malo), reduciendo por tanto el riesgo de padecer enfermedades cardiovasculares. Los estudios han demostrado que las personas que toman chocolate en su dieta tienen la presión más baja que las que no lo toman.

DIABETES: En un estudio con humanos se descubrió que los flavonoles del chocolate negro aumentaban el óxido nítrico de las personas que lo comieron, lo cual mejoró la sensibilidad a la insulina y el flujo sanguíneo y les bajó la presión.

TOS: Un equipo de investigadores descubrió que la teobromina, un derivado que se encuentra en el cacao, es casi un tercio más eficaz para frenar las toses persistentes que la codeína, que actualmente se considera la mejor medicación para la tos. La teobromina como antitusígeno todavía se está investigando.

CÁNCER DE COLON: Los investigadores de la Universidad de Barcelona han descubierto que los antioxidantes del cacao pueden ser eficaces para suprimir los genes que desencadenan el crecimiento de las células del cáncer de colon.

FUNCIÓN COGNITIVA: El doctor Bryan Raudenbush, un investigador de la *Wheeling Jesuit University* en Virginia Occidental, has descubierto que la memoria verbal y visual era mucho mayor en aquellas personas que consumían chocolate con leche, contrariamente a las que consumían chocolate negro.

Consejos acerca del chocolate (¿Realmente necesitas alguno? ¡Ja!)
ELECCIÓN Y CONSERVACIÓN:
- El chocolate se presenta de varias formas: cacao en polvo; chocolate negro, conocido también en Estados Unidos como «bittersweet» (amargo-dulce); chocolate con leche, y chocolate para fundir. El chocolate blanco *no* es chocolate.
- Evita comprar chocolate que tenga un tono grisáceo, manchas blancas en la superficie o agujeritos.
- El chocolate se conserva varios meses a temperatura ambiente, en la nevera o congelado.

PREPARACIÓN Y SUGERENCIAS:
- Cuando fundas el chocolate, procura que la temperatura sea inferior a 49 °C, porque si se calienta en exceso se altera su sabor.
- Haz una *fondue* de chocolate y añade fresas, tarta, mango, melón, o cualquier fruta que se te ocurra.
- En la cocina española y mexicana se usa el chocolate para hacer salsas para el pescado y aves.

MAGDALENAS DE CUMPLEAÑOS DE GISELLE, SIN LECHE
Por Giselle Ruecking
**Raciones: 24 magdalenas • Tiempo de preparación y de cocción:
25 minutos**

Mi ahijada, Giselle, ha tenido que luchar contra el asma durante toda su vida. Para ella, los productos lácteos eran un fuerte desencadenante de sus ataques, lo que implicaba que no podía comer muchas de las cosas que para nosotros son normales, como un pastel de cumpleaños. De modo que sus padres dieron con esta deliciosa receta de la que Giselle y su familia llevan disfrutando durante los últimos 14 años. Esta receta contiene tres alimentos poderosos y es un «salvavidas» para quienes padecen alergias a los productos lácteos.

Ingredientes:
1 ½ tazas de harina de trigo integral • 1 ½ tazas de harina blanca para todo uso • ¾ de taza de azúcar • 2 cucharaditas de levadura • ½ taza de cacao en polvo • 2 cucharaditas de vinagre blanco • ¾ de taza de aceite de colza • ¼ cucharadita de sal • 2 cucharaditas de extracto de vainilla • 1 taza de leche de soja de vainilla • 1 taza de agua fría

Instrucciones:
Pon todos los ingredientes en un bol grande y mézclalos durante 3 minutos. Vierte la mezcla en recipientes para hacer magdalenas, llenando dos tercios de los mismos. Hornéalas a 190 °C durante 12-15 minutos. Pínchalas con un palillo para ver si están hechas.

Desglose...
Calorías: 150; grasas totales: 8 g; grasas saturadas: 5 g; colesterol: 0 g; sodio: 160 mg; hidratos de carbono totales: 19 g; fibra: 2 g; azúcar: 6 g; proteínas: 2g.

Cilantro/Coriandro
(Coriandrum sativum)

¡UN VERDADERO APESTOSO!

¿Sabías qué... la palabra «coriandro» procede de la palabra griega *koris*, que significa «bicho». Puede que se ganara este nombre por su ofensivo olor a «bichos» cuando está verde.

Ficha técnica

El coriandro se considera tanto hierba como especia, puesto que tanto sus hojas como sus semillas se utilizan como condimento. Las hojas frescas, más conocidas como cilantro, se parecen al perejil italiano de hoja plana, un miembro cercano de la misma familia. Las semillas tienen un sabor parecido a la piel de limón y a la salvia. El coriandro molido es uno de los principales ingredientes del curry, de algunas cervezas belgas y de otros platos aromáticos. El cilantro se suele utilizar comercialmente como ingrediente para hacer que los medicamentos sean menos desagradables. También se lo utiliza para dar sabor a la ginebra, a los encurtidos y salchichas, así como componente para hacer maquillajes y perfumes.

Una ración de historia...

El cilantro cuenta con más de 7.000 años, lo que lo convierte en una de las especias conocidas más antiguas. Es oriundo del Mediterráneo y de las regiones de Oriente Próximo, y hace miles de años que llegó a Asia. Se cultivaba en el antiguo Egipto y ya se menciona en el Antiguo Testamento. («Y la familia de Israel llamó a aquel manjar maná; el cual era blanco, del tamaño de la simiente del cilantro, y su sabor como la flor de harina amasada con miel.» Éxodo 16,31.)

En las culturas griega y romana se utilizó como especia, en esta última para conservar las carnes y dar sabor al pan. Las semillas y las hojas del cilantro se utilizaron mucho en la Europa medieval por su capacidad para enmascarar el sabor y el olor de la carne podrida. En 1670 se llevó a las colonias británicas de Norteamérica. Fue una de las primeras especias cultivadas por los primeros colonos.

La mayor parte del cilantro se cultiva en Marruecos, Rumanía y Egipto. China e India tienen una exportación limitada. También se cultiva en toda América Central, Sudamérica y Estados Unidos.

¿Qué me aporta?

El aceite volátil del cilantro es rico en una variedad de fitonutrientes, que incluyen carvone, geraniol, limoneno, borneol, alcanfor, elemol y linalol. El cilantro contiene flavonoides que incluyen quercetina, kaempferol, ramnetina y epigenina, y también contiene componentes activos de ácido fenólico, incluidos los ácidos cafeico y clorogénico, que se ha descubierto que son eficaces en la lucha contra el cáncer, la diabetes y enfermedades cardiovasculares. El cilantro es una fuente de hierro, magnesio y manganeso.

Remedios caseros

El cilantro aparece como afrodisíaco en los cuentos de *Las mil y una noches*. Se cree que aumenta el apetito, y en India todavía se usa mucho como tónico y para tratar la tos. En la medicina tradicional ha sido usado para aliviar la ansiedad y el insomnio. Los últimos experimentos con ratones puede que desvelen el secreto de su largo uso para tratar la ansiedad.

¡Lánzame un salvavidas!

DIABETES: Cuando se introdujo cilantro en la dieta de ratas diabéticas, se estimuló la secreción de insulina y bajó su azúcar en la sangre.

SALUD CARDIOVASCULAR: Se dio cilantro a ratas que se habían alimentado con dietas ricas en grasas y colesterol, y bajó el colesterol total y los triglicéridos significativamente.

ANTIBACTERIANO: Los investigadores aislaron un componente en el cilantro que se denomina dodecenal, que en las pruebas de laboratorio fue el doble de eficaz que la gentamicina, el antibiótico que se usa normalmente para terminar con la salmonela.

DIGESTIÓN: Los investigadores examinaron los efectos del cilantro sobre la digestión, en combinación con otras especias, y descubrieron que la mezcla de especias potenciaba el funcionamiento de las enzimas digestivas del páncreas, así como el flujo y la secreción de bilis.

Consejos

ELECCIÓN Y CONSERVACIÓN:
• Las hojas frescas tienen que ser de color verde intenso y no estar mar-

chitas. Han de ser firmes, crujientes y no tener manchas amarillas o marrones.

- Compra semillas de cilantro en lugar de cilantro en polvo, puesto que este último pierde antes su sabor.
- Tanto las semillas como el polvo se han de guardar en un recipiente opaco, muy bien sellado, en un lugar oscuro, fresco y seco. El cilantro en polvo se conserva entre 4 y 6 meses, mientras que las semillas se conservan casi 1 año.
- El cilantro fresco siempre se ha de guardar en la nevera, con los tallos en un vaso de agua y las hojas cubiertas con una bolsa de plástico que no las apriete. Las hojas frescas se conservan unos tres días.

PREPARACIÓN Y SUGERENCIAS:
- Limpia el cilantro fresco en un bol de agua fría y removiéndolo con las manos. Vacía el bol, vuelve a llenarlo con agua limpia y repite este proceso.
- Las semillas de cilantro se pueden moler fácilmente en un mortero, o bien en un molinillo eléctrico.
- Mezcla leche de soja con vainilla, miel, cilantro y canela en un pote y que hierva a fuego lento, obtendrás una deliciosa bebida.
- Añade semillas de cilantro a la sopa, caldo y pescado.
- Pon cilantro en polvo a las filloas (crepes, panqueques) y a la masa para los gofres, lo que les dará un toque oriental.

ALIÑO DE LIMA Y CILANTRO
Adaptado de *Mexican Everyday*, por Rick Bayless
Raciones: 1 ½ tazas (12 raciones) • Tiempo de preparación: 15 minutos

No escatimes: usa zumo de lima fresco, vale la pena. Añade ¼ de taza de miel para que quede más dulce. Esta receta contiene seis alimentos poderosos.

Ingredientes:
  ½ taza de aceite de colza • ¼ de taza de aceite de oliva • ¼ de taza de miel (opcional) • ⅓ de taza de zumo de lima fresca • ½ cucharadita de ralladuras de lima • ½ taza de cilantro, cortado a trozos grandes • 1 pimiento serrano o jalapeño, troceado (opcional) • 1 cucharadita (o menos) de sal

Instrucciones:

Echa todos los ingredientes en una batidora y bátelos hasta que quede homogéneo. Quizá prefieras empezar con ½ cucharadita de sal y añadir más si te parece necesario. Guárdalo en la nevera hasta que lo vayas a usar. Agítalo bien justo antes de aliñar verduras de hoja verde u otras verduras crudas o cocidas, ¡garantiza ese sabor fresco y característico de la lima y el cilantro!

Desglose...

Calorías: 150; grasas totales: 14 g; grasas saturadas: 1,5 g; colesterol: 0 mg; sodio: 100 mg; hidratos de carbono totales: 7 g; fibra: 0 g; azúcar: 6 g; proteínas: 0 g.

Ciruela aka «pruna» (*Prunus domestica*)

OFICIO DE MONOS

¿Sabías que... en 1905, un cultivador de ciruelas de California decidió «contratar» a 500 monos para recolectar ciruelas? Por desgracia, lo que pensaba ahorrarse en mano de obra no le sirvió de nada. ¡Sus «trabajadores» se comieron todas las ciruelas que recolectaron!

Ficha técnica

Las ciruelas pasas, o ciruelas secas, son ciruelas frescas desecadas al sol, del mismo modo que las pasas son uvas desecadas al sol. Las cuatro variedades más comunes son la Francesa, la Imperial, la Italiana y la Greengage (ciruela verdal). Para producir 1 kg de ciruelas pasas se necesitan 3 kg de ciruelas frescas.

Una ración de historia...

La idea de conservar la fruta fresca secándose al sol probablemente se inició en el mar Caspio. En California, a mediados del siglo XIX, Louis Pellier plantó esquejes de ciruelo traídos de Francia.

Casi todas las ciruelas que se cultivan en Estados Unidos, y el 70 por ciento de la producción mundial, proceden de California.

¿Qué me aporta?

La ciruela es rica en fibra y contiene nutrientes importantes como potasio, vitamina K y minerales como el hierro. También tiene ácido cafeolquínico, un componente fenólico, con grandes propiedades antioxidantes. De hecho, el contenido antioxidante de las ciruelas frescas se duplica cuando se convierten en ciruelas pasas.

Remedios caseros

Guisadas o secas, las ciruelas siempre eran la primera elección de mi madre para aliviar el estreñimiento. En un estudio a gran escala realizado en Alemania, se observó que las ciruelas eran el remedio más eficaz para combatir el estreñimiento en los pacientes con estreñimiento crónico o síndrome del colon irritable (SCI). Las ciruelas también tienen sorbitol, un azúcar natural del alcohol que actúa como laxante.

¡Lánzame un salvavidas!

SALUD ÓSEA: En un estudio con ratas alimentadas con ciruelas se observó que se redujo su pérdida ósea.

COLESTEROL: Los hombres que comían 12 ciruelas al día redujeron significativamente su colesterol LDL.

CÁNCER: Las ciruelas contienen ácido ursólico, que interfiere en las señalizaciones celulares, y por lo tanto, protege contra algunas formas de cáncer.

CÁNCER DE COLON: En un estudio con ratas alimentadas con diferentes cantidades de ciruelas se observó un significativo descenso de los factores de riesgo para contraer cáncer de colon.

Consejos

ELECCIÓN Y CONSERVACIÓN:
- Las ciruelas han de ser rellenitas, brillantes, sin mohos y estar un poco blandas.
- Alarga su conservación guardándolas en un recipiente hermético en la nevera, donde se conservarán hasta seis meses.

PREPARACIÓN Y SUGERENCIAS:
- Sumerge las ciruelas cuando estén muy secas en agua caliente durante

unos minutos. Si vas a cocinarlas, ponlas primero en remojo en agua o en zumo, eso acortará el tiempo de cocción.

- Mezcla de frutos secos: corta a dados las prunas y mézclalas con otras frutas y frutos secos.
- Hornear: reduce grasas y hazlo más jugoso sustituyendo la grasa por puré de ciruela.
- Cubre las filloas (crepes o panqueques) o gofres con ciruelas remojadas o cocidas.
- Relleno: pon ciruelas a tus rellenos favoritos.

PUDÍN PARA EL DESAYUNO
De *Stealth Health* por Evelyn Tribole
**Raciones: 6 • Tiempo de preparación y de cocción: 45 minutos
(refrigerar durante al menos dos horas)**

Si tienes hijos a los que no les encantan las ciruelas, prueba esta receta. Sabe de maravilla. Adorna el pudín con frutos del bosque frescos y sírvelo frío... ¡Ñam! Esta receta contiene cuatro alimentos poderosos.

Ingredientes:
350 g de ciruelas sin hueso (unas 2 tazas) • 1 ½ tazas de zumo de naranja • 1 cucharadita de canela • ¼ de cucharadita de nuez moscada • 2 yogures (225 g) desnatados con sabor a vainilla

Instrucciones:
Mezcla las ciruelas, el zumo de naranja, la canela y la nuez moscada en una olla mediana; ponla a hervi a fuego medio. Sácala del fuego, cúbrela y déjala aparte durante 30 minutos o más. En un robot de cocina muele las ciruelas con el zumo de naranja en dos tandas. Echa lentamente el yogur de vainilla hasta que esté bien mezclado. Añade la canela y la nuez moscada. Luego ponlo en seis tazas de 180 cc. Cúbrelas y guárdalas en la nevera durante al menos dos horas, o déjalas toda la noche.

Desglose...
Calorías: 230; grasas totales: 1,5 g; grasas saturadas: 0,5 g; colesterol: 5 mg; sodio: 60 mg; hidratos de carbono totales: 53 g; fibra: 4 g; azúcar: 41 g; proteínas: 5 g.

Clavo de olor *(Eugenia caryophyllus)*

HABLAR CON CLAVOS EN LA LENGUA

¿Sabías que... durante la dinastía Han, se exigía a los súbditos que se pusieran un clavo de olor en la boca para ocultar el mal aliento antes de hablar con el emperador?

Ficha técnica

El clavo de olor es el estilo seco de la flor del clavero. La palabra «clavo» procede del latín *clavus*. Los clavos tienen un olor dulce y cálido. El clavo y el aceite del clavo se utilizan en la cocina, para perfumes y en condimentos artificiales.

Una ración de historia...

El clavo procede de las islas Molucas, Indonesia. Esta especia se mencionó por primera vez en los escritos chinos de la dinastía Han, hace dos mil años. Los mercaderes árabes llevaron el clavo a los venecianos europeos 400 años después.

El principal productor de clavo es Zanzíbar, Tanzania, en el este de África. Indonesia, Sumatra, Jamaica, Antillas y Brasil son el resto de los principales productores.

¿Qué me aporta?

El clavo contiene manganeso, vitaminas C y K, magnesio, calcio y fibra. También contiene eugenol, una sustancia muy útil para aliviar el dolor, matar las bacterias y bajar la inflamación.

Remedios caseros

Haz una pasta con un cuarto de cucharadita de clavo en polvo y una cucharadita de aceite de canela. Aplícatelo en la frente para los dolores de cabeza o en cualquier otra zona que te duela. para aliviar el dolor de muelas, mastica un clavo o unta algodón en aceite de clavo y aplícatelo en la zona dolorosa.

¡Lánzame un salvavidas!

SALUD CARDIOVASCULAR: Unos cuantos gramos de clavo al día favorecen el funcionamiento de la insulina, a la vez que bajan el colesterol, según dos informes que se presentaron en el congreso 2006 *Experimental Biology*, en San Francisco. En el estudio sobre el clavo se observó que todos los participantes que habían tomado clavo, independientemente de la cantidad, dieron unos resultados más bajos de glucosa, triglicéridos y colesterol LDL, en los análisis. El nivel de colesterol HDL («bueno») no sufrió cambio alguno. También se observó que el aceite de clavo inhibía la peroxidación de los lípidos, que pueden provocar enfermedades cardiovasculares.

INFLAMACIÓN: En los estudios con células humanas, se ha observado que el eugenol, un componente del clavo, inhibe enzimas y otros agentes que conducen a condiciones inflamatorias.

INFECCIÓN POR LEVADURAS: En un estudio con animales se observó que cuando el aceite de clavo se aplicaba a la zona infectada la infección disminuía.

CÁNCER DE PULMÓN: En otro estudio con ratones se observó que a las ratas con cáncer de pulmón inducido que se les inyectó infusión de clavo, se interrumpió el crecimiento del mismo.

DOLOR: En un estudio con humanos, descubrieron que el aceite de clavo era útil en odontología para anestesiar la encía antes de clavar la aguja. Las personas del estudio dijeron haber sentido menos dolor.

EYACULACIÓN PRECOZ: En un estudio se observó que cuando se aplicaba al pene una crema con clavo, los hombres podían alargar el tiempo antes de eyacular.

Consejos
ELECCIÓN Y CONSERVACIÓN:
- Elige clavos enteros siempre que puedas. En polvo pierde su sabor rápidamente.
- Los clavos frescos sueltan aceite cuando se aprietan. Si un clavo es fresco, flotará verticalmente.
- El clavo, entero o molido, se ha de guardar en un frasco hermético en sitio fresco, oscuro y seco. Los clavos enteros se pueden guardar un año; en polvo, seis meses.

PREPARACIÓN Y SUGERENCIAS:
- Utiliza un molinillo de café para moler los clavos. Muélelos antes de usarlos.
- Utiliza clavo con otras hierbas o especias para dar sabor a la carne.
- Utiliza clavo cuando prepares encurtidos, estofados, marinadas o vinos.
- Pon clavo a tu pastel, galleta o tarta favoritos.

LANGOSTINOS CON TEQUILA Y CLAVO DE OLOR
Por el chef J. Hugh McEvoy
**Raciones: 22 • Tiempo de preparación y de cocción: 30 minutos
(pero se han de marinar durante la noche)**

Esta receta contiene ocho alimentos poderosos.

Ingredientes para hervir las gambas:
1/8 de cucharadita de clavo molido • 450 g de langostinos grandes crudos • 1/8 de taza de tequila • 6 tazas de agua • 1 limón cortado en rodajas • 1 lima, cortada en rodajas • 2 cebollas verdes, troceadas • 1 cucharadita de sal marina • 1 cucharadita de pimienta negra • 1 cucharadita de pimiento picante chipotle, seco y molido

Ingredientes para la marinada:
1/8 de taza de zumo de lima • 1/8 de taza de zumo de limón • 1 cucharadita de tequila • 1/2 taza de aceite de oliva virgen extra • 1 taza de vino blanco Pinot Grigio • 1 cucharada de cebolla verde • 1 cucharada de hojas de cilantro troceadas • 1/4 de cucharadita de clavo molido • 1 clavo machacado

Ingredientes para adornar:
110 g de prosciutto [jamón italiano] cortado muy fino, o jamón francés ahumado • 1 bolsa de crostini [tostadas italianas]

Instrucciones:
Pon el agua, tequila, clavos, limón, lima, cebolla verde, sal, pimienta y los pimientos chipotle secos en un pote grande. Lleva la cocción al punto en que empieza la ebullición. Pon los langostinos y cuécelos

hasta que se vuelvan rosa (menos de 5 minutos). No los cuezas del todo. Escurre los langostinos y ponlos debajo del agua fría. Pélalos y sácales las tripas. Resérvalos para el paso siguiente.

Mezcla todos los ingredientes en un bol grande para hacer la marinada. Pon los langostinos pelados en una bolsa de plástico grande con cierre. Vierte la marinada en la bolsa. Ciérrala bien. Pon los langostinos marinados dentro de la bolsa en la nevera durante toda la noche, o 12 horas como mínimo. Tuesta pan francés cortado en rodajas finas, o usa crostini. Unta ligeramente el pan tostado con la marinada. Pon el prosciutto cortado fino, o el jamón francés ahumado, sobre la tostada. Saca los langostinos de la marinada y ponlos encima de la tostada con jamón. Adorna cada tapa con cilantro fresco.

Desglose...

Calorías: 43; grasas totales: 3 g; grasas saturadas: 0 g; colesterol: 17 mg; sodio: 47 mg; hidratos de carbono totales: 1 g; fibra: 0 g; azúcar: 0 g; proteínas: 3 g.

Col blanca (*Brassica oleracea capitata*)

NIÑOS REPOLLO

¿Sabías que... en algunas culturas, a los recién casados se les da un bol de sopa de repollo (col) a la mañana siguiente de la noche de bodas como parte del ritual de fertilidad? ¡Quizá de ahí surgió la idea de los «cabbage patch kids» [Muñecas Repollo]!

Ficha técnica

La col pertenece a la familia de las *Brassicaceae* (mostaza), que incluye otras verduras como las coles de Bruselas, el brécol, la coliflor y la col rizada. La cabeza de hojas es la única parte comestible. Se come cruda, cocida y en conserva. Existen más de 400 variedades de col. Las más populares incluyen el repollo verde, la col lombarda y la col rizada, y las variedades chinas como la col china y el bok choy.

Una ración de historia...

La col se ha cultivado durante más de 4.000 años, y hace más de 2.500 que ha sido domesticada. La primera versión de encurtidos fue col conservada en salmuera por los soldados chinos y mongoles. Se sabe que los constructores de la Gran Muralla China confiaban en la col para obtener energía y resistencia. La col fermentada y encurtida llegó a Europa desde el Este a través de los guerreros hun y mongoles. El cultivo de la col se extendió por el norte de Europa hacia Alemania, Polonia y Rusia, donde se hizo muy popular entre los alimentos locales. La variedad rizada halló sus primeros admiradores en Italia. Durante los largos viajes de exploración, los navegantes holandeses sobrevivían gracias al chucrut, col fermentada. El chucrut, rico en vitamina C, ayudaba a evitar el escorbuto. La col y las recetas tradicionales de chucrut llegaron a Estados Unidos gracias a los primeros colonos alemanes.

China, India, Rusia, Corea del Sur, Japón y Estados Unidos son los principales productores, en ese mismo orden. Nueva York es el productor principal en Estados Unidos.

¿Qué me aporta?

La col es una buena fuente de vitamina C y fibra. La col lombarda también contiene antocianinas, un fitoquímico que se encuentra en los arándanos negros, remolacha y cebollas de las Bermudas. El chucrut es una fuente excelente de vitamina K y C, y una buena fuente de folato, potasio, hierro y fibra. El chucrut es igualmente rico en las bacterias benéficas *lactobacillus acidophilus*. Sin embargo, también es muy rico en sodio, mientras que la col sola no.

Remedios caseros

Los antiguos griegos y romanos apreciaban mucho la col, pues creían que servía para tratar un gran número de enfermedades. Los romanos desarrollaron un ungüento hecho de manteca y cenizas de col quemada para desinfectar las heridas. El zumo de col se vende en las tiendas de productos naturales como remedio popular para curar úlceras.

¡Lánzame un salvavidas!

CÁNCER: Los alimentos de la familia de las crucíferas son ricos en fitoquímicos denominados glucosinolatos, que pueden proteger contra el cáncer. La col cruda, especialmente el chucrut (la col cocida parece reducir las propiedades de estos potentes fitoquímicos), es rica en componentes anticancerígenos como el indol-3-carbinol (I3C), isotiocianatos (un componente benéfico que se encuentra en la familia de las *Brassica*) y sulforafano. Estos componentes ayudan a activar y estabilizar los mecanismos antioxidantes y de desintoxicación del cuerpo, que, a su vez, eliminan las sustancias que provocan cáncer. También se ha observado que las personas que toman col tienen menor incidencia en cáncer de colon, de pulmón, de cuello de útero y de mama.

CÁNCER DE MAMA: El *Polish Women's Health Study* incluyó a mujeres polacas y de madres polacas nacidas en Estados Unidos. En dicho estudio se pudo observar que las mujeres que comían tres o más raciones de col cruda, ligeramente cocida o fermentada (chucrut), tenían un 72 por ciento menos de probabilidades de desarrollar cáncer de mama, contrariamente a las que sólo comían una o media ración a la semana.

VIRUS: Los científicos de la Universidad Nacional de Seúl, en Corea del Sur, alimentaron con extracto de kimchi, una versión picante coreana del chucrut, a 13 pollos infectados con la fiebre aviar. Una semana más tarde, 11 de las aves empezaron a recuperarse.

ÚLCERAS: En un pequeño estudio, participantes que tenían úlceras de estómago bebieron 1 litro de zumo de col fresco al día durante 10 días. ¡Al cabo de los 10 días, todas las úlceras se habían curado!

Consejos
ELECCIÓN Y CONSERVACIÓN:
- Las coles han de ser grandes y compactas, no deben estar descoloridas.
- Busca los nervios que tengan buen aspecto, que estén bien dibujados y que no estén secos o abiertos.
- Comprar media col no es conveniente ya que las hojas pueden haber perdido su contenido de vitamina C.
- Guarda toda la col en una bolsa de plástico en la nevera. Intenta utilizar la col restante en un par de días.

PREPARACIÓN Y SUGERENCIAS:
- La col se puede preparar de numerosas formas: al vapor, frita, hervida, guisada y al horno.
- Se puede tomar cocida o cruda en platos como *corned beef* [ternera ado-

bada a la sal y al vinagre] y col, sopas y guisados, y platos fríos como el *coleslaw* (ensalada del col, zanahoria y mayonesa).

- El chucrut en un hot dog reduce los efectos negativos de los nitratos y nitritos que se encuentran en las comidas procesadas. Pruébalo en un bocadillo de pavo con mostaza o en una ensalada de pasta.

Chucrut:
- El contenido de sodio es muy fuerte, pero se puede reducir pasándolo por agua en un colador.
- Busca chucrut fresco. El nivel de bacterias buenas es superior al que encontrarás en los potes pasteurizados. Una vez abierto, consúmelo en tres días.

ROLLOS DE COL VEGETARIANOS POLACOS
Por Ma Tomich
Raciones: 6 • Tiempo de preparación y de cocción: 90 minutos

Esta receta contiene ocho alimentos poderosos.

Ingredientes para el relleno:
    2 tazas de arroz integral, cocido • 1 col grande • 450 g de crumbles (migas) Boca o pavo triturado • ½ taza de cebolla amarilla, cortada muy fina • 1 diente de ajo picado • 1 cucharadita de pimienta negra • 2 huevos omega-3 • ½ taza de caldo de verduras • 2 cucharadas de aceite de oliva

Ingredientes para la salsa:
    1 lata de tomates cortados a dados • 1 lata de sopa de tomate

Instrucciones:
    Precalentar el horno a 190 °C. Sácale el tronco a la col, ponla en una olla y cúbrela de agua. Ponla a hervir. Luego baja el fuego a temperatura media y cubre la olla con la tapa, déjala cocer hasta que esté un poco blanda. Saca la col y ponla en un plato para que se enfríe. Entretanto, en una olla grande, saltea la cebolla y el ajo en aceite de oliva hasta que estén transparentes. Añade las crumbles, el arroz, los huevos, el caldo de verduras y la pimienta. Mézclalo bien. Cuando la col esté templada al tacto, pela las hojas y colócalas sobre una tabla

de cortar. Divide el relleno en seis partes iguales. Rellena las hojas de col y enróllalas. Coloca los rollitos con los extremos doblados en una bandeja de horno de 23 × 33 cm. Mezcla la sopa y los tomates en un bol aparte. Viértelos sobre los rollos. Cúbrelos con papel de aluminio y hornéalos durante 45 minutos, o hasta que la col se pinche fácilmente con un tenedor.

Desglose...

Calorías: 360; grasas totales: 11 g; grasas saturadas: 2 g; colesterol: 60 mg; sodio: 760 mg; hidratos de carbono totales: 46 g; fibra: 11 g; azúcar: 14 g; proteínas: 23 g.

Col rizada (*Brassica oleracea L. var. acephala*)

¡QUÉ PENA!

¿Sabías que... el principal uso de la col rizada en Estados Unidos es para colocar encima de las ensaladas de los restaurantes?

Ficha técnica

La col rizada pertenece a la familia de las coles «sin cabeza», entre las que también se encuentra el brécol, la coliflor y las coles de Bruselas. En este grupo también se incluyen otra serie de verduras como las acelgas. Puedes elegir entre muchas variedades: de hoja rizada o escocesa; de hoja lisa; colza; Leaf and Spear; Cavolo Nero, también conocida como dinosaurio; Tuscan; y Lacinato (col negra). La «ensalada Savoy» o col ornamental es popular por su utilización como adorno, pero también se puede hacer un acompañamiento con la misma.

Una ración de historia...

Se cree que la col procede de Asia Menor (la zona asiática de Turquía) y fue introducida en Europa hace unos 2.500 años. Llegó a Estados Unidos con los colonos ingleses en el siglo XVII. La col dinosaurio se descubrió en Italia a finales del siglo XIX. La ornamental, que también recibe este nombre porque en un principio era una planta de jardín, se empezó a cultivar comercialmente en la década de 1980, en California. Actualmente, la col es un plato tradicional favorito del sur de Estados Unidos y está adquiriendo popularidad en otras regiones.

Principalmente en el sureste de Estados Unidos.

¿Qué me aporta?

La densidad de nutrientes de la col la convierte en uno de los alimentos más saludables que puedes añadir a tu dieta. Es una fuente excelente de vitamina A, C y potasio. También es rica en calcio, hierro y folato. Contiene diversos fitoquímicos, entre los que se encuentra la luteína, que favorece la vista y es anticancerígena.

¡Lánzame un salvavidas!

CÁNCER DE PULMÓN, ESÓFAGO, BOCA Y FARINGE: Las frutas y verduras ricas en carotenoides, incluidas las de hoja verde como la col, reducen el riesgo de cáncer de pulmón, esófago, boca y faringe, según la Sociedad Estadounidense del Cáncer.

CÁNCER DE VEJIGA: En un estudio con 130 pacientes de cáncer de vejiga y con un número idéntico de pacientes del grupo de control, los que consumieron col regularmente tenían más probabilidades de sanar.

Consejos

ELECCIÓN Y CONSERVACIÓN:

- Las de hoja más pequeña tienen un sabor más suave. Elige las de color fuerte por su sabor y porque son más tiernas.
- Evita las que tengan las hojas secas y marchitas. Los agujeritos en las hojas pueden indicar que han tenido alguna plaga.
- Guarda la col sin lavar en bolsa de plástico y en el cajón de las verduras de la nevera. Coloca una toalla de papel húmeda en la bolsa para mantener la humedad. No tardes muchos días en hacerla.

PREPARACIÓN Y SUGERENCIAS:

- Lávala bien para sacar la tierra.
- Saca el nervio central que hay en las hojas y tallos, puesto que suelen ser muy duros.
- Sírvela inmediatamente después de prepararla para evitar que se reblandezca.

- Si la usas cruda para la ensalada, no la trocees o rompas hasta que vayas a usarla. Esto conserva su contenido de vitamina C.
- Se puede hacer al vapor, a fuego lento, escaldada, guisada, salteada y al horno. Tarda entre 8 y 15 minutos en hacerse según el método.
- Sirve la col con alimentos ricos en vitamina C como los cítricos, vinagre, pimientos y frutos secos para favorecer la absorción del hierro.
- Utiliza col salteada en los guisados, ensaladas, pasta y platos con patatas.
- Sencillamente salteada con ajo fresco, aceite de oliva y zumo de limón o vinagre balsámico es un plato delicioso. Puedes echarle un poco de queso rallado.

SOPA DE RECONFORTANTE COL Y LENTEJAS
Por Rosalie Gaziano
Raciones: 16 (1 taza cada una) • Tiempo de preparación y de cocción: 75 minutos

Ingredientes:

1 cebolla pequeña troceada • 2 dientes de ajo picado • 3 cucharadas de aceite de oliva • 1 lata de tomates troceados (700 g) • ½ taza de lentejas secas • 150 g de macarrones integrales al gusto • 450 g de col fresca troceada fina • 3 l de agua • 1 taza de queso parmesano recién rallado para espolvorear encima • Sal y pimienta al gusto

Instrucciones:

Hierve los macarrones y escúrrelos, déjalos aparte. Escurre las lentejas y échalas en un pote aparte con suficiente agua, de modo que queden cubiertas y las puedas cocer hasta que estén tiernas, unos 20 minutos. Entretanto pela y corta la cebolla, y haz lo mismo con los ajos. Echa el aceite de oliva en la olla para la sopa y caliéntalo. Echa el ajo y la cebolla y saltéalos hasta que estén blandos, cuida de que no se quemen. Saca el nervio de las hojas de la col y córtalas a trozos grandes. Echa la col junto con la cebolla y el ajo y saltéalo todo durante diez minutos. Echa la lata de tomate troceado, la sal y la pimienta, y déjalo cocer a fuego lento unos 10 minutos. Añade el agua a la mezcla con la col, haz que hierva, luego bájalo a fuego lento y que se haga durante 30 minutos. Echa las lentejas cocidas y los macarrones y que

se haga todo a fuego lento durante 5 minutos más. Sírvela con el queso parmesano rallado encima. También puedes echarle tropezones de
pan tostado.

Desglose...
Calorías: 130; grasas totales: 4,5 g; grasas saturadas: 1,5 g; colesterol:
5 mg; sodio: 247 mg; hidratos de carbono totales: 16 g; fibra: 3 g;
azúcar: 3 g; proteínas: 6 g.

Coliflor *(Brassica oleracea)*

UNA CABEZA INGENIOSA

**«La coliflor no es más que una col con educación universi-
taria.»**

Mark Twain

Ficha técnica
La coliflor pertenece a las *Brassicaceae*, familia a la que también pertenecen las coles de Bruselas, la col y el brécol. Es una crucífera: una
verdura que contiene azufre y que forma una cabeza compacta. Existen coliflores de varios colores que van desde el verde claro hasta el
violáceo. Las tres variedades principales son: la coliflor blanca, la bro-
coflor (una mezcla entre coliflor y bróquil, o brécol) y la romanesca,
que es de un color amarillo-verdoso. La blanca es la variedad más común en Estados Unidos, mientras que la violeta y las verdes son las
más apreciadas en Italia.

Una ración de historia...
La coliflor se originó en Asia Menor, donde se cultiva desde el 600 a.C.
Desde Asia Menor pasó a Italia, y alrededor del siglo XVI llegó a Francia y
al resto de Europa, desde donde también cruzó el canal hasta Inglaterra.
A principios de la década del 1600, los ingleses la introdujeron en Norte-
américa, donde se ha seguido cultivando desde entonces.
Se cultiva en Estados Unidos, Francia, Italia, India, China, Canadá y
México. En Estados Unidos, California es el productor principal.

¿Qué me aporta?

La coliflor es una excelente fuente de fibra y vitamina C, así como una buena fuente de las vitaminas B, biotina y folato. La coliflor contiene sulforafano, que ayuda al hígado a producir enzimas que bloquean las sustancias químicas cancerígenas que pueden perjudicar al cuerpo.

Remedios caseros

Se ha demostrado que la biotina, una vitamina soluble en agua que se encuentra en la coliflor, controla la caspa. También refuerza las uñas y evita que se rompan. Comer alimentos crujientes como la coliflor antes de acostarse puede evitar el bruxismo cuando se duerme.

¡Lánzame un salvavidas!

PREVENCIÓN DEL CÁNCER: En un estudio publicado por el *British Journal of Cancer*, los investigadores hablaron de las propiedades del indol-3-carbinol (I3C) para prevenir el cáncer. Este estudio demostraba que lo que comemos puede influir en los genes del cáncer. Varios estudios más apoyan esta idea y piden que haya más investigaciones en relación al cáncer de mama. Los investigadores han observado que el sulforafano, que se encuentra en varias verduras como la coliflor, han bloqueado las células de cáncer de pulmón en las pruebas realizadas con animales, y que ha ayudado a matar las células del cáncer de próstata y a detener su crecimiento en un estudio en tubo de ensayo con células humanas.

ARTRITIS REUMATOIDEA: Los investigadores que mantuvieron en observación a un grupo de mujeres mayores durante más de diez años, observaron que las que consumían más crucíferas tenían menor riesgo de padecer dicha enfermedad.

Consejos

ELECCIÓN Y CONSERVACIÓN:
- Busca las de cabeza blanca o de color crema. Al levantarlas tienen que ser firmes, compactas y pesadas.
- Guarda la coliflor en la nevera, preferiblemente en el cajón de baja humedad para las verduras, con la cabeza hacia arriba, así se evita que se cree humedad y que se estropee rápidamente; se conserva hasta cinco días.

PREPARACIÓN Y SUGERENCIAS:

- Saca las hojas de fuera y corta las inflorescencias por la base. Ponlas en un colador y lávalas debajo del grifo.
- Para sacarle el olor y evitar la pérdida de nutrientes, hazla al vapor durante un breve período de tiempo, no más de 3 a 5 minutos.
- Cocinar la coliflor en un recipiente de aluminio hace que se ponga amarilla; si lo haces en uno de hierro se pondrá azul-verdosa.
- Cómela cruda con alguna crema para untar verduras o con algún aliño para ensalada.
- Añade coliflor cruda a las ensaladas de verduras o verdes, y la coliflor cocida a las sopas, guisados o quiche.
- Haz un puré de patatas y coliflor.

SOPA CREMOSA DE COLIFLOR

De *Lean Mom, Fit Family: The 6-week Plan for a Slimmer You and a Healthier Family,* por Michael Sena y Kirsten Straughan
Raciones: 6 • Tiempo de preparación y de cocción: 60 minutos

Esta receta contiene seis alimentos poderosos.

Ingredientes:

450 g de coliflor fresca • 4 patatas medianas, peladas y cortadas a dados • 1 cebolla grande, troceada • 1 cucharada de aceite de oliva virgen extra • 3 tazas de caldo de pollo bajo en sodio • 2 tazas de leche desnatada, o de leche de soja baja en grasa • ½ cucharadita de pimienta negra molida • ½ cucharadita de salsa picante cayena • 2 cucharaditas de hojas de tomillo frescas (o 1 cucharadita si es seco) • Sal al gusto

Instrucciones:

Rehoga la cebolla en el aceite de oliva hasta que esté transparente. Aparte, echa la coliflor en una olla grande, cúbrela con agua y ponla a hervir. Baja el fuego y deja que se cueza a fuego lento hasta que esté un poco tierna. Escurre el agua. Añade las patatas, la cebolla rehogada, el caldo de pollo, la leche, pimienta y salsa picante y deja que vuelva a hervir a fuego lento, unos 40 minutos, hasta que las verduras estén totalmente hechas. Sácala del fuego. Pon de 1 a 2 tazas de esta sopa caliente en una batidora y bátela a velocidad baja hasta que esté homogénea. Viértela en otro recipiente. Repite la operación con el resto de la sopa. Echa sal al gusto.

Desglose...
  Calorías: 190; grasas totales: 7 g; grasas saturadas: 1,5 g; colesterol: 5 mg; sodio: 115 mg; hidratos de carbono totales: 27 g; fibra: 4 g; azúcar: 8 g; proteínas: 7 g.

Comino (*Cuminum cyminum*)

EL PEQUEÑO AYUDANTE DE MAMÁ

¿Sabías que... en el antiguo Egipto el comino se utilizaba tanto con fines culinarios como medicinales? Los egipcios no sólo sazonaban sus carnes sino que también momificaban a sus muertos con comino.

Ficha técnica
El comino está emparentado con el cilantro y pertenece a la familia del perejil. En algunos países la alcaravea se considera una clase foránea de comino, y viceversa. Esa es la razón por la que a veces puedes ver que se hace referencia al comino como la alcaravea romana, oriental, egipcia y turca, a medida que te vas adentrando en la aventura culinaria.
  La semilla de la planta es lo que se usa principalmente como especia y es el ingrediente clave para el chile y el curry. El comino tiene un sabor fuerte, omnipresente en las comidas mexicana, tailandesa y vietnamita. Es un elemento inconfundible de la *masala* del curry indio, y también es una de las diversas especias que se usan para marinar la carne y el pollo en el norte de África, Oriente Próximo y la cocina mediterránea.

Una ración de historia...
Se cree que el comino procede de la zona que comprende la región oriental del Mediterráneo hasta la India. Su utilización se remonta a los tiempos de la Biblia. Los romanos y los griegos lo utilizaban como medicina, y como cosmético para que el rostro estuviera más pálido. El comino también simbolizó la codicia, especialmente durante el mandato del empera-

dor Marco Aurelio, que llegó a ser conocido en privado como «Cuminus». Bastante tiempo después, en Europa, el comino simbolizó la lealtad. En Alemania, los invitados a las bodas llevaban comino, eneldo y sal en sus bolsillos durante la ceremonia para evitar que el novio o la novia se desdijeran.

Históricamente, Irán ha sido el principal suministrador de comino, pero en la actualidad los principales productores son India, Siria, Pakistán, Turquía y China.

¿Qué me aporta?

El comino es una gran fuente de hierro. Rico en aceites esenciales como el cuminaldehído y las pirazinas, se cree que tiene propiedades para bajar la glucosa.

Remedios caseros

En algunos países de Oriente Próximo se cree que la mezcla de comino, pimienta negra y miel es un afrodisíaco natural. Las semillas de comino mezcladas con leche y miel se han usado durante el embarazo para facilitar el parto, aliviar las náuseas y alargar la lactancia. En la medicina tradicional, el comino ayuda a hacer la digestión. También tiene propiedades antibacterianas, y se sabe que protege contra la infección por el parásito *Ancylostoma*, causante de la anquilostomiasis. En la medicina tradicional de India, las semillas de comino se fuman en pipa con ghee (mantequilla clarificada) para aliviar el hipo.

¡Lánzame un salvavidas!

ARTRITIS: En un estudio con ratas se demostró que si se les daba extracto de comino negro, se reducía la inflamación provocada por la artritis.

DIABETES: Las ratas que consumieron comino durante 6 semanas experimentaron una notable reducción de la glucosa, hemoglobina A1c, colesterol y triglicéridos. Los investigadores también descubrieron que el suplemento de comino era más eficaz que la glibenclamida (un medicamento hipoglucémico oral para controlar la glucosa) en el tratamiento de la diabetes mellitus.

CÁNCER DE COLON: El comino en la dieta de las ratas redujo la formación de células de cáncer de colon.

ÚLCERAS: Se ha descubierto que el comino es muy eficaz para extermi-
nar la *H. pylori*, la bacteria que se cree que provoca las úlceras de estómago.

Consejos
ELECCIÓN Y CONSERVACIÓN:
• Puesto que el comino puede perder fácilmente su sabor, es preferible
  usar las semillas recién molidas antes que el comino en polvo.
• Las semillas de comino y el comino en polvo se han de guardar en un
  frasco de vidrio muy bien sellado en lugar fresco, oscuro y seco. El comino en polvo dura unos seis meses, mientras que las semillas duran
  hasta un año.

PREPARACIÓN Y SUGERENCIAS:
• Tostar un poco las semillas antes de consumirlas ensalza su sabor.
• Combina muy bien con el pollo.
• Se puede añadir a las legumbres como las lentejas, garbanzos y frijoles.
• También combina bien con el arroz integral, albaricoques secos y al-
  mendras como acompañamiento.

PESCADO ASADO CON BONIATOS AL COMINO
Por Nicki Anderson
Raciones: 4 • Tiempo de preparación: 1 hora y 10 minutos

Este delicioso plato contiene seis alimentos poderosos.

Ingredientes:
   ½ kilo de boniatos cortados en rodajas muy finas • ½ cucharadita de
   comino en polvo • 1 cucharada de aceite de oliva • 4 filetes de si-
   luro, barbo o de otro pescado (de 115 a 170 g cada uno) • 1 cucharadita de chile en polvo • 1 taza de calabacines amarillos o verdes,
   troceados • ¾ de taza de cebolleta cortada en diagonal • 1 cucharada de cilantro fresco

Instrucciones:
   Precalentar el horno a 200 °C. Coloca uniformemente los boniatos
   con comino en una bandeja de horno de 33 × 23 cm y echa el aceite encima, hornéalos hasta que estén doraditos, tardan unos 45 minu-

tos. Sácalos del horno. Sube la temperatura a 230°. Usa una espátula para darle la vuelta a las rodajas de boniato, y coloca el pescado encima de los boniatos. Echa el chile en polvo y las cebolletas. Vuelve a ponerlo en el horno hasta que el pescado quede opaco en el centro, entre 8 y 10 minutos por cada pulgada (2,5 cm) de grosor. Con una espátula ancha, saca una ración de boniatos con el pescado encima y sírvelo. Adórnalo con el cilantro.

Desglose...
Calorías: 300; grasas totales: 9 g; grasas saturadas: 2 g; colesterol: 100 mg; sodio: 95 mg; hidratos de carbono totales: 25 g; fibra: 3 g; azúcar: 11 g; proteínas: 30 g.

Cúrcuma (*Curcuma longa*)

¡HAY QUE VER CÓMO TIÑE!

¿Sabías que... la cúrcuma se suele usar como tinte amarillo para telas, y que cuando se mezcla con zumo de lima, se vuelve roja y sirve para hacerse la marca en la frente que llevan los budistas e hinduistas?

Ficha técnica
La cúrcuma es un miembro de la familia del jengibre. También se la conoce como el azafrán indio, y es el ingrediente que hace que el curry y la mostaza sean amarillo-naranja. Los rizomas, extensiones que parecen raíces que salen del tallo, son las partes que se usan para hacer la cúrcuma; también se usan para hacer la mostaza, dar color a la mantequilla y el queso, y como potenciador del sabor de varios alimentos.

Una ración de historia...
La cúrcuma se cree que procede de la zona occidental de India y se ha venido utilizando desde hace al menos 2.500 años. Llegó a China hacia el 700 d.C., y luego se difundió por toda África. En el siglo XIII, Marco Polo escribió sobre esta especia, maravillándose de la planta que tenía cualidades tan similares al azafrán. El uso de la cúrcuma como colorante para los

alimentos y las telas se remonta al 600 a.C. En la Europa medieval se utilizó como sustituto barato del azafrán. La cúrcuma se introdujo en Jamaica en el siglo XVIII, y desde allí, al poco tiempo llegó a Norteamérica.

El 94 por ciento del suministro mundial procede de India. También se cultiva en algunas partes de China, así como en la región tropical de Perú.

¿Qué me aporta?

La cúrcuma contiene importantes vitaminas y minerales como el hierro, manganeso, potasio, vitamina B_6 y vitamina C. La curcumina es un fitoquímico de la cúrcuma que tiene grandes propiedades antioxidantes, y que se ha investigado por sus propiedades para combatir el cáncer y como antiinflamatorio.

Remedios caseros

Hace ya 4.000 años, los manuales de los sanadores tradicionales de India y de China mencionan la cúrcuma como remedio para múltiples males. Se usaba para aliviar los dolores menstruales, trastornos respiratorios, parásitos intestinales, obstrucción hepática, úlceras e inflamación. Es una de las hierbas favoritas de los okinawa, y tiene muchos beneficios para la salud. El folclore local dice que refuerza el sistema inmunitario, alivia la inflamación y mejora la digestión, entre otras cosas.

¡Lánzame un salvavidas!

LESIONES CEREBRALES: En un estudio con ratas, se observó que la curcumina contrarrestaba el deterioro por oxidación y el trastorno cognitivo del cerebro con lesiones.

DEMENCIA Y ALZHEIMER: En un estudio con ratones se confirmó que la curcumina bajaba significativamente las proteínas oxidadas y las citoquinas inflamatorias asociadas con el Alzheimer. Las personas mayores que comían curry al menos una vez al mes dieron mejores resultados en las pruebas de medición de la función cognitiva que las que lo consumían con menos frecuencia.

CÁNCER DE PIEL: En un estudio con animales, la cúrcuma demostró que reducía el tamaño de los tumores cutáneos en un 37 por ciento, y la posibilidad de sufrir un tumor cutáneo en un 87 por ciento en comparación con el grupo de control.

En otro estudio del M.D. Anderson Cancer Center de Houston, de la

Universidad de Texas, se trataron tres líneas celulares de melanomas con curcumina. El crecimiento celular fue inhibido y aumentó la muerte de las células cancerígenas.

CÁNCER DE MAMA: Los investigadores han descubierto que la curcumina inhibe la metástasis en los pulmones de los ratones con cáncer de mama. También observaron que sirve para fabricar el taxol, un fármaco de quimioterapia para el cáncer de mama, menos tóxico y más eficaz.

A las ratas que se les dieron dosis más elevadas de cúrcuma durante 5 días, experimentaron un importante retroceso en sus tumores.

PRÓSTATA: En los estudios in vitro e in vivo se ha demostrado que la curcumina reduce la expresión de los genes del cáncer de próstata, el volumen del tumor, y la cantidad de nódulos tratados en los grupos.

CÁNCER DE COLON: En un pequeño estudio, pacientes que tenían pólipos precancerosos fueron tratados con curcumina durante 6 meses. El número medio de pólipos se redujo en un 60 por ciento, y el tamaño medio en un 50 por ciento.

SALUD CARDIOVASCULAR: Las ratas que fueron alimentadas con altas dosis de curcumina tenían muchos menos triglicéridos en el hígado, y colesterol de lipoproteína de muy baja densidad (VLDL).

Consejos
ELECCIÓN Y CONSERVACIÓN:
- Elige raíces de cúrcuma fresca que tengan un aroma picante y rizomas fuertes.
- Cuando la compres en polvo, hazlo en pequeñas cantidades y de sitios que tengas garantía de que es fresca.
- Envuelve bien y refrigera la cúrcuma no pelada, de este modo se conservará hasta tres semanas.
- Guarda la cúrcuma en polvo en bolsas o botellas de plástico herméticas.

PREPARACIÓN Y SUGERENCIAS:
- La cúrcuma se suele hacer al vapor, luego se seca y se muele.
- Ve con cuidado al prepararla, te teñirá las manos y la ropa.

- Utiliza cúrcuma en estofados, sopas, arroz y platos de pescado para añadir sabor y color.
- La cúrcuma se usa en la producción de algunos alimentos envasados para protegerlos de la luz solar.

MACARRONES CON BRÉCOL Y CÚRCUMA
Por el chef Nick Spinelli
Raciones: 6 • Tiempo de preparación y de cocción: 30 minutos

Esta receta contiene cinco alimentos poderosos.

Ingredientes:
3 tazas de brécol, tallos e inflorescencias, crudos y recortados • 450 g de macarrones crudos • 2 cucharadas de aceite de oliva virgen extra • 1 cucharadita de cúrcuma en polvo • ½ cucharadita de pimienta negra molida • 1 cucharada de ajo fresco picado • 1 cucharadita de jengibre fresco picado • ½ taza de caldo de pollo o de verduras • ¼ de taza de vino blanco Chardonnay • ¾ de cucharadita de sal

Instrucciones:
Llena una olla de 4 litros con agua fría y ponla a hervir. Echa el brécol y hazlo hasta que esté tierno. Cuando esté hecho, sácalo del agua y ponlo en un colador en el fregadero. No lo enjuagues. Si es necesario, echa más agua a la olla para cocer la pasta y vuelve a ponerla al fuego. Deja hervir el agua de nuevo y añádele la pasta. Hazla al dente. Escurre la pasta, pero sin aclararla. Enjuaga la olla y vuelve a ponerla al fuego. Échale aceite de oliva y ponla a fuego medio-alto durante medio minuto. Echa la cúrcuma, pimienta negra, ajo y jengibre al aceite y remueve constantemente hasta que notes el olor a ajo. Echa el caldo de pollo y el vino blanco y déjalo hervir. Echa sal y remueve un par de veces. Añade la pasta al aderezo y echa la salsa hasta que se cubra la pasta por completo. Apaga el fuego, echa el brécol a la pasta y remueve hasta que esté totalmente cubierta.

Desglose...
Calorías: 350; grasas totales: 6 g; grasas saturadas: 1 g; colesterol: 0 mg; sodio: 55 mg; hidratos de carbono totales: 61 g; fibra: 5 g; azúcar: 5 g; proteínas: 13 g.

Espárrago (*Asparagaceae*)

VERDES O BLANCOS: ¡DELICIOSOS!

¿Sabías que... los espárragos blancos y verdes proceden de la misma planta? Cuando salen los brotes del suelo, los rayos solares vuelven verdes los tallos al hacer que produzcan clorofila?

Ficha técnica

El espárrago pertenece a la familia de las Liliáceas. Existen aproximadamente 300 variedades de espárragos, de los cuales sólo 20 son comestibles. El nombre espárrago procede del griego, y éste del persa, y significa «brote». La especie más conocida es el *Asparagus officinalis*, conocido con el nombre de espárrago, que puede ser de color blanco, verde o púrpura.

Una ración de historia...

Los egipcios escribieron sobre el espárrago que se cree que es originario del Mediterráneo y que tiene una antigüedad de unos 2.000 años. Los griegos y los romanos lo valoraban por su sabor único, su textura y propiedades medicinales. El Imperio Romano tenía la «flota del espárrago», barcos destinados especialmente a la misión de recolectar las mejores plantas de espárrago del mundo. En el siglo XVI se hicieron populares en Francia e Inglaterra, y desde allí los primeros colonos lo llevaron a América.

¿Dónde se cultiva el espárrago?

El espárrago silvestre brota en distintos lugares como Inglaterra, Wisconsin central, Rusia y Polonia. En 2004, los cuatro países principales productores de espárragos eran China, Perú, Estados Unidos y México.

¿Qué me aporta?

El espárrago es una excelente fuente de ácido fólico, que ayuda a controlar la homocisteína, un factor de riesgo de padecer enfermedades cardiovasculares, cáncer y disfunciones cognitivas; también puede reducir el riesgo de anomalías congénitas. Es una buena fuente de vitamina C, tiamina y vitamina B_6. Es rico en rutina, un flavonoide que se cree que tiene propiedades antiinflamatorias, refuerza los vasos sanguíneos y protege del deterioro oxidativo.

El espárrago también es rico en glutatión, un antioxidante que protege del deterioro celular. La protodioscina es una sustancia química vegetal, que se ha descubierto que reduce la pérdida de masa ósea, aumenta el deseo sexual, favorece la erección y tiene propiedades para terminar con las células cancerígenas de diversas variedades de cáncer. Los espárragos de color púrpura tienen sabor a fruta y son ricos en antocianina.

Remedios caseros

Los griegos y los romanos apreciaban el espárrago por sus propiedades medicinales como tratamiento de las picaduras de abejas, enfermedades del corazón, hidropesía y dolores dentales. El zumo fresco tomado en pequeñas dosis se dice que es diurético y laxante. Los herbolarios chinos utilizan su raíz para tratar muchas enfermedades como la artritis y la infertilidad. Madame de Pompadour utilizaba espárragos mezclados con yemas de huevo, vainilla y trufas como afrodisíaco. Históricamente, el espárrago se ha utilizado para tratar problemas inflamatorios como la artritis y el reuma; también puede ayudar a aliviar el síndrome premenstrual debido a la retención de líquidos.

¡Lánzame un salvavidas!

DIGESTIÓN: El espárrago contiene *inulina*, un hidrato de carbono que no se digiere pero que favorece la proliferación de bacterias buenas en el intestino grueso. También contiene fructo-oligosacáridos (FOS) que promueven el crecimiento de bacterias buenas para el colon. La *asparagina* es un fitoquímico que posee el espárrago y que tiene propiedades diuréticas.

DIABETES: En 2006, un estudio publicado en el *British Journal of Medicine* anunciaba noticias prometedoras para el tratamiento de la diabetes. Los investigadores demostraron que el extracto de espárrago aumentaba significativamente la acción de la insulina produciendo hasta un 81 por ciento de aumento en la asimilación de la glucosa en las células adiposas.

SALUD CARDIOVASCULAR: Cuando los niveles de folato están bajos, los niveles de homocisteína en la sangre pueden aumentar. El aumento de la homocisteína puede incrementar significativamente el riesgo de padecer enfermedades cardiovasculares al favorecer la aterosclerosis. Una ración de espárragos proporciona casi el 60 por ciento de la cantidad diaria recomendada de folato.

Consejos

ELECCIÓN Y CONSERVACIÓN:

• Escoge los espárragos verdes que tengan las puntas cerradas, compactas y firmes.

• Si las puntas están ligeramente marchitas, refréscalas sumergiéndolas en agua fría.

• Mantén húmedos los espárragos frescos hasta que los vayas a usar.

• Se pueden congelar, pero es mejor no descongelarlos justo antes de cocinarlos.

• Cuando lleves a casa espárragos y no los vayas a consumir el mismo día, recórtalos un poco por la base y guárdalos verticales en un pote con un poco de agua. Para almacenamientos más largos, envuélvelos en papel de cocina o en un trapo de cocina limpio y húmedo, luego ponlos en una bolsa de plástico en el cajón de la nevera para guardar frutas y verduras, donde se conservarán hasta cinco días.

PREPARACIÓN Y SUGERENCIAS:

• Para purés, sopas o ensaladas, corta o rompe los brotes de espárrago por la parte más tierna y usa las partes del tronco que has recortado, que de lo contrario tirarías.

• Si vas a hacer una receta con espárragos fríos, sumérgelos en agua fría nada más sacarlos del fuego, y luego sácalos rápidamente; si los dejas en agua demasiado rato, se quedarían empapados de agua.

• Prueba los espárragos frescos con zumo de limón.

• Cebollinos, perejil, perifollo, ajedrea, estragón y otras hierbas aromáticas mezcladas con mantequilla son deliciosas para aderezar los espárragos.

• Puedes tomarlos en purés, guisados o en salsa.

ESPÁRRAGOS CON ADEREZO DE ZUMO DE CÍTRICOS FRESCOS Y ALMENDRAS TOSTADAS
Por el chef Cheryl Bell
Raciones: 6 • Tiempo de preparación y de cocción: 10 minutos

Esta receta contiene cinco alimentos poderosos.

Ingredientes:
    2 cucharadas de almendras laminadas • ¾ de kilo a 1 kilo de espá-

rragos lavados y recortados • ¼ de cucharadita de piel de naranja recién rallada • 1 cucharada de zumo de naranja • 1 cucharadita de zumo de limón fresco • 2 cucharadas de aceite de oliva virgen extra, sal Kosher y pimienta recién molida al gusto

Instrucciones:
Precalienta el horno a 190 °C. Tuesta las almendras en una pequeña bandeja de horno poco profunda hasta que estén doradas; de 4 a 5 minutos. Haz los espárragos al vapor hasta que estén crujientes y tiernos, unos 4 a 5 minutos. Pon los espárragos en un bol o bandeja. En otro bol más pequeño, mezcla la ralladura de piel de naranja, el zumo de naranja, el zumo de limón, el aceite de oliva y la sal y la pimienta al gusto. Sirve la salsa encima de los espárragos y salpícala con almendras.

Desglose...
Calorías: 90; grasas totales: 6 g; grasas saturadas: 1 g; colesterol: 0 mg; sodio: 10 mg; hidratos de carbono totales: 5 g; fibra: 2 g; azúcar: 2 g; proteínas: 3 g.

Espelta o escanda (*Triticum spelta*)

¿TRIGO DE ÉLITE?

¿Sabías que... la espelta tiene más proteínas, complejos de hidratos de carbono y complejos de vitaminas B que el trigo?

Ficha técnica
En Europa hace mucho que la espelta es popular: en Italia se la conoce también como *farro*, en Alemania como *dinkle*, y en España como escanda. Está emparentada con el trigo (*T. aestivum*), tiene muchas de sus propiedades y sabe parecido, por lo que muchas personas con alergia al trigo tienen la solución en la espelta. Sabe un poco a fruto seco y es un cereal muy nutritivo. La espelta molida se utiliza principalmente como sustituta de la avena y la cebada.

Una ración de historia...

La espelta es uno de los cereales más antiguos, su cultivo se remonta a unos 7.000 años, y sus orígenes nos llevan hasta la Mesopotamia temprana. Autóctona de Irán y del sudeste europeo, se sabe que se cultivaba 5.000 años a.C. La espelta es uno de los primeros cereales que se usaron para hacer pan, y su uso se menciona en la Biblia [Éx. 9,32; Is. 28,25; Ez. 4,9].

A lo largo de la historia europea reciente, la espelta se hizo popular, especialmente en Alemania, Suiza y Austria. Se introdujo en Estados Unidos en la década de 1890 y se cultivó moderadamente hasta principios del siglo XX, cuando los granjeros empezaron a cultivar trigo que era mucho más fácil de procesar que la espelta.

Alemania y Suiza son los principales productores de espelta. En Estados Unidos lo es Ohio.

¿Qué me aporta?

Es una fuente excelente de las vitaminas B_2 (riboflavina), B_3 (niacina) y B_1 (tiamina), y también de minerales como hierro, manganeso, cobre, y el aminoácido triptófano. Asimismo, es una gran fuente de fibra y de proteína, en comparación con el trigo.

Remedios caseros

Hace más de 800 años, una monja benedictina, Hildegard von Bingen (santa Hildegarda) escribió sobre las propiedades curativas de la espelta: «Es rica en nutrientes y más suave que otros cereales. Fortalece el cuerpo, purifica la sangre de quienes la comen y hace que el espíritu se sienta ligero y alegre. Si alguien está enfermo, hierve espelta, mézclala con huevo y sanará como si fuera un ungüento». Los antiguos griegos y romanos ofrecían espelta a sus dioses paganos de la agricultura para conseguir una buena cosecha y fertilidad.

¡Lánzame un salvavidas!

SALUD CARDIOVASCULAR: En un estudio publicado en el *American Heart Journal* se descubrió que las mujeres que padecían problemas coronarios y comieron al menos 6 raciones de cereales integrales a la semana, incluida la espelta, dieron muestras de una ralentización en el progreso de su ateroesclerosis.

PREVENCIÓN DE LOS CÁLCULOS BILIARES: Comer alimentos ricos en fibra indisoluble, como la espelta, puede ayudar a las mujeres a evitar los cálculos biliares, según un estudio del *American Journal of Gastroenterology*.

Consejos

ELECCIÓN Y CONSERVACIÓN:
* La espelta se vende como cereal entero, harina, pan y pasta.
* Se ha de guardar en un recipiente hermético en un lugar fresco, seco y oscuro.
* La harina de espelta se ha guardar en la nevera.

PREPARACIÓN Y SUGERENCIAS:
* Ponla en remojo durante 8 horas o toda la noche. Escúrrela y aclárala bien; cuando tengas que cocerla, la proporción es de tres tazas de agua por una de espelta; pon a hervir el agua y deja que se haga a fuego lento durante 1 hora aproximadamente.
* En Alemania, los granos de espelta verdes se ponen a secar y se comen como *grunkern*, que literalmente significa «semilla verde».
* Cuece las bayas de espelta y sírvelas como acompañamiento en lugar de arroz o patatas.
* Utiliza harina de espelta para hacer pan, magdalenas y gofres.

HAMBURGUESAS DE ESPELTA
Adaptado de www.purityfoods.com
Raciones: 6 hamburguesas • Tiempo de preparación y de cocción: 40 minutos

Esta receta contiene ocho alimentos poderosos.

Ingredientes:
1 taza de granos de espelta Vita-Spelt • 1 cucharada de margarina de colza • ¼ de taza de cebolla troceada • ¼ de taza de apio troceado • ¼ de taza de zanahorias troceadas • 1 diente de ajo • 2 tazas de caldo vegetal • 2 cucharadas de ketchup • 1 cucharada de mostaza suave • 1 huevo (opcional) • ¼ de taza de aceite de oliva

Instrucciones:
Precalienta el horno a 180 °C. Pon la espelta en grano en una batidora y muélela a velocidad media durante 2 minutos, o hasta que el grano

tenga la mitad de su tamaño, como un grano de arroz. Déjalo a un lado. Pon la margarina en una olla grande y deja que se deshaga con el calor del fuego. Echa la cebolla, el apio, las zanahorias y el ajo, y remueve con frecuencia las verduras hasta que estén tiernas, pero firmes. Echa el caldo y el cereal molido y remueve bien. Sube el fuego y deja que hierva. Vierte la mezcla de verduras en una fuente de horno de una capacidad de 2 litros y cúbrela con papel de aluminio. Hornéala durante 20 minutos, o hasta que la masa esté pegajosa y tenga la consistencia de arroz blanco cocido. Deja enfriar la masa a temperatura ambiente. Echa el ketchup y la mostaza al gusto y remueve para que se mezcle bien. Luego añade el huevo y remueve. Con las manos mojadas, da forma a seis hamburguesas. Echa aceite en una sartén antiadherente de 25 cm y fríe las hamburguesas a fuego medio durante 5 a 7 minutos por cada lado, o hasta que estén doradas y crujientes. Pon las hamburguesas sobre papel de cocina para que pierdan el exceso de aceite. Ponles tus aderezos favoritos y sírvelas con un panecillo de espelta.

Desglose...

Calorías: 190; grasas totales: 8 g; grasas saturadas: 1,5 g; colesterol: 45 mg; sodio: 460 mg; hidratos de carbono totales: 27 g; fibra: 4 g; azúcar: 3 g; proteínas: 6 g.

Espinaca *(Spinacea oleracea)*

«...COMIENDO ESPINACAS VOY...»

¿Sabías que... Crystal City, Texas, capital de la espinaca, en 1937 erigió una estatua en honor del dibujante E. C. Segar y de su personaje Popeye, por su influencia en el consumo de espinacas en Estados Unidos? ¡A Popeye se le atribuyó el 33 por ciento de aumento en la venta de espinacas, y se le reconoció el mérito de haber salvado él solo la industria de la espinaca!

Ficha técnica

La espinaca pertenece a la misma familia que la remolacha y la acelga. Hay tres tipos principales: la de hoja lisa, la savoy y la semisavoy. Todas ellas deliciosas y ricas en nutrientes.

Una ración de historia...

Se cree que la espinaca procede de la antigua Persia. En el siglo VII, el rey de Nepal la envió a China como presente y fue conocida como «hierba de Persia». En el siglo XI los moros la introdujeron en España, y en Inglaterra se conoció como la «verdura española». En el siglo XVI, Catalina de Médici se llevó a sus cocineros cuando abandonó Florencia para contraer matrimonio con el rey de Francia, porque sabían preparar las espinacas como a ella le gustaban. Por eso los platos que llevan un lecho de espinacas reciben el nombre de «a la florentina».

Los principales productores son Estados Unidos y Holanda.

¿Qué me aporta?

La espinaca es una fuente excelente de fibra y vitamina K. También es una gran fuente de minerales como calcio, hierro, magnesio y manganeso. Es rica en folato, vitamina B_{11} soluble en agua, que es importante para la función cognitiva. Es especialmente rica en vitamina A y en sus compuestos afines como el betacaroteno, zeaxantina y luteína, carotenoides que actúan como protectores de la vista. Es uno de los alimentos más ricos en luteína, contiene casi 30.000 microgramos por taza de espinaca congelada. También es rica en glicolípidos, poderosos fitoquímicos que se sabe que tienen propiedades para interrumpir el desarrollo y la proliferación del cáncer.

Remedios caseros

Comer unas pocas espinacas cada día se supone que es bueno para la depresión y la neuritis, una inflamación de los nervios, porque la espinaca es rica en vitaminas B.

¡Lánzame un salvavidas!

DEGENERACIÓN MACULAR DEBIDA A LA EDAD: En un estudio de casos y controles con 356 sujetos con una avanzada degeneración macular, se observó que cuantas más espinacas comían, menor era el riesgo de degeneración macular debida a la edad.

CÁNCER DE HÍGADO: En un estudio *in vitro* con células de cáncer humanas se descubrió que la espinaca tenía el efecto antiproliferativo más elevado en comparación con otras verduras.

CÁNCER DE VESÍCULA BILIAR: En un estudio de casos y controles con 153 pacientes con cáncer de vesícula biliar, se observó una significativa relación inversa entre el consumo de espinacas y el riesgo de desarrollar cáncer de vesícula biliar.

CÁNCER DE COLON Y DE MAMA: En un estudio *in vitro* con extracto de espinacas rojas (*Amaranthus gangeticus*) sobre células de cáncer de colon y de mama, se descubrió que tenía un importante efecto antiproliferativo.

CÁNCER DE PRÓSTATA: En un estudio se descubrió que un antioxidante natural de la hoja de la espinaca retrasaba el avance del cáncer de próstata tanto en células animales como humanas.

CÁNCER CERVICAL: Se observó que los retinoides de la espinaca tienen potencial quimioterapéutico y quimiopreventivo en el cáncer de cuello uterino.

LINFOMA NO-HODGKIN (LNH): En un estudio del *National Cancer Institute* se descubrió que consumir dosis altas de verduras que contienen luteína y zeaxantina, como la espinaca, conlleva un menor riesgo de padecer el LNH.

CATARATAS: En un estudio de cohortes con 36.644 varones estadounidenses profesionales de la medicina se descubrió que comer espinacas estaba correlacionado con un menor riesgo de desarrollar cataratas.

NEUROPROTECTOR: En ratas que padecían daños cerebrales y que fueron alimentadas con espinacas se observó una disminución del tejido dañado y un incremento de la función cerebral.

Consejos
ELECCIÓN Y CONSERVACIÓN:
- ¡Cómpralas frescas! Entre el viaje y el almacenamiento a temperaturas más cálidas, es probable que haya desaparecido gran parte de su contenido en nutrientes. Si están marchitas, no las compres.
- Escoge espinacas con tallos que no tengan signos de empezar a marchitarse y que tengan hojas verdes y sanas.
- Las espinacas se han de guardar sin lavar en una bolsa donde queden sueltas, y hay que ponerlas en el cajón de las verduras de la nevera, donde se pueden conservar bien sin perder nutrientes hasta 4 días.
- Utiliza las espinacas cocidas al día siguiente.
- La espinaca congelada conserva más nutrientes porque se congela muy rápidamente.

PREPARACIÓN Y SUGERENCIAS:
- Recorta y lava las espinacas cuidadosamente pues las hojas suelen tener mucha tierra.
- Aparta los tallos que sean muy gruesos para que el resto se cueza en forma pareja.
- Seca las hojas de las espinacas con papel de cocina o con un centrifugador de ensalada.
- Hacerlas al vapor es la mejor forma. Cocínalas al mínimo. Las vitaminas C y el complejo de vitaminas B se pueden destruir con el agua, el calor o la luz.
- Sustituye la lechuga iceberg por espinacas.
- Echa espinacas a tu lasaña, pasta o pizza.

ESPINACAS SALTEADAS
Por Christine M. Palumbo
Raciones: 4 • Tiempo de preparación y de cocción: 15 minutos

¡Sencillo pero exquisito! ¡Nos gustaría añadir una pizca de guindilla molida para darle más vida, pero cuidado! Rocía un poco de aceite de oliva macerado en albahaca encima de las espinacas y le darán un sabor que no te lo podrás creer. Esta receta contiene cuatro alimentos poderosos.

Ingredientes:
300 g de espinacas crudas lavadas • 1 diente de ajo cortado fino • 1 cucharada de aceite de oliva virgen extra • Zumo de ½ limón • Sal, pimienta y semillas de guindilla al gusto

Instrucciones:
Lava bien las espinacas (aunque estén envasadas y limpias, puesto que hay pruebas de que incluso las verduras que han sido prelavadas se han de lavar otra vez en casa). Ponlas en un colador. Calienta el aceite de oliva en una olla grande y echa el ajo, cuécelo unos minutos hasta que esté blando. Echa las espinacas, dejando el poquito de agua que todavía quede en sus hojas. Cúbrelas y hazlas a fuego medio, durante 3 a 4 minutos, removiendo de vez en cuando. Apaga el fuego mientras las espinacas todavía estén verdes, echa el zumo de limón y sírvelas.

Desglose...
Calorías: 50; grasas totales: 4 g; grasas saturadas: 0,5 g; colesterol: 0 mg; sodio: 243 mg; hidratos de carbono totales: 3 g; fibra: 2 g; azúcar: 0 g; proteínas: 2 g.

Frambuesa (*Rubus*)

¡QUÉ DULCES SON!

¿Sabías que... el xilitol, un conocido edulcorante, está hecho de frambuesa?

Ficha técnica

Existen más de 200 especies conocidas de frambuesas que varían desde el color rojo (*Rubus ideaus*) hasta el negro (*Rubus occidentalis*), pasando por otras de colores menos familiares como naranja, púrpura y amarillo. La frambuesa se parece a sus primas: la mora y la fresa. Las frambuesas y las moras se conocen colectivamente como frutos de «zarza», que son frutos que se forman por la agregación de otros frutos más pequeños denominados drupas.

Una ración de historia...

La frambuesa procede de Asia Menor y de Norteamérica. Los primeros datos sobre las frambuesas indican que eran populares en los tiempos de Cristo. Se cree que los romanos iniciaron su cultivo alrededor del siglo IV a.C., y luego se expandió por Europa. Los británicos fueron quienes le dieron popularidad a mediados del siglo XVIII. El cultivo de la frambuesa negra americana comenzó a principios del siglo XIX.

¿Dónde se cultivan?

Los principales productores son Polonia, Rusia, Alemania, la zona de los Balcanes, Chile y Estados Unidos.

¿Qué me aporta?

La frambuesa es una buena fuente de fibra, fósforo y selenio, también es una excelente fuente de vitamina C. Asimismo son ricas en varios antioxidantes y fitoquímicos que combaten diversas enfermedades. La congelación ultrarrápida y el procesamiento de las frambuesas destruye gran parte de su vitamina C, pero afortunadamente el resto de antioxidantes se conservan.

Remedios caseros

La infusión de hoja de frambuesa se usa para tratar las náuseas del embarazo, y vómitos producidos por éstas. Las frambuesas frescas, ricas en vitamina C, se han utilizado para tratar y prevenir la sinusitis.

¡Lánzame un salvavidas!

CÁNCER: Existen varios estudios recientes sobre algunos tipos de cáncer y el efecto de la frambuesa o su extracto. En un estudio donde se utilizó un modelo con ratas con células de cáncer de esófago humano, se descubrió que una dieta con frambuesas negras reducía significativamente el crecimiento del tumor. En un estudio de casos y controles donde se utilizaron hámsteres se descubrió que las frambuesas negras inhibían la formación de tumores bucales. En otro estudio con células donde se utilizaron los fitoquímicos ácido felúrico y betasitoesterol, que normalmente se encuentran en las frambuesas, se detuvo el crecimiento de las células de cáncer bucal malignas y premalignas. En otro estudio se observó el efecto del extracto de frambuesa sobre las células de cáncer de hígado humano y se descubrió que cuanto más extracto se usaba, menos se replicaban las células.

DIABETES: Las antocianinas, poderosos componentes de las frambuesas, reducen el nivel de glucosa en la sangre después de comidas ricas en almidón.

OBESIDAD E HÍGADO GRASO: En un estudio con ratones que fueron alimentados con dietas ricas en grasas y diversas cantidades de frambuesa, se descubrió que éstas ayudaban a evitar y mejorar la condición del hígado graso, así como también reducían la obesidad.

Consejos
ELECCIÓN Y CONSERVACIÓN:
- Evita que se pongan malas asegurándote de que no tienen ningún signo de humedad y que no están demasiado apretadas en el paquete.
- Saca las que no estén buenas o que tengan moho y vuelve a guardarlas en su envase original.
- Se mantendrán bien durante dos días en la nevera.
- Para congelar las frambuesas, escúrrelas, sécalas, colócalas en una bandeja y ponlas en el congelador. Luego ponlas en una bolsa de plástico. Congeladas se mantienen hasta un año.

PREPARACIÓN Y SUGERENCIAS:
- Lávalas suavemente y sécalas.
- Ponlas en tus cereales para el desayuno, ensaladas, yogur, helado, gofres o filloas (crepes, panqueques).
- Son estupendas en los batidos.

TARTA DE FRAMBUESAS Y MELOCOTÓN EN ALMÍBAR
Adaptado de *Healthy Homestyle Desserts* por Evelyn Tribole
Raciones: 10 • Tiempo de preparación y de cocción: 20 minutos

Esta receta contiene tres alimentos poderosos.

Ingredientes:
1 base para tarta de harina de trigo, preparada y enfriada

Relleno:
230 g de crema de queso desnatado • 115 g de crema de queso light • ½ taza de azúcar en polvo • 1 cucharadita de vainilla

Glaseado de melocotón:
⅓ de taza de azúcar granulado • 1 cucharada de harina de maíz (maizena) • 1 lata de melocotón en almíbar de 170 g

Fruta:
2 kiwis cortados en rodajas finas • 1 melocotón pelado y cortado en rodajas finas • Una caja de frambuesas frescas de 170 g

Instrucciones:
En un bol pequeño, mezcla las cremas de queso, el azúcar en polvo y la vainilla. Extiende la mezcla por la masa fría. Déjalo enfriar 30 minutos. En una olla pequeña, echa el azúcar granulado y la harina de maíz, luego añade gradualmente el néctar de melocotón. Ponlo a cocer a fuego medio-alto y remueve hasta que la mezcla haga burbujas. Cuécelo removiendo durante un minuto más. Sácalo del fuego y déjalo enfriar al menos cinco minutos. Con un pincel para cocinar, aplica una fina capa de glaseado sobre el relleno de queso. Pon las rodajas de kiwi. Añade una fina capa de glaseado. Añade las rodajas de melocotón. Cúbrelo con frambuesas y el resto del glaseado.

Desglose...
Calorías: 220; grasas totales: 9 g; grasas saturadas: 3 g; colesterol: 0 mg; sodio: 180 mg; hidratos de carbono totales: 30 g; fibra: 3 g; azúcar: 19 g; proteínas: 6 g.

Fresa (*Fragaria*)

¿TE CASARÁS CONMIGO?

¿Sabías que... cuenta la leyenda que si partes por la mitad una fresa doble para compartirla con otra persona del sexo opuesto, os enamoráis?

Ficha técnica
La fresa es un miembro de la familia de las Rosáceas y una de las bayas más populares del mundo. Son exclusivas en cuanto a que son la única fruta que lleva sus semillas fuera en lugar de dentro. Existen más de 600 variedades.

Una ración de historia...
En la Edad Media en Europa, las fresas se usaban con fines medicinales. En 1714, un ingeniero francés descubrió que las fresas en Chile y Perú eran mucho más grandes que las europeas. Se llevó semillas a Francia donde fueron plantadas cerca de una variedad norteamericana, y el híbrido que salió fue grande, dulce y jugoso.

¿Dónde se cultivan?
Los mayores productores de fresas son Canadá, Francia, Estados Unidos, Italia, Austria, Japón y Nueva Zelanda.

¿Qué me aporta?
Una ración de 8 fresas contiene más vitamina C que una naranja. También son ricas en folato, potasio y fibra. Están sólo en segundo lugar respecto a las ciruelas en fenoles y antioxidantes, es especialmente rica en flavonoides que combaten el cáncer y las enfermedades cardiovasculares, en antocianinas, ácido elágico, quercetina, catequinas y kaempferol.

Remedios caseros
Un dentista neoyorquino cree que puedes mejorar tu sonrisa combinando fresa y levadura en polvo para hacer una pasta y ponértela en los dientes. Después de unos 5 minutos, te los lavas a fondo con pasta de dientes para sacar la pasta de fresa. Los antiguos romanos creían que las fresas aliviaban los síntomas de melancolía, mareo, todas las inflamaciones, fie-

bres, infecciones de la garganta, cálculos renales, halitosis, ataques de gota, y enfermedades de la sangre, del hígado y del bazo.

¡Lánzame un salvavidas!

CÁNCER: Investigadores de Harvard descubrieron las cualidades protectoras de las fresas para varios cánceres. En los estudios *in vitro* donde se ha utilizado extracto de hojas de fresa con células de leucemia se ha observado una importante actividad destructora del cáncer. En otro estudio con células se ha descubierto que el extracto de fresa inhibía significativamente el crecimiento del cáncer de colon y de mama. Las fresas de cultivo ecológico tienen un efecto antiproliferativo superior a las convencionales debido a sus niveles de antioxidantes. Las fresas pueden influir en reducir el cáncer provocado por estrógenos, puesto que son ricas en ácido elágico, que actúa como bloqueador del estrógeno. Las fresas congeladas y secas inhibieron el crecimiento de dos tipos de cáncer de cuello de útero en un estudio con células. En otro estudio donde se utilizaron ratas con cáncer de esófago se descubrió que las fresas secas y congeladas inhibían el crecimiento del tumor y su inicio.

ANTIINFLAMATORIAS: Las fresas bloquean las enzimas (COX-2) responsables de la inflamación.

OBESIDAD: Actualmente se está investigando el efecto de las fresas para adelgazar.

DIABETES: Se ha descubierto que los fitoquímicos de las fresas controlan la diabetes del tipo 2 reduciendo los niveles de glucosa en la sangre después de una comida rica en almidón.

FUNCIÓN COGNITIVA: Los investigadores de la Universidad Tufts descubrieron que el extracto de fresa retrasaba la pérdida de función cognitiva en las ratas.

SALUD CARDIOVASCULAR: Comer 8 fresas al día durante 8 semanas redujo uno de los principales factores de riesgo para las enfermedades cardiovasculares, la homocisteína. En un estudio similar, el mismo investigador descubrió que los sujetos que comían una ración de fresas al día durante 4 semanas tenían niveles más altos de folato.

ANTITROMBOSIS: En un estudio con animales se descubrió que las fresas tenían un poderoso efecto antitrombótico debido a su actividad antiplaquetaria.

Consejos
ELECCIÓN Y CONSERVACIÓN:
- Las de tamaño mediano son más gustosas que las grandes.
- Las fresas han de estar duras y secas al tacto. Evita las que tengan golpes y moho. Tienen que ser gordas y tener el sombrerito verde, han de ser de color rojo fuerte y has de poder oler el típico olor a fresa cuando te la acerques a la nariz.
- Saca las fresas que tengan moho o estén estropeadas.
- Se conservan bien un par de días en la nevera si se guardan en su recipiente original.

PREPARACIÓN Y SUGERENCIAS:
- Lávalas bien antes de comértelas.
- No saques las hojas antes de lavarlas para evitar que absorban demasiada agua, lo cual iría en detrimento de su sabor y textura.
- Echa fresas frescas a la ensalada, a los cereales para el desayuno o al yogur.
- Ponlas en tu batido favorito.

PASTELILLO DE FRESA
Por Heather Jose
Raciones: 12 • Tiempo de preparación y cocción: 25 minutos

Los nativos americanos aplastaban las fresas y las mezclaban con maíz seco triturado y hacían un pan. A los colonos les gustó tanto que al final hicieron su propia versión, y así nació el «Shortcake de fresa», o pastelillo de fresa. Esta receta contiene cuatro alimentos poderosos.

Ingredientes para el recubrimiento de fresas:
1 k de fresas frescas lavadas y troceadas • ¼ de taza de néctar de agave

Ingredientes para el pastelillo:
2 tazas de Hodgson Mills Insta-Bake Baking Mix* • 2 cucharadas de

mantequilla • ⅔ de taza de leche de soja (normal o de vainilla) • 2 cucharadas de néctar de agave (opcional)

Instrucciones para el pastelillo:
Calienta el horno a 220 ºC. En un bol mediano, combina el Insta-Bake* y la mantequilla hasta que se hagan bolitas. Echa la leche de soja y el agave y remuévelo hasta que la masa esté suave. Amasa hasta que la masa se despegue del bol. Colócala en una bandeja para hacer pasteles de 20 a 23 cm previamente engrasada, o ponla a cucharadas en la bandeja para hornear. Hornéala 10 a 12 minutos, o hasta que esté dorada; puede que sea más rato dependiendo de la bandeja que uses. Salen entre 10 y 12 pastelillos individuales, o bien 8 piezas algo más grandes.

Instrucciones para el recubrimiento de fresas:
Pon las fresas lavadas y cortadas por la mitad en un bol mediano y echa el néctar de agave. Utiliza un pasapurés y aplasta las fresas hasta darles la consistencia deseada. Coloca un trozo de pastelillo en un bol y cúbrelo con las fresas.

Desglose...
Calorías: 170; grasas totales: 3 g; grasas saturadas: 1,5 g; colesterol: 5 mg; sodio: 180 mg; hidratos de carbono totales: 33 g; fibra: 3 g; azúcar: 14 g; proteínas: 3 g.

---

* Mezcla ya preparada para preparar masas, que incluye harina de trigo integral, harina flor, almidón, suero de leche, levadura y sal. (*N. de la T.*)

Fruto de la pasión *(Passiflora edulis)*

AMOR AL PRIMER MORDISCO

¿Sabías que... en algunas culturas se cree que después de comerte un fruto de la pasión te enamorarás de la siguiente persona que veas?

Ficha técnica

El fruto de la pasión [*Flos passionis*, de donde *Passiflora*] viene de la planta pasionaria y pertenece a la familia de las *Passiflora*. Hay dos tipos principales de fruto de la pasión: el de Nueva Zelanda, de color púrpura [*P. incarnata*] y el hawaiano amarillo [lichi]. Ambos tienen un sabor similar; ambos son dulces y ácidos, pero el de color púrpura suele ser menos ácido y es más jugoso que la variedad amarilla.

Una ración de historia...

El fruto de la pasión púrpura parece ser que proviene de Brasil, del Amazonas, pero no se sabe a ciencia cierta. Este fruto se cultivaba en Australia antes de 1900. Se llevaron semillas a Hawai en 1801.

El fruto de la pasión se encuentra principalmente en las regiones tropicales, pero los grandes cultivos comerciales se encuentran en Sudamérica, Caribe, Brasil, Florida, Hawai, Australia, África Oriental y Sudáfrica.

¿Qué me aporta?

Es una buena fuente de vitamina A y una fuente excelente de vitamina C (aporta casi el 70 por ciento de la cantidad diaria recomendada, CDR) así como potasio, calcio y hierro. Un fruto de la pasión contiene casi el 15 por ciento de la CDR de hierro. Cuando se comen las semillas, también es una excelente fuente de fibra (casi 15 g). También es rico en una serie de fitoquímicos como pasiflorina, licopeno y carotenoides.

Remedios caseros

Los puertorriqueños comen fruto de la pasión para bajar la presión. Los brasileños se comen las semillas para dormir mejor. Los españoles descubrieron que este fruto se utilizaba en muchas culturas de Sudamérica como sedante. En Madeira se bebe su zumo como digestivo, y también se usaba para tratar los cánceres de estómago. El fruto de la pasión también se ha utilizado para tratar a los niños hiperactivos, asma, insomnio, trastornos gastrointestinales de carácter nervioso y problemas menopáusicos.

¡Lánzame un salvavidas!

CÁNCER: Los fitoquímicos del fruto de la pasión incrementaron la apoptosis (muerte programada de las células) en una cadena de células cancerígenas. Se cree que los responsables fueron los fitoquímicos carotenoides y polifenoles.

HIPERTENSIÓN: Un extracto de fruto de la pasión redujo significativamente la presión en ratas hipertensas.

SALUD CARDIOVASCULAR: Las semillas del fruto de la pasión redujeron los lípidos totales, triglicéridos y el colesterol en hámsteres.

Consejos

ELECCIÓN Y CONSERVACIÓN:

- Elige frutos grandes, pesados y firmes.
- Cuando un fruto de la pasión está maduro, se pondrá de color verdoso o púrpura oscuro, rojo o amarillo.
- Si lo compras verde, déjalo fuera de la nevera hasta que madure; la piel se arrugará, pero la fruta no se reblandecerá demasiado. Cuando esté en el grado de madurez que deseas, ponlo en la nevera y se conservará hasta una semana.

PREPARACIÓN Y SUGERENCIAS:

- Córtalo por la mitad longitudinalmente y con una cuchara saca la pulpa con las semillas.
- Separa las semillas, exprímelo en un colador que no sea de aluminio, o utiliza una manga de tela para sacarle el jugo.
- La pulpa sin semillas se puede usar para hacer gelatina, o combinar con piña o tomate para hacer mermelada.
- Puedes poner la pulpa encima de otras frutas o de un helado.
- Con la pulpa se puede hacer una deliciosa mermelada o gelatina, y las semillas le dan un sabroso toque crujiente.
- Echa fruto de la pasión a ensaladas verdes o macedonias de fruta para un sabor exótico.
- Adorna el pollo, pescado o cerdo con una cucharada de fruto de la pasión para darle un toque original.

- Añade fruto de la pasión a las macedonias y batidos para darles un toque refrescante.
- En Australia se comen la pulpa con nata y azúcar.
- En Venezuela, el fruto de la pasión se usa para hacer helados y para echarlos a los cócteles de ron.

SORBETE DE FRUTO DE LA PASIÓN
Por el chef J. Hugh McEvoy
**Raciones: 14 • Tiempo de preparación: 15 minutos
Tiempo de «cocción»: 6 1/2 horas**

Esta receta contiene cuatro alimentos poderosos.

Ingredientes:

2 tazas de zumo de fruto de la pasión fresco • 550 g de pulpa fresca de fruto de la pasión • ½ taza de azúcar blanco granulado • ½ taza de agua • 1 cucharada de zumo de lima fresca • 2 cucharadas de ralladura de piel de naranja • 2 cucharadas de hojas de menta para adornar

Instrucciones:

Utiliza una olla pesada y pon a hervir el agua y el azúcar. Disuelve del todo el azúcar. Echa el zumo de lima y el de fruto de la pasión, vuelve a ponerla a hervir. Sácala del fuego. Echa la pulpa con semillas incluidas. Pon la mezcla en un recipiente para congelar y déjala enfriar en la nevera durante al menos 6 horas (todavía no la congeles). Utiliza un aparato para hacer helados caseros, bate la mezcla fría hasta que quede un sorbete casi sólido. Echa la piel de naranja rallada y mézclalo todo. Ponlo en el congelador y deja que se congele hasta que esté sólido. Sírvelo adornado con hojas de menta.

Desglose...

Calorías: 78; grasas totales: 0 g; grasas saturadas: 0 g; colesterol: 0 mg; sodio: 12 mg; hidratos de carbono totales: 20 g; fibra: 4 g; azúcar: 17 g; proteínas: 1 g.

Girasol, semillas de *(Helianthus annuus L.)*

¡POR ESO LO LLAMAN GIRASOL!

¿Sabías que... cuando el girasol está brotando sigue el movimiento del sol? Cuando se abre la flor mostrando sus preciosos pétalos, siempre está de cara al sol.

Ficha técnica

Las semillas de girasol son negras o de color grisáceo-verde y están cubiertas por una cáscara negra con tiras blancas. La semilla tiene un sabor suave a fruto seco y una textura tierna. Las semillas de girasol son una de las principales fuentes en la producción de aceite poliinsaturado.

Una ración de historia...

Se cree que el girasol procede de Perú y México. Desde América llegó a Europa gracias a los exploradores españoles alrededor del 1500. La planta viajó por Europa occidental, pero principalmente como planta ornamental con algunos usos médicos. Los ingleses fueron los primeros en producir comercialmente aceite de girasol. La iglesia ortodoxa rusa prohibió la mayoría de los alimentos con aceite durante la Cuaresma; sin embargo, el girasol no estaba en esa lista de prohibiciones y por lo tanto ganó mucha popularidad como alimento. A principios del siglo XIX, los granjeros rusos cultivaban más de 800.000 hectáreas de girasol. A finales del mismo siglo, las semillas de girasol rusas llegaron a Estados Unidos.

El girasol se cultiva en Perú, Argentina, la Federación Rusa, Francia, España y China.

Remedios caseros

Comer pipas de girasol crudas y sin sal favorece la regularidad del sistema digestivo. Las semillas de girasol son una buena fuente de tiamina y vitamina B_1, y han demostrado ser útiles para calmar los dolores menstruales.

¿Qué me aporta?

Es una buena fuente de vitamina E, folato, magnesio, selenio y cobre. En un estudio en que se revisaron 27 variedades de frutos secos y semillas, se descubrió que la semilla de girasol era una de las más ricas en fitoesteroles, sustancia que se sabe que combate las enfermedades cardiovasculares y el cáncer de próstata.

¡Lánzame un salvavidas!

CÁNCER: En un estudio *in vivo* con ratones con una fase dos de cáncer de piel se observó que el aceite de girasol reducía los papilomas en los ratones entre un 20 y un 40 por ciento.

COLESTEROL: En un estudio con humanos de los llamados de doble ciego, con distribución al azar y controlado, se descubrió que las personas con dietas que contenían aceite de girasol semirrico en ácido oleico, experimentaron una disminución en el colesterol total y de lipoproteína de baja densidad (LDL o «malo»). En otro estudio con hombres y mujeres, fueron distribuidos al azar en dos grupos: a un grupo se le dio una dieta rica en grasas saturadas, y a otro rica en ácidos grasos monoinsaturados. Los investigadores descubrieron que el aceite de girasol rico en ácido oleico bajaba el colesterol LDL y los triglicéridos.

Consejos

ELECCIÓN Y CONSERVACIÓN:

- Las semillas de girasol se pueden comprar con o sin cáscara, crudas, tostadas, saladas y sin sal.
- Evita las semillas sin cáscara de color amarillento.
- Las semillas de girasol son ricas en grasas y se pueden volver rancias si no se guardan en un recipiente hermético en la nevera o el congelador.

PREPARACIÓN Y SUGERENCIAS:

- Las semillas de girasol se pueden pelar a mano o con un molino para semillas.
- También se pueden pelar colocándolas en un bol y utilizando un mezclador (minipimer). Pulsa *on* y *off* hasta que se separen las cáscaras, luego sumérgelas en agua fría.
- Las semillas de girasol son estupendas para condimentar una ensalada de pollo o de atún.
- Echa semillas de girasol a tu ensalada verde, granola [muesli] y cereales fríos o calientes.

BOLLITOS DE PIPAS DE GIRASOL
Por Sharon Grotto
Salen: 3 docenas
Ración: 1 bollo • Tiempo de preparación y horneado: 25 minutos

Esta receta contiene seis alimentos poderosos.

Ingredientes:
¾ de taza de azúcar • 4 cucharadas de margarina • 1 cucharada de mantequilla • 1 cucharadita de vainilla • ⅔ de taza de harina para todo uso • ⅔ de taza de harina de trigo integral • ¾ de taza de avena al estilo antiguo • ½ cucharadita de levadura en polvo • ¼ de cucharadita de sal • ½ taza de semillas de girasol sin sal • ½ taza de cerezas secas troceadas • 1 huevo • ½ cucharadita de extracto de almendras

Instrucciones:
Calienta el horno a 180 °C. Bate el azúcar, margarina, mantequilla, vainilla, extracto de almendras y huevo en un bol grande. Echa la harina, los copos de avena, la levadura y la sal. Añade las semillas de girasol y las cerezas. Haz bolitas de masa y colócalas en una bandeja de horno sin engrasar, dejando unos 5 cm de distancia entre ellas. Hornéalas entre 12 y 14 minutos, o hasta que estén doradas.

Desglose...
Calorías: 80; grasas totales: 3,5 g; grasas saturadas: 1 g; colesterol: 10 mg; sodio: 35 mg; hidratos de carbono totales: 10 g; fibra: menos de 1 g; azúcar: 5 g; proteínas: 1 g.

Goji, bayas de (*Lycium, mora de la vista*)

¡QUE SE LEVANTE EL VERDADERO GOJI!

¿Sabías que...el término «goji» se refiere sólo a la variedad tibetana de la baya Lycium, que es originaria de las regiones tibetanas y mongolas?

Ficha técnica

Existen más de 40 especies de bayas de goji, conocida también como *wolfberry* en inglés, y como «mora de la vista» en castellano. La variedad más consumida es la *Lycium barbarum*. Las bayas, pequeñas y de color naranja o rojo claro, están llenas de semillas. Tienen un sabor entre el arándano rojo y la cereza. Son secadas a la sombra antes de ser envasadas. El goji se puede comer crudo, cocinado, en zumo o como vino, en infusión o como tintura.

Una ración de historia...

La planta de goji procede del Tíbet y del centro de Mongolia y cuenta con 3.000 años de historia en la medicina tradicional china y de Asia oriental. La primera vez que se describió su uso fue en el libro chino *De materia médica*, publicado hace casi 2.000 años.

Los chinos lo han cultivado durante miles de años y actualmente se sigue cultivando en toda China y Tíbet. Ningxia, en el noroeste de China junto al río Amarillo, se considera la capital mundial del goji. Hasta se celebra un festival anual de dos semanas para honrar la baya de goji. También se cultiva en el resto de Asia, Oriente Próximo, Gran Bretaña y América del Norte.

¿Qué me aporta?

Aunque el goji contiene una gran variedad de nutrientes y oligoelementos, esta baya no es especialmente rica en ninguna vitamina o mineral. Sin embargo, su concentración de betacarotenos y zeaxantina compensa cualquier deficiencia de nutrientes.

Remedios caseros

¡Te pase lo que te pase! El goji se ha utilizado para tratar inflamaciones, irritaciones de la piel, hemorragias nasales y achaques. En la medicina china, se recomienda tomar goji para la longevidad, la vista, un buen funcionamiento del hígado, para la producción de semen y para mejorar la circulación, por citar algunos de sus beneficios.

¡Lánzame un salvavidas!
SALUD CARDIOVASCULAR: El extracto de goji redujo significativamente la glucosa en la sangre, el colesterol total y los triglicéridos, a la vez que aumentó notablemente la lipoproteína de alta densidad o colesterol «bueno» en los conejos que lo consumieron durante 10 días.

RESISTENCIA A LA INSULINA: Las ratas diabéticas que fueron tratadas con goji durante 3 semanas experimentaron descensos significativos en los triglicéridos, en el peso y en el colesterol, y mejoraron su sensibilidad a la insulina.

CÁNCER: Un extracto de goji detuvo la metástasis y fomentó la muerte de las células de cáncer de hígado en un estudio con células. En otro estudio con células se observó que el goji inhibía el crecimiento de las células de leucemia, y en un estudio con ratones se demostró que el goji potenciaba la destrucción de las células cancerígenas en la terapia por radiación.

Consejos
ELECCIÓN Y CONSERVACIÓN:
- El goji se puede encontrar en los supermercados chinos, en herboristerías y en tiendas de productos naturales.
- Las bayas de goji se comercializan de muchas formas, incluyendo en zumo, en polvo y secas.
- Guárdalas en un lugar seco y fresco.

PREPARACIÓN Y SUGERENCIAS:
- ¡Se pueden comer directamente de la mata!
- Lávalas y déjalas en remojo 15 minutos antes de comerlas.
- Las bayas secas se pueden comer solas como aperitivo, o se pueden añadir a una mezcla de frutos secos.
- Puedes ponerlas en batidos.
- Pon algunas bayas en los cereales fríos o calientes, o en productos horneados o en barras de cereales.

PUDÍN DE ARROZ CON LECHE CON BAYAS DE GOJI
Por el chef J. Hugh McEvoy
Raciones: 6 • Tiempo de preparación y de cocción: 90 minutos
(pero frío, al menos dos horas)

Esta receta contiene siete alimentos poderosos.

Ingredientes:
85 g de bayas de goji secas • 85 g de pasas de Corinto doradas • ½ taza de arroz integral de grano largo de cocción rápida • 1 taza de agua • 3 tazas de leche desnatada o de leche de soja • ¾ de taza de sirope de agave o miel • 3 huevos omega-3 • 1 cucharadita de extracto de vainilla • 1 cucharadita de sal marina • ⅛ de cucharadita de canela en polvo

Instrucciones:
Utiliza una olla grande y pesada, deja que el agua empiece a hervir y a hacer burbujas. Echa la sal y el arroz. Tapa la olla y cuece el arroz, unos 15 a 20 minutos. Echa la leche y el azúcar. Tapa la olla y déjalo cocer a fuego lento durante una hora. Deberá tener un aspecto parecido al de la avena. Bate los huevos hasta que salga espuma. Añade la vainilla y la canela. Echa lentamente unos 170 g de la mezcla caliente a los huevos batidos para templar los huevos. Mézclalo hasta que esté homogéneo. Luego añade la mezcla de huevo al arroz caliente, removiendo constantemente. Mézclalo hasta que esté suave. Cuece la mezcla a fuego muy lento hasta que espese, unos 2 minutos. Añade las bayas de goji y las pasas. Mézclalo hasta que quede todo uniforme. Sácalo inmediatamente del fuego. Repártelo en seis platos de postre de Pyrex o de cerámica. Déjalo enfriar en la nevera durante al menos dos horas o toda la noche. Sírvelo adornado de menta fresca y canela en polvo.

Desglose...
Calorías: 217; grasas totales: 4 g; grasas saturadas: 2 g; colesterol: 77 mg; sodio: 174 mg; hidratos de carbono totales: 39 g; fibra: 1 g; azúcar: 28 g; proteínas: 6 g.

Granada *(Punica granatum L.)*

PORQUE ESTÁ ESCRITO...

¿Sabías que... las granadas son un alimento tradicional en la festividad judía de Rosh Hashanah [creación del mundo, comienzo del año judío] y Sukkot [fiesta de los Tabernáculos]? ¡El número de simientes de cada fruto es exactamente el mismo número que los mandamientos de la Torá: 613!

Ficha técnica

El nombre «pomegranate» (en inglés) es una combinación de las palabras latinas *pomum,* que significa «manzana», y *granatum,* que significa «granulado» o «con semillas». Existen unas 14 variedades de granadas, que se consumen en todo el mundo. La «Wonderful» es la más conocida en Estados Unidos. Otras variedades populares son la «Grenada», «Early Foothill» y «Early Wonderful».

Una ración de historia...

Las granadas son uno de los frutos más antiguos conocidos y se cree que proceden de Irán y del norte de India. La granada aparece en la mitología y el arte egipcios, y éstos la llevaron al desierto por su jugosidad y capacidad para calmar la sed. La antigua ciudad de Granada en España, fue rebautizada por los moros debido a la granada. Los conquistadores españoles llevaron esta fruta a América ya a principios del 1500.

¿Dónde se cultivan?

Las granadas se cultivan abundantemente en toda Asia, Oriente Próximo, Mediterráneo y Estados Unidos. El valle de San Joaquín de California es donde se encuentran los mayores cultivos del país.

¿Qué me aporta?

La granada es rica en vitamina C y en muchos tipos de antioxidantes. La principal actividad antioxidante de las granadas proviene de las antocianinas: delfinidina, cianidina y pelargonidina. El contenido en polifenoles del zumo de granada es tres veces superior al del té verde y vino tinto. Las investigaciones con sus polifenoles son más prometedoras en las áreas de las enfermedades cardiovasculares y prevención contra el cáncer.

Remedios caseros

En India, las granadas se usan para conservar los alimentos, como antiséptico y como desinfectante. El médico griego Dioscórides solía prescribir granada para los trastornos gástricos y orales. El zumo de granada alivia la diarrea crónica.

¡Lánzame un salvavidas!

ANTIMICROBIANO: En pruebas de laboratorio la granada ha demostrado ser eficaz para terminar con una serie de bacterias que ponen en peligro la vida humana.

ENFERMEDADES CARDIOVASCULARES: En distintos estudios con seres humanos y ratones se ha observado que el suplemento de zumo de granada ayuda a prevenir el desarrollo de estrías de grasa en las arterias. En otro estudio relacionado con la salud del corazón y publicado en el *American Journal of Cardiology*, los investigadores observaron que los pacientes que tomaron diariamente zumo de granada durante 3 meses experimentaron una mejoría en su función cardiaca.

CÁNCER: En un estudio con células de cáncer de mama humano se descubrió que el tratamiento con extracto de granada inhibía significativamente el crecimiento de dichas células y aumentaba la apoptosis (muerte programada de las células). En otro estudio con células se observó que el zumo de granada reducía la señalización celular inflamatoria en las células de cáncer de colon. Los hombres con un aumento del antígeno específico de la próstata (PSA) tras recibir radiación, después de consumir zumo de granada diariamente experimentaron un incremento en la apoptosis celular y un descenso en la proliferación celular. Otras investigaciones también apoyan los efectos de la granada para inhibir el crecimiento del tumor de próstata.

HIPERTENSIÓN: En un estudio con pacientes hiperactivos que tomaron 230 cc al día de zumo de granada durante 2 semanas, se observó un descenso en la presión sistólica y un 36 por ciento de descenso en el riesgo de padecer accidentes cerebrovasculares.

PÉRDIDA ÓSEA: En un estudio con animales se observó que los ratones que tomaron extracto de zumo de granada durante 2 semanas experimentaron un notable descenso en la pérdida ósea.

Consejos

ELECCIÓN Y CONSERVACIÓN:

* Escoge las que sean pesadas por su tamaño, con la piel tersa, fina y brillante.
* Se han de guardar en sitio fresco y oscuro, y así se conservan hasta 1 mes. En la nevera pueden aguantar aproximadamente 2 meses.
* Las semillas se pueden guardar en la nevera durante unos 3 días, y congelar en un recipiente hermético durante unos 6 meses.
* El zumo de granada se conserva hasta 6 meses en el congelador.

PREPARACIÓN Y SUGERENCIAS:

* Para sacar las semillas, corta la corona y saca la piel verticalmente de arriba abajo.
* Pon la granada en un bol con agua y rompe sus secciones. Las semillas se hundirán y las membranas y la piel flotarán.
* Para hacer zumo, pon las semillas en un robot de cocina o una batidora y bátelo, luego cuela las semillas con un colador fino.
* Como adorno: pon unos granos de granada en postres y ensaladas.
* El zumo de granada se puede usar para hacer marinadas, salsas, vinagretas, gelatinas y zumos.

SALSA DE GRANADA Y ARÁNDANO ROJO PARA EL POLLO O EL PAVO

Por el chef Kyle Shadix

Raciones: 12 (1/4 de taza) • Tiempo de preparación y de cocción: 22 minutos

¡Esta salsa es deliciosa con TODO! Tres cuartos de taza de sirope de agave se pueden sustituir por miel, si se prefiere. Esta receta es un *grand slam*, sus cinco ingredientes son alimentos poderosos.

Ingredientes:

2 tazas de zumo de granada • 1 taza de miel • Una bolsa de arándanos rojos frescos o congelados de 340 g (3 tazas) • ½ taza de semillas de granada • Ralladura de piel de 1 limón o naranja

Instrucciones:

Vierte el zumo de granada y la miel en una olla y ponlo a hervir.

Echa los arándanos rojos y déjalos cocer a fuego lento, removiéndolos de vez en cuando, hasta que los arándanos se abran, entre 10 y 12 minutos. Echa la ralladura y las semillas de granada y déjalo enfriar.

Desglose...
Calorías: 210; grasas totales: 0 g; grasas saturadas: 0 g; colesterol: 0 mg; sodio: 0 mg; hidratos de carbono totales: 57 g; fibra: 1 g; azúcar: 52 g; proteínas: 0 g.

Grosella *(Ribes)*

¿ESTÁS AL CORRIENTE?

Las «grosellas Zante» no son frutos del bosque. En realidad son uvas secas que se suelen usar en repostería.

Ficha técnica
Las grosellas están emparentadas con la grosella espinosa, y no son versiones reducidas de las [uvas] pasas de Corinto. La palabra inglesa «currant» se viene utilizando para denominar esta fruta desde 1550, debido a su semejanza con las pasas secas de Grecia, que en realidad son uvas pasas de una clase de uva más pequeña y sin semillas (de Corinto). Las principales variedades son: roja, negra, blanca, verde y rosa. La roja y la negra son las más comunes y se utilizan con fines culinarios. Las grosellas blancas son una variedad albina de la roja, y las rosas son una mezcla entre blanca y roja.

Una ración de historia...
Las grosellas son oriundas de Europa, Asia y Norteamérica. Su cultivo comenzó en Europa en los primeros años del siglo XVI, y los primeros colonos americanos empezaron a cultivarlas a finales del 1700. En los Estados Unidos la grosella negra se conoce desde 1911 como «el fruto prohibido», cuando se puso un bando prohibiendo este fruto porque provocaba una enfermedad al pino blanco. Aunque la prohibición se levantó en 1966, varios estados todavía prohíben su cultivo.

¿Dónde se cultivan?

Rusia es el principal productor de grosellas. Polonia, Alemania, Ucrania y Austria también las cultivan comercialmente. En Estados Unidos su cultivo es muy escaso; sin embargo, Oregón, Washington y Nueva York realizan un cultivo moderado.

¿Qué me aporta?

La grosella es una excelente fuente de vitamina C y de fibra, una buena fuente de calcio, hierro, potasio y vitaminas A y B. La grosella es rica en ácido elágico, un componente fenólico que puede reducir ciertos tipos de cáncer y colesterol, y antocianinas, que se ha demostrado que tienen propiedades antiinflamatorias y antioxidantes.

Remedios caseros

GROSELLA NEGRA: El zumo de grosella negra hervido se ha utilizado como remedio para los dolores de garganta. Las hojas también sirven para bajar la fiebre y favorecer la micción. El extracto de la corteza del árbol de la grosella negra se utiliza para aliviar las hemorroides. La gelatina de grosella negra mezclada con agua caliente va muy bien para los resfriados.

GROSELLA ROJA: Sus hojas sirven para aliviar el dolor de la artritis, torceduras y huesos dislocados. El fruto se ha usado como laxante y para prevenir el escorbuto. Las grosellas rojas también se usan para hacer mascarillas faciales.

¡Lánzame un salvavidas!

CÁNCER: En un estudio con ratones se descubrió que el zumo de grosella negra detenía el crecimiento de los tumores.

PRESIÓN SANGUÍNEA: Se dio aceite de semilla de grosella a un grupo de personas con un poco de hipertensión. Los científicos atribuyen el importante descenso de la presión sanguínea al ácido gammalinoleico que tiene esta baya.

Consejos

ELECCIÓN Y CONSERVACIÓN:
- Las grosellas se venden frescas, secas, en zumos, y en gelatinas y mermeladas.
- Elige las que sean más oscuras. También se pueden comprar congeladas.

- Guarda las grosellas en la nevera y no tardes más de 2 días en consumirlas. Lávalas antes de comerlas. Las grosellas frescas se pueden congelar.

PREPARACIÓN Y SUGERENCIAS:
- Lávalas bajo el grifo. Saca los tallos u hojas. Escúrrelas y sécalas.
- Utilízalas para aderezar cualquier plato.
- Puedes poner grosellas secas en el arroz integral.
- Pon grosellas frescas o sirope de grosella encima del helado.

SALSA DE GROSELLAS ROJAS PARA LA PARRILLA
Por el chef J. Hugh McEvoy
Raciones: 38 • Tiempo de preparación y de cocción: 40 minutos

Ingredientes:
Primera etapa:
½ taza de grosellas rojas frescas • 225 g de grosellas rojas en conserva • ¼ de taza de zumo de limón fresco • 30 g de piel de limón rallada • ½ cucharadita de canela en polvo • ⅛ de cucharadita de clavo en polvo • ⅛ de cucharadita de pimienta negra • ⅛ de cucharadita de chile en polvo • 2 tazas de caldo de buey sin grasa y sin sal

Segunda etapa:
¼ de taza de salsa Worcestershire • ¼ de taza de vino tinto • 115 g de melaza • ¼ de taza de ketchup de tomate de cultivo ecológico

Instrucciones:
Combina los ingredientes de la primera etapa en una olla pesada. Mézclalos bien. Hierve la mezcla. Baja el fuego y deja que se haga a fuego lento. Hierve la mezcla hasta que quede reducida a la mitad. En un bol aparte, vierte y mezcla los ingredientes de la segunda etapa. Añade este segundo grupo de ingredientes a la salsa que está hirviendo a fuego lento. Mézclalo todo hasta que tenga un color homogéneo. Deja que siga haciéndose a fuego lento hasta que vuelva a hervir. Baja todavía más el fuego. Sirve la salsa caliente con cordero asado, cerdo, o algún pescado sabroso como el salmón o pescado azul. Sírvela con un vino tinto como un borgoña o un cabernet sauvignon.

Desglose...
   Calorías: 30; grasas totales: 0 g; grasas saturadas: 0 mg; colesterol: 0
   mg; sodio: 54 mg; hidratos de carbono totales: 8 g; fibra: 0 g; azúcar:
   6 g; proteínas: 0 g.

Guayaba *(Psidium guajava L.)*

TÓMATE UNA GUAYABA Y LLÁMAME POR LA MAÑANA

**¿Sabías que... los indios del Amazonas utilizaban la guayaba
para aliviar los dolores de garganta, los problemas digestivos
y el vértigo, y para regular las menstruaciones?**

Ficha técnica
La guayaba pertenece a la familia del mirto *(Myrtaceae)*, que incluye
especias como el clavo, la canela, la pimienta de Jamaica y el eucalipto. La guayaba tiene diferentes formas y tamaños, y en su mayoría es
dulce y aromática. Su carne es jugosa y el color varía entre blanco,
amarillo, rosa y rojo. Según la variedad, el centro puede estar lleno de
semillas amarillas duras o no tener ninguna semilla. El fruto madurado en el árbol es excelente, pero suele ser víctima de los pájaros antes
de llegar al mercado. Por consiguiente, la gran mayoría se recolecta
verde y se madura artificialmente durante seis días en una cámara a
temperatura ambiente.

Una ración de historia...
La guayaba probablemente procede del sur de México-Centroamérica.
Los colonos españoles y portugueses la llevaron hasta las Indias Orientales y la isla de Guam. Desde allí viajó por Asia, África y Oriente Próximo.
Fue introducida en Hawai durante el reinado de Kamehamea I. Hacia
1847, era habitual encontrarla en las Bahamas, Bermudas y sur de Florida. La primera planta procesadora de guayaba se creó en Palm Sola, Florida, en 1912.
   La guayaba se cultiva en India, China, México y Sudamérica. Estados Unidos, Hawai, Florida y California son los principales productores.

¿Qué me aporta?

La guayaba es más rica en vitamina C que ningún cítrico y contiene dosis considerables de vitamina A. También es una buena fuente de pectina, una fibra dietética, y es rica en potasio y fósforo. Contiene una dosis sorprendente de fitoquímicos, incluidos los taninos, fenoles, triterptenos, flavonoides, aceites esenciales, saponinas, carotenoides y lectinas. Sus hojas son ricas en flavonoides, especialmente en quercetina, que ha demostrado su potencial antibacteriano y se cree que contribuye a su efecto antidiarreico.

Remedios caseros

Las hojas de la guayaba se han utilizado para combatir la diarrea por sus propiedades antimicrobianas. Las hojas se masticaban para curar las encías sangrantes y el mal aliento. También se la ha utilizado como antibacteriana, antifúngica, calmante, y para bajar la tensión, controlar la glucosa en la sangre y favorecer la menstruación.

¡Lánzame un salvavidas!

DIABETES: Ratones diabéticos que recibieron zumo de guayaba durante 4 semanas experimentaron casi un 25 por ciento de reducción de la glucosa, en comparación con el grupo de control. La hoja de la guayaba también se ha utilizado con éxito en experimentos para controlar la glucosa en la sangre.

SALUD CARDIOVASCULAR: Los participantes que consumían guayaba experimentaron una marcada reducción del colesterol total, triglicéridos y colesterol LDL (malo), junto con una mejoría del colesterol HDL. También mejoró su presión sanguínea.

ANTIBACTERIANA: Las hojas de guayaba tienen propiedades antibacterianas, y se ha demostrado que poseen un poderoso efecto letal sobre la salmonela y otras bacterias dañinas.

Consejos

ELECCIÓN Y CONSERVACIÓN:

- Las guayabas se venden frescas, envasadas, en pasta, como gelatina, zumo y néctar. Normalmente se encuentran en los supermercados de productos latinos.
- Las guayabas maduras se estropean fácilmente y son muy perecederas, de modo que han de consumirse en pocos días.

PREPARACIÓN Y SUGERENCIAS:
- Han de estar bastante maduras para comerlas.
- Córtalas a cuartos, saca las semillas y pela la piel.
- Las guayabas crudas se pueden comer a mordiscos o en rodajas como postre o en ensaladas.
- Un postre tradicional popular en todo Sudamérica son los cascos de guayaba estofados.
- El sirope de guayaba está muy bueno en los gofres, helados y pudines, así como en los batidos de leche.

EMPANADAS DE GUAYABA Y QUESO
Adaptado de *Steven Raichlen's Healthy Latin Cooking*
Raciones: 12 (1 ración = 3 empanadas) • Tiempo de preparación y de cocción: 15 minutos

Oprah llamó a Steven Raichlen el «Gladiador de la parrilla», y Howard Stern le alabó como el «Michael Jordan de la barbacoa». ¡Por esta receta le considero el «Emperador de las empanadas»! Esta receta contiene dos alimentos poderosos.

Ingredientes:
36 masas de wantón (8 cm) o masa de raviolis redondos chinos • 1 clara de huevo ligeramente batida • 115 g de pasta de guayaba cortada en 36 trozos pequeños • 115 g de queso bajo en grasa cortado en 36 trozos pequeños

Instrucciones:
Calienta el horno a 200 °C. Rocía con *spray* para cocina una bandeja de horno antiadherente. Coloca unos cuantos wantón sobre una superficie para trabajar. Da unas pequeñas pinceladas sobre cada masa con la clara de huevo. (El huevo ayuda a sellarlas.) Coloca un trozo de guayaba y uno de queso en el centro de cada masa de empanadilla y dóblala por la mitad para hacer una empanadilla triangular, o en forma de media luna si usas las redondas. Cierra los bordes con un tenedor. Coloca las empanadas terminadas en la bandeja de horno mientras haces el resto. Rocía las empanadas con el *spray*. Hornéalas, dándoles la vuelta de vez en cuando, durante 6 a 8 minutos, o hasta que estén doradas y crujientes.

Desglose...
   Calorías: 110; grasas totales: 0 g; grasas saturadas: 0 g; colesterol: 5
   mg; sodio: 21 mg; hidratos de carbono totales: 21 g; fibra: menos de
   1 g; azúcar: 0 g; proteínas: 4 g.

Higo *(Ficus carica L.)*

PONTE A LA MODA

**¿Sabías que... según la Biblia, la primera prenda de moda co-
nocida estaba hecha con hojas de higuera?**

*«Entonces los ojos de ambos [Adán y Eva] se abrieron y se die-
ron cuenta de que estaban desnudos; así que unieron unas hojas
de higuera y se cubrieron con ellas.»*

Génesis 3,7

Ficha técnica

Normalmente, se cree que los higos son una fruta, pero en realidad es una
flor invertida, y las semillas son en realidad el fruto. Hay cientos de variedades de higos, pero las más populares son Celeste, Brown Turkey, Bruns-
wick y Marseilles. En Estados Unidos, los más comunes son Calimyrna y
Black Mission.

Una ración de historia...

El higo es un fruto simbólico que se remonta a los tiempos bíblicos y
es el más mencionado en la Biblia. Cleopatra los apreciaba mucho por
sus propiedades curativas, y los deportistas olímpicos griegos no sólo
comían higos sino que los llevaban como medallas por sus logros.
Fueron introducidos en Estados Unidos en 1669. Los misioneros españoles fueron los primeros en llevarlos a California, donde plantaron
higueras en una misión en San Diego a mediados del siglo XVIII. Se conocieron como los higos «Black Mission». Los Calimyrna (conocidos
normalmente como «esmirna») llegaron desde Turquía y se introdujeron en California en 1882.

¿Dónde se cultivan?

Turquía y Grecia son los principales productores de higos del mundo. Estados Unidos está en tercer lugar, y California, Texas, Utah, Oregón y Washington son los estados donde se cultivan. Sin embargo, el ciento por ciento de los higos secos y el 90 por ciento de los frescos en Estados Unidos se cultivan en California, en el valle de San Joaquín, principalmente en las regiones de Fresno, Madera y Merced.

¿Qué me aporta?

El higo es más rico en fibra que ningún otro fruto seco o fresco, contiene entre 5 a 6 gramos por ¼ de taza (unos 3 higos). Son ricos en potasio, calcio, magnesio y hierro; también son una fuente excelente de polifenoles, sustancias químicas de las plantas que se cree que son muy eficaces para combatir enfermedades. Los informes de las investigaciones confirman que los higos son una de las frutas secas más saludables, tienen antioxidantes de «calidad superior».

¡Lánzame un salvavidas!

PROBLEMAS DE LA PIEL: Los higos contienen una sustancia denominada psoraleno que cuando se combina con la exposición a la luz ultravioleta, se ha demostrado que es muy eficaz para tratar varias enfermedades de la piel y algunos tipos de linfoma.

DIGESTIÓN: Los higos son ricos en fibra y contienen enzimas digestivas que favorecen la regularidad y la digestión.

CONTROL DEL PESO: La fibra ayuda a que las personas sientan la sensación de saciedad y ralentiza la absorción de calorías.

SALUD CARDIOVASCULAR: Los antioxidantes llamados fenoles, que se encuentran específicamente en los higos secos, reducen el daño y las mutaciones que sufren las células individuales del cuerpo, posiblemente ofreciendo un efecto protector contra las enfermedades del corazón y el cáncer.

DIABETES: El tipo de fibra que se encuentra en los higos puede reducir el riesgo de desarrollar la diabetes del adulto (tipo 2) al lentificar la digestión y la absorción de los azúcares de los alimentos.

Consejos

ELECCIÓN Y CONSERVACIÓN:

- Higos frescos: elige los higos que estén un poquito blandos y a los que se les doble el cuello. Sólo se pueden guardar unos 2 o 3 días después de haber sido recolectados.
- Higos secos: el color blanco «congelación» que se produce en los higos se denomina «azucaramiento», y es un proceso natural que sucede cuando los azúcares del higo empiezan a salir a la superficie. Guárdalos en la nevera para reducir este efecto.
- También se comercializan en zumos concentrados y en pastas.
- Históricamente, el higo es uno de los primeros frutos que se utilizó secado y que se pudo guardar como alimento. Los higos secos se conservan entre 6 y 8 meses sin que pierdan su calidad. ¡Sin abrir, pueden durar hasta dos años!

PREPARACIÓN Y SUGERENCIAS:

- Para hacer al horno y para cocinar, sácales el tallo y córtalos en rodajas, trocéalos o haz un puré, según te indique la receta.
- Si sumerges la hoja de tu cuchillo en agua caliente evitarás que se pegue el higo cuando vayas a cortarlo.
- Los higos frescos y secos se pueden procesar y utilizar en productos horneados, mermeladas, gelatinas y conservas.
- Los higos cortados son excelentes para las ensaladas.
- Mezcla los higos troceados con avena o con cualquier otro cereal frío.
- Pon en remojo los higos durante 30 minutos, muélelos y ponlos en la salsa de tomate para endulzarla.

POLLO CON HIGOS AL ESTILO MARROQUÍ
Por el chef Kyle Shadix
Raciones: 8 • Tiempo de preparación y de cocción: 60 minutos

Para una versión vegetariana, sustituye el pollo por seitán (gluten de trigo; ¡he engañado a muchos no vegetarianos!). Esta receta contiene diez alimentos poderosos.

INGREDIENTES PARA LA SALSA:
> 1 ½ tazas de cebollas amarillas cortadas en trozos grandes • 2 cucharadas de jengibre recién rallado • 2 cucharadas de aceite de oli-

va virgen extra • ½ cucharadita de cilantro en polvo • ½ cucharadita de comino en polvo • 1 ½ tazas de salsa de tomate • 2 tazas de patatas peladas y cortadas en dados • 1 ½ tazas de higos secos o frescos cortados por la mitad

INGREDIENTES PARA ACOMPAÑAR EL POLLO O EL SEITÁN:
900 g de seitán u otro sustituto del pollo, cortado en trozos cuadrados de unos 3 a 5 cm • ¼ de taza de aceite de oliva virgen extra • ½ taza de cilantro fresco troceado • Sal y pimienta al gusto

Instrucciones:
Calienta 2 cucharadas de aceite de oliva en una olla y saltea la cebolla y el jengibre fresco hasta que estén tiernos. Añade el comino y el cilantro a las cebollas y al jengibre y remueve hasta que las especias estén hechas. Añade el resto de los ingredientes de la salsa a la olla y déjala aparte. Calienta ¼ de taza de aceite de oliva en un recipiente grande a fuego medio-alto. Echa el pollo, seitán u otro sustituto y hazlo hasta que se dore, dejándolo unos 2 a 3 minutos por cada lado. Echa la salsa sobre el seitán o el pollo y deja que se haga a fuego lento y cubierto, luego sube el fuego y ponlo a medio hasta que se haga del todo; tarda entre 30 y 45 minutos. Servir con arroz. Adornar con el cilantro fresco troceado.

Desglose...
Calorías: 370; grasas totales: 13 g; grasas saturadas: 2 g; colesterol: 65 mg; sodio: 360 mg; hidratos de carbono totales: 37 g; fibra: 7 g; azúcar: 24 g; proteínas: 29 g.

Hinojo (*Foeniculum vulgare*)

¡MÁSCALO!

¿Sabías que... los puritanos se referían al hinojo como la «semilla de los servicios», porque la masticaban durante sus largos servicios religiosos?

Ficha técnica
El hinojo está compuesto por un bulbo blanco o de color pálido, con tallos con hojitas de color verde, y flores que producen las semillas de hinojo. Todas sus partes son comestibles. Tiene un sabor aromático y dulce. Existen diversas variedades: Cantino, Fino (Zefa Fino), Herald, Perfection, Sirio, Sweet Florence y Tardo (Zefa Tardo). Es muy popular en la cocina del sur de Europa.

Una ración de historia...
El hinojo procede del sur de Europa y del sudoeste de Asia. Ya se conocía en la antigua Grecia, y se expandió por Europa gracias al Imperio romano. Cuenta la leyenda que la batalla de Maratón, la ciudad que ha dado el nombre a la famosa carrera, se libró en un campo de hinojo. La mitología griega revela que el hinojo era muy apreciado por Dionisos, el dios griego de la comida y el vino, y ese conocimiento de los dioses se transmitió a los hombres a través de los tallos del hinojo.

El hinojo silvestre es la especie más cultivada en el centro y el este de Europa, mientras que el hinojo dulce se cultiva principalmente en Francia, Italia, Grecia y Turquía. Gran parte de las semillas que se comercializan en Europa proceden de India. En Estados Unidos, California y Arizona, son los principales productores.

¿Qué me aporta?
El hinojo es rico en fibra, folato y potasio. Contiene una importante cantidad de vitamina C. También contiene fitoquímicos como el anetol y otros terpenoides, que se ha demostrado que tienen propiedades anticancerígenas, antiinflamatorias y digestivas.

Remedios caseros
Los chinos y los hindúes lo utilizaban como antídoto para las picaduras

de serpiente. Las semillas se utilizan en muchos medicamentos con hierbas medicinales para aliviar los gases y los cólicos intestinales, calma el apetito y favorece la digestión. En el siglo I se observó que cuando las serpientes se desprendían de su piel comían hinojo para recobrar su vista. Desde entonces se ha utilizado para irritaciones y otros trastornos oculares. En India se utiliza mucho para refrescar el aliento después de las comidas y para ayudar al proceso digestivo.

¡Lánzame un salvavidas!
CÓLICOS: Casi el 40 por ciento de los niños que tomaron aceite de semilla de hinojo experimentaron alivio de los síntomas de cólico, comparado con el 14 por ciento que lo experimentó en el grupo que tomó placebo.

CÁNCER: Se ha demostrado que el anetol, que se produce de forma natural en el hinojo, reduce la molécula denominada NF-kappa B, que altera los genes y que desencadena la inflamación. También ayuda a reducir el factor de necrosis tumoral (FNT), una molécula marcadora del cáncer, provocando la necrosis de las células cancerígenas.

ALIVIO ESTOMACAL: Se sabe que el anetol y otros terpenoides inhiben los espasmos del tracto intestinal, ayudan a eliminar los gases y calman los retortijones.

Consejos
ELECCIÓN Y CONSERVACIÓN:
- Escoge los bulbos de hinojo de color blanquecino o verde pálido y duros, que no tengan golpes.
- En el cajón de las verduras de la nevera se conservan hasta 4 días.

PREPARACIÓN Y SUGERENCIAS:
- En el hinojo hay tres partes —bulbo, tallos y hojas—; todas se pueden usar para cocinar.
- Puedes usarlo para las carnes y el pollo, pero es mejor aún para el pescado y otros frutos del mar.
- Las semillas de hinojo tostadas tienen más sabor. Se pueden poner en los platos de carne para conseguir un auténtico sabor italiano. Saltea las semillas de hinojo con pimientos cortados en rodajas, cebolla y salchicha, para un plato de pasta rápido.

- A menudo el hinojo se combina con el tomillo y el orégano en marinadas con aceite de oliva, para verduras y pescados.

HINOJO AL HORNO RELLENO DE AJO
Por el chef Cheryl Bell
Raciones: 4 • Tiempo de preparación y de cocción: 60 minutos

Esta receta contiene tres alimentos poderosos.

Ingredientes:
2 bulbos de hinojo • 1 taza de caldo de pollo o de verduras • ¼ de taza de ajo picado • 2 cucharadas de queso parmesano rallado • 2 cucharadas de migas de pan integral condimentadas • Sal kosher y pimienta negra al gusto

Instrucciones:
Precalienta el horno a 190 °C. Rocía una bandeja de horno de 23 × 28 cm con *spray* para cocinar. Recorta las puntas de los bulbos. Saca la piel exterior que puede ser un poco gruesa y dura. Corta los bulbos verticalmente en rodajas finas. Coloca las rodajas en la bandeja de horno con cuidado para que no se rompan. Añade el caldo de pollo en la bandeja. Rocía con sal y pimienta, si lo deseas. Cubre bien la bandeja con papel de aluminio y hornéalo durante 45 a 50 minutos, o hasta que puedas pinchar el hinojo con un tenedor. En un bol pequeño pon el queso parmesano, las migas de pan y la pimienta. Saca el hinojo del horno y echa la mezcla de queso parmesano sobre las rodajas de hinojo. Hornéalo sin cubrir durante 10 a 15 minutos más, o hasta que las migas estén ligeramente doradas. Sírvelo enseguida con el jugo que queda en la bandeja del horno.

Desglose...
Calorías: 80; grasas totales: 1 g; grasas saturadas: 5 g; colesterol: 0 mg; sodio: 380 mg; hidratos de carbono totales: 16 g; fibra: 4 g; azúcar: 2 g; proteínas: 4 g.

Huevos

¡INCÍTALA!

¿Sabías que... una gallina puede poner un huevo cada día?

Ficha técnica

Todos los huevos contienen una yema amarilla rodeada de la clara (conocida también como albúmina) y están cubiertos por una cáscara. Los huevos de gallina son los más consumidos, pero también hay de otro tipo como los de pata, codorniz y pava que se consumen en muchos lugares del mundo.

Cuando nos referimos a los huevos de gallina, básicamente hay de dos tipos: los blancos y los marrones. Los blancos son de gallinas de pluma blanca y lóbulos blancos, mientras que los marrones son de gallinas de pluma roja y lóbulos rojos. Ambos tienen las mismas propiedades nutritivas; por más que muchos digan lo contrario, ninguno es mejor que el otro. El Departamento de Agricultura de los Estados Unidos (USDA) clasifica los huevos por su tamaño y calidad. Los AA son los de mejor calidad, seguidos de los de clase A y luego B. Los tamaños van desde XL, L, M, pequeños y enanos.

Una ración de historia...

¿Qué fue antes? ¿El huevo o la gallina? Nunca lo sabremos, pero lo que es seguro es que los huevos existen desde hace mucho, mucho tiempo. A lo largo de la historia, el huevo ha simbolizado desde la fertilidad hasta la nobleza. Sabemos de gallinas domesticadas allá por el 3200 a.C. en India. La verdadera producción de huevos en Oriente Próximo y Asia empezó hace 3.500 años. Los huevos llegaron al mundo occidental en el siglo V d.C. Varios siglos después fueron añadidos a la lista de alimentos prohibidos durante la Cuaresma por considerarse un lujo. Para Pascua de Resurrección ya se podían comer, lo cual explica su importancia y popularidad en esa fiesta.

¿De dónde proceden?

Al igual que muchos alimentos esenciales, China es el principal productor de huevos; cubre sus propias necesidades, a la vez que suministra a algunos mercados vecinos. Otros grandes suministradores son India, México, la Unión Europea y Estados Unidos. Iowa, Ohio, Indiana, Pensilvania, California y Texas, en ese mismo orden, son los principales productores.

¿Qué me aporta?

La calidad de la proteína del huevo es la más alta que se puede encontrar en un alimento, sólo superada por la leche materna. Los huevos también son una fuente de aminoácidos como el triptófano, selenio, vitamina B_2 y vitamina B_{12}, y son una de las pocas fuentes naturales de vitamina D. También son una buena fuente de colina, que es importante para la función cerebral, regulación de los genes y salud cardiovascular. Contienen luteína y zeaxantina, dos fitoquímicos que pueden reducir el riesgo de padecer cataratas y degeneración macular.

Remedios caseros

Los huevos se han utilizado para fines medicinales. Un remedio popular para tratar los cólicos es batir cuatro o cinco claras de huevos y ponerlas en un trozo de piel, espolvorear la mezcla con pimienta y jengibre y colocarla sobre la barriga del niño. El antiguo remedio de mezclar un huevo, una cucharadita de salsa Worcestershire, una pizca de vinagre, una pizca de tabasco y un poco de sal y pimienta, dicen que sirve para recuperarse de la resaca. ¡Recuerda que desde un punto de vista de seguridad alimentaria, comer huevos crudos no es una buena idea!

¡Lánzame un salvavidas!

CATARATAS Y DEGENERACIÓN MACULAR: Según un estudio, las personas que comían alimentos ricos en luteína y zeaxantina, como los huevos, tenían un 20 por ciento menos de probabilidades de desarrollar cataratas, y un 40 por ciento menos de padecer degeneración macular.

OBESIDAD: Un informe publicado en el *Journal of American College of Nutrition* presentaba la prometedora investigación sobre el posible «poder para combatir el hambre» de los huevos. Un huevo por la mañana hace que se consuman menos calorías durante el resto del día.

Consejos

ELECCIÓN Y CONSERVACIÓN:
- Observa que no tengan grietas cuando vayas a comprarlos.
- Mira la fecha de caducidad en el envase y compra sólo los que estén en nevera.

- Hay algunos huevos que son ricos en ácidos grasos omega-3 y que tienen menos colesterol que los huevos normales (180 mg respecto a los 215 mg de un huevo grande).
- Guárdalos en la nevera y se conservarán hasta un mes.
- No los pongas en la puerta de la nevera, porque allí estarán expuestos a temperaturas más altas cuando se abra la puerta. Guárdalos en su envase original.
- Las claras de huevo se pueden congelar y se conservan bien durante varios meses.

PREPARACIÓN Y SUGERENCIAS:
- Lávate las manos, los utensilios y las superficies de trabajo con agua jabonosa antes y después de haber utilizado los huevos para evitar la salmonela.
- Cuécelos hasta que las yemas estén duras.
- No dejes los huevos, ni los productos que contengan huevo, más de dos horas fuera de la nevera.
- Puedes comer huevos con tostadas, filloas (crepes, panqueques), en quiches, suflés, ensaladas y muchos otros platos.

REVUELTO DE ESPÁRRAGOS CON QUESO Y SETAS
Por Elisa Zied
Raciones: 4 • Tiempo de preparación y de cocción: 20 minutos

Si no te gustan las verduras crujientes, saltea primero los espárragos y las setas. Esta receta contiene tres alimentos poderosos.

Ingredientes:
8 claras de huevo grande, crudas • 4 yemas de huevo, crudas • 1 taza de espárragos troceados • 1 taza de champiñones blancos troceados • 4 lonchas finas de queso suizo bajo en sodio • Sal y pimienta al gusto • *Spray* para cocinar

Instrucciones:
Engrasa el fondo de una sartén grande antiadherente con el *spray* para cocinar. Echa 4 huevos enteros en un bol de tamaño medio; aparta las yemas de otros 4 huevos y echa las claras en el bol donde has puesto los huevos enteros. Bate los huevos y échalos en la sartén

cuando esté caliente. Deja los huevos 1 minuto para que se asienten. Inclina ligeramente la sartén para que los huevos se vayan al centro. Añade los espárragos, setas y queso suizo y remueve el conjunto suavemente durante unos minutos hasta que todos los ingredientes se hayan mezclado. Ya puedes servir.

Desglose...
Calorías: 190; grasas totales: 11 g; grasas saturadas: 6 g; colesterol: 233 mg; sodio: 270 mg; hidratos de carbono totales: 4 g; fibra: 1 g; azúcar: 2 g; proteínas: 19 g.

Jengibre (*Zingiber officinale*)

¿QUÉ TE ESTÁ «ALE-ANDO»?

¿Sabías que... hubo un tiempo en que era costumbre rociar con jengibre [*ginger*] fresco las jarras de cerveza [*ale*] en los *pubs* ingleses, de ahí el nombre y el origen del refresco llamado «ginger ale»?

Ficha técnica
Aunque a veces se hace referencia al jengibre como si fuera una raíz, en realidad es el rizoma (tallo subterráneo), nudoso y áspero, de una hierba parecida al junco. Existen diferentes variedades, desde la más popular denominada jamaicana, africana o india, que es de piel oscura, hasta las variedades de Kenia, que son blancas, rojas y amarillas.

Una ración de historia...
El jengibre procede del sudeste asiático, de China e India, donde su uso como especia culinaria se remonta al menos a 4.400 años de antigüedad. Los romanos llevaron a Europa el jengibre hace casi 2.000 años, y luego se hizo popular en todo el continente. A mediados del siglo XIX, muchos pubs ingleses e irlandeses ponían jengibre fresco en todas las mesas, como la sal y la pimienta de la actualidad. Los españoles llevaron el jengibre al hemisferio occidental y lo introdujeron en Sudamérica y México.

India, China, Indonesia, Nigeria, Filipinas y Tailandia son actualmente los principales productores de jengibre. En Estados Unidos se cultiva básicamente en California, Hawai y Florida.

¿Qué me aporta?

El jengibre es rico en potentes antioxidantes como los gingeroles, shogaoles y zingerones.

Remedios caseros

El jengibre se ha utilizado como remedio casero durante muchas generaciones para tratar diversas situaciones. Se ha tomado para la pérdida del apetito, para el malestar de estómago, diarrea, cólicos, dispepsia, flatulencia, dolor posquirúrgico, náuseas matinales, mareos por viajar, náuseas generales y las debidas a la quimioterapia, artritis reumatoidea, osteoartritis, migraña, infecciones del tracto respiratorio, tos y bronquitis. También ha sido utilizado para tratar quemaduras y como analgésico.

¡Lánzame un salvavidas!

NÁUSEAS MATINALES: En un estudio de doble ciego con distribución al azar controlado por placebo, se observó que 125 mg de extracto de jengibre ingerido 4 veces al día durante 4 días reducía considerablemente las náuseas matinales en las mujeres que estaban de menos de 20 semanas de embarazo. En una prueba se investigó el efecto de 1 g de jengibre sobre las náuseas y vómitos entre las mujeres que estaban de menos de 16 semanas de embarazo. El 53 por ciento de las que tomaron la cápsula de jengibre dijeron haber notado un descenso en las náuseas y vómitos debidos al embarazo.

MAREO CINÉTICO: En dos estudios de doble ciego se observó que el jengibre prevenía considerablemente y era eficaz para tratar el mareo en los viajes.

OSTEOARTRITIS: En un estudio de doble ciego con distribución al azar, los investigadores descubrieron que los participantes con osteoartritis que habían tomado extracto de jengibre experimentaron una mayor reducción en el dolor de rodillas que los del grupo de control.

CÁNCER: En un estudio con ratones se observó que el antioxidante 6-gingerol, el que da al jengibre su sabor, reducía el desarrollo tumoral, e incluso su tamaño era considerablemente menor que el de los ratones que no lo habían tomado.

CÁNCER DE OVARIO: El jengibre indujo a la apoptosis (muerte programada de las células) y a la autofagia (la deglución de la propia celula) en las células de cáncer de ovario. El jengibre también era eficaz para controlar la inflamación, con lo cual se interrumpía el crecimiento de las células cancerígenas.

CÁNCER DE COLON: El jengibre protegió contra la formación de cáncer de colon a los ratones a los que se les inyectaron células cancerígenas.

¡Cuidado!

El jengibre tiene propiedades para aclarar la sangre, y puede estar contraindicado si estás tomando algún agente antiplaquetario. Consulta con tu médico o dietista diplomado para saber si está indicado para ti.

Consejos

ELECCIÓN Y CONSERVACIÓN:
- El jengibre se vende fresco, como encurtido, seco o en polvo.
- Compra el jengibre fresco que no tenga golpes y que esté ligeramente tostado o sea de color crema.
- El jengibre fresco se puede guardar a temperatura ambiente.

PREPARACIÓN Y SUGERENCIAS:
- El jengibre fresco es el que tiene más sabor y se puede rallar, cortar en rodajas, a tiras o picar, y no se le ha de sacar la piel.
- El jengibre fresco se puede sustituir por el jengibre en polvo en una proporción de 6 a 1, fresco/molido respectivamente.
- El centro del rizoma es más fibroso y es donde se concentra el sabor más fuerte.
- Cuando lo ralles, procura hacerlo en la dirección de las fibras.
- Corta el jengibre fresco y ponlo en una hoja de lechuga, o hiérvelo para hacer una infusión relajante.
- Utiliza jengibre seco o en polvo para aderezar cualquier plato o hacer una deliciosa marinada.
- Usa jengibre encurtido para acompañar platos asiáticos o adornar un plato de carne.

SALSA (O ADEREZO) DE FRESA Y JENGIBRE
Por Cynthia Sass
Raciones: 6 • Tiempo de preparación: 10 minutos

Todos los ingredientes de esta receta son alimentos poderosos.

Ingredientes:
1 ½ tazas de fresas (sin tallo) • 1 ½ cucharadas de miel • 2 cucharadas de zumo de lima fresco • 2 cucharaditas de jengibre fresco rallado

Instrucciones:
Pon todos los ingredientes en una batidora o robot de cocina y bátelos hasta que la mezcla esté homogénea. Ponla en la nevera y utilízala como aderezo (es fantástica en la ensalada de espinacas), para untar verduras o para poner encima de cualquier otro plato.

Desglose...
Calorías: 20; grasas totales: 0 g; grasas saturadas: 0 g; colesterol: 0 mg; sodio: 0 mg; hidratos de carbono totales: 6 g; fibra: 1 g; azúcar: 5 g; proteínas: 0 g.

Kiwi *(Actinidia)*

UN POCO PELUDO

A la grosella espinosa china se le cambió el nombre por el de «kiwi» porque se parecía al ave kiwi de Nueva Zelanda, que también tiene un aspecto algo peludo, redondo y marrón.

Ficha técnica
La grosella espinosa china o kiwi procede del Sudeste asiático. De las más de 50 especies de kiwi, la variedad comercial que más se cultiva es la *Actinidia deliciosa* (variedad Hayward). El kiwi ha ido adquiriendo popularidad, pero sigue ocupando sólo un 1 por ciento del consumo mundial de fruta. Los grandes consumidores de kiwi son los mercados europeos, Norteamérica y Sudamérica, Japón y Asia.

Una ración de historia...

El kiwi procede del valle del río Yangtzé en el norte de China, y de la provincia de Zhejiang en la costa. Desde sus orígenes fue considerado un manjar delicioso. Durante los siglos XIX y XX, se ha ido abriendo camino por todo el mundo. Los misioneros llevaron las primeras plantas a Nueva Zelanda y a Estados Unidos a principios de la década de 1900. Norman Sondag, un importador estadounidense, fue un elemento clave al cambiarle el nombre a la grosella espinosa china y darle el del ave de Nueva Zelanda. En 1974 la palabra «kiwi» fue aceptada internacionalmente como nombre oficial de esta fruta exótica.

Italia y China son los principales productores mundiales. También se cultiva en Nueva Zelanda, California, Sudáfrica y Chile, y en cantidades mucho menores en otros países europeos y Estados Unidos.

¿Qué me aporta?

El kiwi es la fruta con mayor número de nutrientes de las 27 más populares. Tiene más vitamina C que ninguna otra fruta. Es rico en fibra, potasio y vitamina E. Contiene luteína, que es un fitoquímico que previene contra el cáncer, las enfermedades cardiovasculares y las cataratas. También existe una producción limitada de una variedad con la pulpa roja, rica en antocianina, un componente que suele encontrarse en otras frutas rojas, moradas o azuladas como las cerezas, ciruelas, pasas y arándanos negros. La antocianina es un gran antioxidante que se cree que protege de las enfermedades cardiovasculares y del cáncer.

¡Lánzame un salvavidas!

ENFERMEDADES CARDIOVASCULARES: En un estudio realizado en la Universidad de Oslo se descubrió que el kiwi hace que las plaquetas, uno de los componentes de la sangre, tengan más dificultad para «aglomerarse», evitando así la formación de trombos. También observaron que bajaban los triglicéridos (grasa en la sangre).

COMBATIR EL CÁNCER: Un científico líder en nutrición del Rowett Research Institute ha demostrado que comer kiwi cada día protege al ADN contra cualquier deterioro que puede conducir a un cáncer. Pero lo más importante es que parece qué el kiwi ayuda a reparar los daños sufridos en el ADN. También se ha descubierto que puede ser eficaz para destruir las células de los tumores bucales.

DEGENERACIÓN MACULAR: El kiwi es una fuente excelente de luteína y zeaxantina, fitoquímicos que también se encuentran en el ojo humano. Los últimos estudios indican que las dietas ricas en luteína protegen de las cataratas y otras formas de degeneración macular.

Consejos

ELECCIÓN Y CONSERVACIÓN:

- Escoge los que sean de textura firme y sin taras.
- Para ver si están maduros aprieta un poco. Si cede a la presión, está listo para comer. Si no está maduro al comprarlo, ponlo en una bolsa de papel y déjalo a temperatura ambiente; comprueba cada día a ver si ha madurado.
- Se puede guardar varios días a temperatura ambiente. Para una conservación más larga ponlo en la nevera, donde aguantará hasta 4 semanas.

PREPARACIÓN Y SUGERENCIAS:

- ¿Sabías que el kiwi se puede comer tanto con piel como sin ella? La piel es una excelente fuente de nutrientes y fibra.
- Además de pelarlo y cortarlo en rodajas, comerlo con cuchara es otra técnica. Sencillamente córtalo por la mitad y ve hundiendo la cuchara.
- Ponlo encima de los gofres, tostadas o bollos.
- Cómelo con cereal o échalo a la avena.
- ¡Es fantástico en ensaladas y pastas!
- Úsalo para ablandar. Como es una fruta ácida, va muy bien para marinar.
- Pon kiwi en lugar de tomates cuando te hagas un bocadillo.

ESTUPENDOS KEBABS (PINCHOS) DE FRUTA
Adaptado de *Lean Moms, Fit Family,* de Michael Sena y Kirsten Straughan
Raciones: 4 • Tiempo de preparación: 15 minutos

Esta receta es muy sencilla de hacer, incluso por niños. Puede que prefieras ayudarles a cortar la fruta, pero les encanta formar parte de la cadena de producción, haciendo las brochetas. Esta receta tiene siete alimentos poderosos.

Ingredientes:
2 kiwis cortados en 4 trozos • 1 manzana o pera, troceada • 1 plá-

tano troceado • ⅓ de taza de uvas rojas sin semillas • ½ taza de fresas cortadas en rodajas • ⅔ de taza de piña troceada • 1 taza de yogur desnatado • ¼ de taza de coco seco rallado • 4 varillas para hacer brochetas

Instrucciones:
Ve colocando los trozos de fruta en las varillas y diseña tu propio kebab poniendo la cantidad de fruta que desees. Hazlo hasta que la varilla esté llena casi hasta el final. Pon el coco rallado en una bandeja grande y el yogur en otra. Coge el kebab por cada uno de los extremos y úntalo en el yogur, hasta que la fruta esté empapada. Luego haz lo mismo pasándolo por el coco. En lugar del coco también puedes poner pasas de Corinto, frutos secos picados, granola baja en grasa o tu cereal de desayuno favorito.

Desglose...
Calorías: 150; grasas totales: 3 g; grasas saturadas: 2 g; colesterol: 0 mg; sodio: 50 mg; hidratos de carbono totales: 33 g; fibra: 4 g; azúcar: 25 g; proteínas: 4 g.

Lechuga romana (*Lactuca sativa L.*)

¡VIVA LA C!

¿Sabías que... la lechuga romana es la más nutritiva de todas las lechugas, y que es una excelente fuente de vitamina C (cinco veces más que la iceberg)?

Ficha técnica
La lechuga romana, conocida por los romanos como lechuga *Cappadocian* y por los griegos como lechuga *Cos*, por el nombre de la isla griega que fue la cuna de Hipócrates, es un miembro de la familia del girasol. La lechuga romana tiene un sabor más fuerte que la iceberg y es más tierna, dulce y menos amarga que otras variedades. La lechuga es la segunda verdura más popular que se consume en Estados Unidos.

Una ración de historia...
La lechuga es una de las verduras más antiguas y se cree que procede de la zona del Mediterráneo. La romana se ha cultivado y consumido, cocida o cruda, durante casi 5.000 años, y puede que sea la forma más antigua de lechuga cultivada. Las tumbas egipcias revelan pinturas de lechugas parecidas a la romana. Esta variedad la introdujeron los ingleses en Estados Unidos a comienzos del siglo XVII.

La mayor parte de la lechuga de Estados Unidos se cultiva en California y Arizona, pero en Florida es donde más se cultiva la variedad romana. En todo el mundo se cultivan unos 18 millones de toneladas métricas de lechuga.

¿Qué me aporta?
Además de su alto contenido en vitamina C, la lechuga romana también es una excelente fuente de vitamina A. ¡Sin embargo, hay estudios que sugieren que es mejor olvidarse del aliño sin grasa y optar por la versión normal si quieres absorber toda la vitamina A de la romana! También es rica en ácido fólico, aporta el 38 por ciento de la cantidad diaria recomendada en tan sólo una ración. La romana contiene fósforo, potasio y fibra. En cuanto a fitoquímicos, la lechuga romana es rica en luteína y zeaxantina, que son potentes antioxidantes que combaten muchas enfermedades. También contiene una importante cantidad de lactucaxantina, que es un carotenoide dietético muy poco común que inhibe el virus Epstein-Barr, generalmente relacionado con la mononucleosis.

Remedios caseros
Los antiguos romanos comían la lechuga romana al final de las comidas para facilitar la digestión y el sueño. Muchos europeos todavía comen lechuga de esta manera, pero la mayoría de los norteamericanos que comen lechuga, romana o de otras variedades, lo hacen al principio de la comida. ¡César Augusto incluso hizo construir una estatua alabando la lechuga porque creía que le había curado de una enfermedad!

¡Lánzame un salvavidas!
DEGENERACIÓN MACULAR: La lechuga romana es rica en luteína y zeaxantina, que son carotenoides que se encuentran en el ojo y que combaten la degeneración macular asociada a la edad, causa de pérdida irreversible de la vista en la ancianidad.

MANTENER EL PESO: Barbara Rolls, doctorada en la Universidad Estatal de Penn, dirigió un estudio donde descubrió que comenzar una comida con una ensalada baja en calorías proporcionaba sensación de saciedad y reducía la subsiguiente ingesta de calorías, lo cual es una forma eficaz de controlar el peso.

REDUCIR LA INFLAMACIÓN/ENFERMEDADES CARDIOVASCULARES/CÁNCER: Se ha descubierto que la lechuga romana contiene ácido salicílico, uno de los principales componentes de la aspirina, que se utilizaba para tratar las inflamaciones. El ácido salicílico es un inhibidor de la ciclooxigenasa-2 (COX-2), una enzima que se encuentra en la inflamación, ciertos tipos de cáncer y en las enfermedades cardiovasculares.

Consejos
ELECCIÓN Y CONSERVACIÓN:
- Busca lechugas con hojas grandes, que no estén marchitas y de color verde oscuro.
- Guárdala en una bolsa de plástico y ponla en el cajón de las verduras de la nevera. La romana aguanta hasta 10 días.

PREPARACIÓN Y SUGERENCIAS:
- Lava la lechuga debajo del grifo; también puedes dejar las hojas en remojo en el fregadero o en un bol grande. Seca las hojas con una toalla o en una centrifugadora para lechuga.
- Cuando saques las hojas para la ensalada procura no dañarlas (lo que hace que pierdan su color).
- Utilízalas como base para la ensalada junto con otras lechugas o en sustitución de las mismas.
- Mézclala con trocitos de manzana, pasas, arándanos secos (o tu fruta favorita), naranjas, uvas y piña.
- Servir la ensalada al día siguiente, conocido también como ensalada «mustia», puede aumentar la absorción de los nutrientes.
- La lechuga se puede cocinar (¡véase abajo!). Prueba a marinarla con un poco de salsa de soja, vino blanco seco, azúcar integral y aceite de oliva y ponla al grill unos minutos.

REHOGADO DE LECHUGA ROMANA CON SÉSAMO
Por el chef J. Hugh McEvoy
Raciones: 6 • Tiempo de preparación y de cocción: 10 minutos

Esta receta contiene cinco alimentos poderosos.

Ingredientes:

450 g de lechuga romana troceada • 1 cucharada de dientes de ajo picados • 1 ½ cucharadas de aceite de colza • 1 cucharada de salsa de soja light • 1 cucharada de vino de arroz japonés • ½ cucharada de sirope de agave • ½ cucharadita de aceite de sésamo tostado • ½ cucharadita de semillas de sésamo tostadas • Sal kosher al gusto

Instrucciones:

Mezcla la salsa de soja, el vino de arroz, el sirope de agave y la sal en un bol pequeño y déjalo aparte. Precalienta a fuego alto una sartén honda y grande para saltear (30 a 35 cm) o un wok. Echa el aceite. Añade el ajo inmediatamente y sofríelo durante unos segundos. Echa la lechuga romana troceada. Sofríela durante 1 minuto, sólo hasta que se caliente. Echa la salsa premezclada. Pon los ingredientes para rehogar durante 30 a 45 segundos. La lechuga ha de quedar de color verde brillante y un poco crujiente. No la hagas demasiado. Sácala y traspásala a un bol de servir grande. Alíñala con el aceite y con las semillas de sésamo. Sírvelas en una base de hojas de lechuga romana cruda a temperatura ambiente con rodajas de tomate. Se puede servir con sake caliente o vino de ciruela fresco.

Desglose...

Calorías: 56; grasas totales: 4 g; grasas saturadas: 0 g; colesterol: 0 mg; sodio: 180 mg; hidratos de carbono totales: 4 g; fibra: 2 g; azúcar: 1 g; proteínas: 1 g.

Lima (*Citrus aurantifolia y Citrus latifolia*)

NO TE VENDERÁN UN «LIMÓN»

¿Sabías que... las limas no son limones verdes?

Ficha técnica

La lima puede ser ácida o dulce, pero generalmente tiene más azúcar y ácido cítrico que los limones y tiene un sabor más ácido. Las dos variedades más comunes de lima ácida son la tahitiana o persa, y la lima de los cayos.

Una ración de historia...

La lima se cree que procede del sudeste asiático. Los mercaderes de Oriente Próximo introdujeron la lima que trajeron de Asia en Egipto y el norte de África allá por el siglo X. Los moros de Arabia la llevaron a España en el siglo XIII, desde allí se expandió al resto de Europa. Cuando Colón partió en su segundo viaje hacia América en 1493, llevaba limas en sus bodegas. En Estados Unidos, la lima llegó a Florida en el siglo XVI, cuando los conquistadores españoles llevaron la lima de las Antillas a los cayos de Florida, y de ahí su nuevo nombre «lima de los cayos».

Actualmente Brasil, México y Estados Unidos son los principales productores de limas. En Estados Unidos se cultiva en Florida, la región del sudoeste y California.

¿Qué me aporta?

La lima contiene poderosos fitoquímicos conocidos como glicósidos flavonoides. Entre ellos se encuentra el glicósido limonina y el kaempferol, potentes antioxidantes que ayudan a prevenir el deterioro oxidativo de las células, lípidos y ADN. El kaempferol puede prevenir la arterioesclerosis y actuar como agente quimiopreventivo contra el cáncer.

Remedios caseros

ESCORBUTO: Durante cientos de años, los marineros británicos han comido lima y bebido su zumo para evitar el escorbuto en los viajes largos. Se los apodó los «limeys», debido a esto; ahora se considera éste un término despectivo.

¡Lánzame un salvavidas!

INMUNIDAD: Las investigaciones demuestran que el consumo de verduras y frutas ricas en vitamina C reducen el riesgo de muerte debido a múltiples causas, incluidas las enfermedades cardiovasculares, accidentes cerebrovasculares y cáncer.

CÁNCER: Los glicósidos flavonoides pueden ayudar a evitar la división de las células cancerígenas en muchos tipos de cáncer. En un estudio se demostró que el poderoso antioxidante de la lima, la limonina, detuvo la proliferación de las células cancerígenas.

EFECTOS ANTIBIÓTICOS: En los poblados del oeste de África donde el cólera es bastante común, se experimentó administrando zumo de lima durante la comida principal, y se observó que tenía un poderoso efecto para proteger de esta enfermedad.

Consejos

ELECCIÓN Y CONSERVACIÓN:
- Elige las limas que sean firmes y pesadas para sacar más zumo.
- Elige limas que tengan la piel brillante y clara o verde oscuro.
- Las pequeñas manchas marrones en la piel no afectan a su sabor, pero si son grandes o tiene zonas blandas es porque está en mal estado. La piel dura y arrugada indica que está seca.
- Se pueden guardar a temperatura ambiente o en la nevera (en una bolsa de plástico) hasta 3 semanas. Las limas se guardan mejor en la nevera, pero si las dejas fuera sacarán más zumo.

PREPARACIÓN Y SUGERENCIAS:
- Según el tipo y el tamaño de la lima, necesitarás entre 6 y 9 piezas para sacar 1 taza de zumo fresco. Para exprimirla manualmente, hazla rodar bajo tu mano sobre una superficie dura antes de sacarle el zumo.
- El zumo de lima o la lima es un gran sustituto de la sal y le da un agradable sabor ácido a la ensalada.

SOPA DE FRIJOLES CON LIMA Y COMINO
Cortesía de www.fruitandveggiesmatter.gov
Raciones: 6 • Tiempo de preparación y de cocción: 20 minutos

Esta receta es muy sencilla, especialmente si usas frijoles en lata. Contiene diez alimentos poderosos.

Ingredientes:
4 tazas de frijoles cocidos y escurridos • 1 cucharada de aceite de oliva virgen extra • 1 cucharada de comino • 1 taza de cebollas blancas, troceadas • 1 taza de zanahorias troceadas • 2 dientes de ajo • ½ taza de pimiento rojo troceado • 3 tazas de caldo de verduras bajo en sodio • ¼ de taza de pimientos de chile chipotle (o chiles verde), troceados • ¼ de taza más 2 cucharadas de zumo de lima fresco recién exprimido • 6 rodajas de lima • 1 cucharada de nata ácida baja en grasa • Cilantro troceado para adornar • Sal al gusto

Instrucciones:
Calienta el aceite de oliva en una sartén antiadherente a fuego medio. Echa comino y tuéstalo, con cuidado de que no se te queme. Añade las cebollas troceadas, las zanahorias, el ajo y el pimiento rojo y deja que se hagan lentamente hasta que estén dorados. Muele los frijoles en 3 tazas de caldo de verduras en una batidora o robot de cocina. Echa el resto de las verduras, los chiles, el zumo de lima y bátelo hasta que esté cremoso. Echa la mezcla en la olla y caliéntala hasta que se espese. Echa sal al gusto, adórnalo con crema ácida, una rodaja de lima y cilantro troceado.

Desglose...
Calorías: 221; grasas totales: 5 g; grasas saturadas: 0,5 g; colesterol: 1 mg; sodio: 360 mg; hidratos de carbono totales: 39 g; fibra: 12 g; azúcar: 5 g; proteínas: 12 g.

Limón (*Citrus limon*)

LA LIMONADA EN PRIMER PUESTO

¿Sabías que... la primera evidencia escrita de la limonada procede de Egipto?

Ficha técnica

El limonero es un árbol cítrico híbrido, un cruce entre la lima y el cidro, una fruta antigua que se conoce por su piel brillante. El limón es de forma ovalada y se usa principalmente por su zumo, aunque la pulpa y la ralladura de la piel también se usan para cocinar o mezclar. Existen diversas variedades, pero las más populares son Eureka, Lisboa y Meyer.

Una ración de historia...

Se cree que procede de China o India y que data de unos 2.500 años. Aunque no se conoce bien cómo llegó a otros países, muchos creen que los comerciantes árabes lo introdujeron en el Mediterráneo. España fue la puerta del limón que venía de Palestina, en el siglo XI. Desde la península Ibérica esta fruta viajó por toda Europa. Los limones llegaron al norte de África más o menos por la misma época. Cristobal Colón llevó los limones a América en su segundo viaje al Nuevo Mundo en 1493. El limón era muy valorado por los mineros de los tiempos de la fiebre del oro en California, para protegerse del escorbuto. La gente estaba dispuesta a pagar hasta 1 dólar por limón, un precio altísimo hoy en día, y mucho más todavía en 1849.

¿Dónde se cultivan?

Los principales productores de limones en la actualidad son Estados Unidos, Italia, España, India, Argentina, Grecia, Israel y Turquía. En Estados Unidos, sur de California, Arizona y Florida son los productores principales.

¿Qué me aporta?

El limón es una fuente excelente de vitamina C. También tiene vitamina A, folato, calcio y potasio. En estudios de laboratorio con animales se ha demostrado que uno de sus componentes, la limonela, tiene propiedades anticancerígenas. Todos los cítricos son ricos en flavonoides, el antioxidante más común que se encuentra en frutas y verduras y que se cree que bloquea las sustancias que provocan el cáncer y las enfermedades cardiovasculares.

Remedios caseros

Tomar zumo de limón con agua caliente cada día es un tratamiento para el estreñimiento. También es habitual tomar zumo de limón con miel (½ limón exprimido y 1 cucharadita de miel), o zumo de limón con sal o jengibre, para los síntomas del resfriado. Cualquiera de los preparados «lemon-plus» son buenos sustitutos para las bebidas calientes con cafeína. El limón se ha considerado un ingrediente clave para la fabricación de varios productos de limpieza para el hogar por su aroma fresco y propiedades para quitar manchas. El limón también es muy eficaz para eliminar el olor de las manos. Muchos dicen que aplicar un poco de zumo de limón con agua varias veces al día a las manchas ayuda a hacerlas desaparecer.

¡Lánzame un salvavidas!

ARTRITIS REUMATOIDEA: Los alimentos ricos en vitamina C protegen contra la poliartritis inflamatoria, un tipo de artritis reumatoidea que afecta a dos o más articulaciones. En un estudio con más de 20.000 sujetos se descubrió que los que consumían dosis más bajas de alimentos ricos en vitamina C tenían más probabilidades de desarrollar artritis que los que consumían dosis más elevadas.

CÁNCER: En las pruebas de laboratorio, los cítricos limonoides han demostrado tener propiedades anticancerígenas para los cánceres de boca, pulmón, mama, estómago y colon, y tumores por neuroblastoma humano, que es más común en los niños. Después de los arándanos rojos, se ha comprobado en estudios *in vitro* que el limón era que el ejercía una actividad antiproliferación más fuerte en las células de cáncer de hígado humanas. Debido a la capacidad de los limonoides para permanecer largo tiempo en el torrente sanguíneo, los investigadores creen que puede ser más adecuado para frenar el crecimiento de las células cancerígenas que otros nutrientes. (En comparación, los fenoles del té verde suelen permanecer en el sistema sólo entre 4 y 6 horas.)

Consejos

ELECCIÓN Y CONSERVACIÓN:
• Elije limones de color amarillo brillante con la piel tersa y lustrosa.

- Los limones se conservan de 1 a 2 semanas a temperatura ambiente. Para que se conserven hasta 6 semanas, guárdalos en el cajón de las verduras de la nevera en una bolsa Ziploc.

PREPARACIÓN Y SUGERENCIAS:
- Para sacarle el mayor jugo posible, el limón ha de estar a temperatura ambiente o templado.
- Hazlo rodar debajo de tu mano sobre una superficie dura para ablandarlo antes de hacer el zumo. Un limón grande te dará entre 3 y 4 cucharadas de zumo.
- ¿Sólo necesitas un poco de zumo? Haz un agujero con un palillo en la piel a través del cual podrás sacar el zumo, y luego lo puedes volver a clavar para «cerrarlo» y que conserve su frescor.
- Echa zumo de limón, la pulpa y su piel en ensaladas y sopas, y en cualquier lugar donde te apetezca el sabor cítrico.
- El zumo de limón se puede utilizar para hacer *buttermilk* (leche agria) con la leche.
- El zumo de limón «cuece» el pescado sin necesidad de fuego en los platos tradicionales de cebiche.

ALCACHOFAS AL VAPOR CON SALSA DE LIMÓN Y WASABI
Por el chef Dave Hamlin
Raciones: 2 • Tiempo de preparación: 30 minutos

También puedes sustituir las alcachofas por espárragos. Esta receta tiene siete alimentos poderosos.

Ingredientes:
Alcachofas:
    2 alcachofas • 1 limón • 1 cucharadita de ajo fresco • ½ cucharadita de pimienta negra recién molida

Salsa de wasabi con limón:
    1 taza de mayonesa light • ¼ de taza de nata ácida desnatada • 1 cucharadita de wasabi o rábano picante • Zumo de 1 limón • Zumo de ½ lima • 1 cucharadita de albahaca fresca troceada • Pimienta negra fresca recién molida, al gusto • Sal al gusto

Instrucciones:
Preparación de las alcachofas:
   Aparta el tallo de las alcachofas y quítales la parte externa. Corta las alcachofas por la base (para que se puedan asentar). Frota las superficies recién cortadas con limón fresco para evitar que se ennegrezcan. Saca las hojas externas, y corta la parte superior, aproximadamente un tercio. Frota todas las superficies con limones frescos. Exprime el resto del zumo y la pulpa de limón en el centro de la alcachofa. Ponlas en agua hirviendo con el resto del limón. Rocía una cucharadita de ajo fresco sobre las alcachofas y haz que se meta entre las hojas. Espolvorea la pimienta negra por encima. Déjalas hervir durante 25 a 30 minutos, o hasta que el centro esté tierno. Sácalas y déjalas reposar durante 5 minutos.

Preparación de la salsa:
   Mezcla la salsa para que adquiera consistencia y ponla en la nevera hasta que la vayas a usar. Sírvela con las alcachofas tibias.

Desglose...
   Calorías: 100; grasas totales: 3 g; grasas saturadas: 1,5 g; colesterol: 10 mg; sodio: 710 mg; hidratos de carbono totales: 17 g; fibra: 4 g; azúcar: 7 g; proteínas: 3 g.

Lino *(Linum usitatissimum)*

NADA MÁS QUE EL LINO

¿Sabías que... el aceite de semillas de lino también se conoce como «aceite de linaza» cuando se utiliza para hacer pinturas, barnices, lacas y tinta?

Ficha técnica
El lino es una planta del sudoeste asiático y del sudeste de Europa. Su nombre en latín significa «de lo más útil», puesto que a lo largo de la historia todas las partes de la planta se han utilizado con distintos fines. La semilla de lino es pequeña y contiene mucho aceite. Tiene sabor a fruto

seco y se puede utilizar para cocinar. El lino es famoso por su valor nutritivo, pero también se utiliza para hacer productos no alimenticios como pinturas, tinta y linóleo.

Una ración de historia...

Hay noticias del cultivo del lino hacia el 3.000 a.C. en Babilonia. De hecho, el lino hecho de la fibra del lino era lo que utilizaban los egipcios para envolver a sus momias. Hace casi 900 años, Hildegard von Bingen utilizaba la harina de lino para hacer cataplasmas y tratar enfermedades externas e internas. En Estados Unidos, los primeros colonos cultivaban pequeñas cantidades de lino para uso doméstico, pero sólo en 1753 empezó su cultivo con fines comerciales. Con el invento de la máquina separadora de las semillas de algodón, 40 años más tarde, la producción de lino descendió a mínimos.

Canadá es el primer productor y exportador de lino, seguido de China, Estados Unidos, India, la Unión Europea y Argentina. En Estados Unidos, los estados donde hay una mayor producción son Dakota del Norte, Dakota del Sur, Minnesota y Wisconsin.

¿Qué me aporta?

Las semillas de lino son ricas en ácidos grasos omega-3. Son una fuente excelente de fibra soluble e indisoluble, son buenas para regular el colesterol, la glucosa en la sangre y la digestión. El lino es una fuente extraordinaria de lignanos, un componente de las plantas que actúa como un estrógeno débil. Algunos científicos creen que los lignanos pueden protegernos contra ciertos tipos de cáncer, especialmente el de colon y mama.

Remedios caseros

Al lino se lo conoce como la «planta bendita» que puede traer buena suerte, restaurar la salud y proteger contra la brujería. Antiguamente, el lino se usaba para aliviar dolores abdominales, tos, forúnculos, abscesos y estreñimiento.

¡Lánzame un salvavidas!

ENFERMEDADES CARDIOVASCULARES: Un grupo de mujeres que tomaron 50 gramos de semillas de lino molidas cada día durante 4 semanas, bajaron su colesterol total en un 90 por ciento, y el colesterol LDL (el malo) en un 80 por ciento. Las semillas de lino también reducen los marcadores antiinflamatorios asociados a un mayor riesgo de padecer enfermedades cardiovasculares.

CÁNCER DE PRÓSTATA: Los lignanos, un componente de la fibra que se encuentra en el lino, retrasan el crecimiento tumoral en los pacientes de cáncer de próstata y de mama.

CÁNCER DE MAMA: En un estudio con ratones se demostró que las semillas de lino podían ensalzar la eficacia del fármaco para el cáncer denominado Tamoxifeno. Se ha demostrado que las mujeres con niveles altos de enterolactona (un fitoestrógeno débil), relacionados con una ingesta alta de lignanos de alimentos como el lino, tienen un 58 por ciento menos de riesgo de contraer cáncer de mama.

CÁNCER DE COLON: En un estudio con animales se descubrió que el suplemento de aceite de semillas de lino era eficaz para prevenir el desarrollo de tumores en el colon, mientras que el aceite de maíz, principalmente con ácidos grasos omega-6, promovían su crecimiento.

DIABETES: En estudios con animales se observó que cuando añadían lino o componentes del lino a sus dietas se retrasaba el inicio de la diabetes del tipo 2 y protegía los riñones de las lesiones típicas provocadas por dicha enfermedad.

TRASTORNO POR DÉFICIT DE LA ATENCIÓN E HIPERACTIVIDAD (TDAH): En un estudio piloto realizado en India se evaluó el efecto del aceite de lino sobre la conducta de los niños con TDHA. Hubo una significativa mejoría en sus síntomas, que se reflejaron en la reducción de sus puntuaciones de hiperactividad total.

Consejos
ELECCIÓN Y CONSERVACIÓN:
- Las semillas de lino se pueden comprar a granel o envasadas, y se encuentran en las tiendas de productos naturales y en supermercados, o bien se pueden comprar directamente a los productores.
- El color de las semillas no importa mucho en lo que respecta a sabor o valor nutritivo.
- El aceite de lino se vende líquido o en cápsulas. El mayor beneficio se obtiene de las semillas molidas.

- Compra panes y cereales enriquecidos con lino.
- El aceite de lino se ha de guardar en la nevera. El lino molido se puede guardar en la nevera en un frasco hermético hasta 90 días, y las semillas enteras se pueden guardar a temperatura ambiente hasta 1 año.

PREPARACIÓN Y SUGERENCIAS:
- Muele las semillas en un molinillo de café siempre que puedas.
- No cocines con aceite de lino porque se quema con facilidad. El aceite de lino tiene más efecto cuando se toma en frío.
- Puede rociar el lino molido sobre los cereales, ensaladas, sopas, guisados, panes y otros alimentos cocinados.
- Sustituye los ingredientes con grasas saturadas como la mantequilla por lino molido. 3 cucharadas de lino molido equivalen a 1 de mantequilla, margarina, manteca o aceite vegetal.
- ¡Sustituye también los huevos! Por cada huevo, mezcla 1 cucharada de lino molido con 3 cucharadas de agua en un bol pequeño y déjalo reposar durante 1 o 2 minutos.

GRANOLA DE CANELA Y NUECES
De *The Amazing Flax Cookbook* por Jane Reinhardt-Martin
Raciones: 25 (½ taza) • Tiempo de preparación y de cocción: 40 minutos

Esta receta contiene cinco alimentos poderosos.

Ingredientes:
7 ½ tazas de avena a la antigua • 1 taza de nueces troceadas • 1 taza de coco rallado • ½ taza de semillas de lino molidas • ½ taza de azúcar integral • ½ taza de aceite de colza • ½ taza de miel • ½ cucharada de canela • 1 cucharada de extracto de vainilla

Instrucciones:
Precalienta el horno a 130 °C. Echa la avena, el coco, las nueces y las semillas molidas en un bol. En otro bol (que se pueda poner en el microondas), mezcla el azúcar integral, el aceite, la miel, la canela y la vainilla. Ponlo en el microondas a temperatura alta hasta que la mezcla empiece a hacer burbujas. Vierte esta mezcla en el recipiente con la avena y mézclala bien. Rocía la bandeja de horno con *spray* para cocinar. Extiende sobre ella una capa delgada de la mezcla y déjala

durante 15 minutos, o hasta que la avena esté tostada. Remueve el resto de la mezcla y repite el proceso. Déjalo enfriar y guárdalo en un recipiente hermético.

DESGLOSE...
Calorías: 233; grasas totales: 11 g; grasas saturadas: 2,5 g; colesterol: 0 mg; sodio: 14 mg; hidratos de carbono totales: 29 g; fibra: 4 g; azúcar: 10 g; proteínas: 5 g.

Maíz (Zea mays)

LAS MAZORCAS PEQUEÑITAS

El maíz enano es maíz recolectado en su «infancia».

Ficha técnica
Hay cinco clases principales de maíz: dentado, duro, blando o indio, harinoso y dulce. El dentado es el que más se cultiva en el mundo. El maíz dulce es la mazorca típica que comemos actualmente.

Una ración de historia...
Los estudios arqueológicos indican que el maíz se cultivaba en tierras americanas hace al menos 5.600 años. El maíz se «domesticó» en Mesoamérica, en las culturas precolombinas, que incluyen México, Guatemala, Belice, El Salvador, Honduras occidental, y algunas regiones de Nicaragua y Costa Rica. Se expandió hacia el resto del mundo después de la llegada de los españoles a América a finales del siglo XV y a principios del XVI. Actualmente, hay más de 600 productos alimentarios y no alimentarios hechos de maíz.

Estados Unidos es sin duda el mayor productor de maíz, con un 40 por ciento de la producción mundial, seguido de Canadá, China, Brasil y muchas otras naciones. El Cinturón del Maíz incluye los estados de Iowa, Illinois, Nebraska, Minnesota, Indiana, Ohio, Wisconsin, Dakota del Sur, Michigan, Missouri, Kansas y Kentucky; los primeros cuatro cuentan con el 50 por ciento de la producción del país. Casi el 75 por ciento del maíz que se produce en Estados Unidos es para alimentar el ganado.

¿Qué me aporta?

El maíz es una buena fuente de fibra, vitamina B_1, folato, vitamina C y ácido pantoténico. El maíz contiene betacriptoxantinas, luteína, saponinas, alcaloides, sitosterol, estigmaesterol, ácido málico, ácido palmítico, ácido tartárico, ácido oxálico y ácido maicénico, que tiene propiedades anticancerígenas y que favorecen la salud cardiovascular.

Remedios caseros

Toda la planta del maíz se ha usado durante mucho tiempo en las culturas de los nativos americanos con fines medicinales. La infusión de estigmas de maíz tiene propiedades diuréticas, y se utiliza para trastornos urinarios, como micción dolorosa y difícil o poliuria. El maíz hervido con leche se aplica a las quemaduras, inflamaciones e hinchazones. La harina de maíz (maicena) aplicada en polvo alivia las rozaduras. La sémola de maíz mezclada con aceite de ricino o aceite de maíz se utiliza para aliviar irritaciones de la piel. En la medicina tradicional china se utiliza para los cálculos biliares, ictericia, hepatitis y cirrosis. Las mazorcas sin los granos se han utilizado para sangrados nasales y uterinos. La cáscara del maíz se han utilizado para las diarreas infantiles.

¡Lánzame un salvavidas!

SALUD CARDIOVASCULAR: El maíz es rico en folato, una vitamina que se sabe que reduce la homocisteína, un marcador inflamatorio al que se atribuyen las enfermedades cardiovasculares.

CÁNCER DE PULMÓN: El maíz es rico en betacriptoxantina, un carotenoide de color rojo-anaranjado que puede reducir significativamente el riesgo de desarrollar cáncer de pulmón. En un estudio se evaluó la dieta de 63.257 adultos de Shangai, China, donde se observó que los que comían más alimentos ricos en criptoxantina tenían un 27 por ciento menos de probabilidades de contraer cáncer de pulmón. En los fumadores que tomaban alimentos ricos en criptoxantina el riesgo de padecer cáncer de pulmón se redujo en un 37 por ciento en comparación con los que no los ingerían.

CÁNCER DE COLON: El maíz es rico en componentes fenólicos que pueden ayudar a prevenir el cáncer de colon y otros cánceres del tracto digestivo. También es rico en almidones resistentes que promueven butiratos, una cadena corta de ácidos grasos que se encuentran en el colon y que pueden ayudar a combatir esta enfermedad.

DIABETES: La harina de maíz o maicena, un componente del maíz, se ha demostrado que mejora el metabolismo de la glucosa en mujeres normales y con sobrepeso.

Consejos
ELECCIÓN Y CONSERVACIÓN:
- Los granos de maíz se venden congelados, frescos y enlatados.
- No compres las mazorcas que tengan vainas marchitas, que parezcan quemadas o que tengan una capa de color oscuro en los estigmas.
- Deja las vainas y guarda el maíz en la nevera sin cubrir. Consúmelo en pocos días para asegurar su calidad.

PREPARACIÓN Y SUGERENCIAS:
- El maíz fresco se puede hervir, hacer al vapor, en el microondas, o asado en una parrilla o en el horno.
- Tómalo en ensaladas.
- Usa polenta (la palabra italiana para la sémola de maíz) para hacer la masa de la pizza.
- Sustituye un 25 por ciento de la harina normal por harina de maíz para aumentar el contenido de fibra en los alimentos hechos al horno.

CALDO DE MAÍZ
Adaptado de *The Gathering Place* por Graham Kerr
Raciones: 6 • Tiempo de preparación y de cocción: 60 minutos

Esta receta contiene cinco alimentos poderosos.

Ingredientes:
1 cucharadita de aceite de oliva virgen extra • 2 tazas de cebolla amarilla en juliana • 6 mazorcas, desgranadas (sustituir por maíz congelado si no se encuentran) • ½ cucharadita de tomillo • 1 cucharadita de tallos de perejil cortados muy finos • ¼ de cucharadita de sal de mesa • ⅛ de cucharadita de pimienta negra • 350 ml de leche evaporada desnatada • 2 tazas de leche de soja • 2 cucharadas de maicena • 4 cucharadas de vino blanco seco

Aderezo:
⅓ de taza de beicon canadiense o vegetal, troceado • ⅓ de taza de

pimiento rojo cortado en dados finos • 1 cucharada de perejil, troceado

Instrucciones:
Calentar el aceite en una cacerola grande a fuego medio. Saltear la cebolla y ½ taza de granos de maíz hasta que estén muy blandos, durante 12 a 15 minutos. Remueve de vez en cuando. Echa el tomillo,
el perejil, la sal y la pimienta. Pon el conjunto en la batidora y añade
½ taza de leche evaporada. Bate la mezcla durante 2 minutos. Echa el
resto de la leche y bate durante 3 minutos más, o hasta que esté homogéneo. Vuelve a la cacerola con el resto del maíz. Aclara la batidora con la leche de soja para recuperar los restos que hayan quedado.
Échalo en la olla con el maíz. Ponlo a hervir. Baja el fuego y hazlo a
fuego lento durante 10 minutos. Mezcla la maicena con el vino blanco hasta que se disuelva. Saca la sopa del fuego y echa la harina con
el vino hasta que se espese. Saltea el beicon, la pimienta y el perejil a
fuego medio durante 3 minutos. Déjalo a un lado. Sirve el caldo en
boles calientes y echa 1 cucharadita de aderezo.

Desglose...
Calorías: 240; grasas totales: 5 g; grasas saturadas: 1 g; colesterol: 10
mg; sodio: 550 mg; hidratos de carbono totales: 39 g; fibra: 3 g; azúcar: 13 g; proteínas: 12 g.

Mango (*Mangifera indica L.*)

HACEN FALTA DOS PARA BAILAR EL MANGO

**¿Sabías que... en la India el mango es una fruta sagrada y que
simboliza el amor, la amistad y la fertilidad?**

Ficha técnica
El mango varía en su forma, que puede ser desde ovalada hasta redonda
o con forma de riñón. Pertenece a una familia de 72 plantas de flores que
incluyen entre sus primos al anarcardo y al pistacho. Existen 6 variedades
principales en Estados Unidos, de las cuales hay 4 que son las más comerciales: Tommy Atkins, Haden, Keitt y Kent.

Una ración de historia...

El mango es oriundo del sur y del sudeste de Asia, especialmente del este de India, Birmania y las islas Andaman. En las escrituras hindúes de 4.000 años a.C. ya se hace referencia al mango. Los monjes budistas lo consideran sagrado porque creían (y creen) que Buda meditaba bajo un árbol de mango. Se dice que fueron los persas quienes lo llevaron a África Oriental alrededor del siglo X de nuestra era. En 1862 se llevaron a Miami las primeras semillas desde las Antillas. Casi veinte años después se introdujo en Santa Bárbara, California.

India aporta el 75 por ciento de la producción mundial de mangos. Pocos de ellos llegan a Norteamérica o Europa debido a las restricciones en las importaciones por temor a las «plagas». (Puede que esto cambie pronto en Estados Unidos, ya que las próximas normativas permitirán importar frutas irradiadas.) México y China compiten por el segundo puesto en la producción, seguidos de Pakistán, Indonesia, Tailandia, Nigeria, Brasil, Filipinas y Haití. En Estados Unidos, Florida es el principal productor, pero ahora California está empezando a cultivarlo en el valle de Coachella.

¿Qué me aporta?

El mango es una excelente fuente de vitaminas A y C, potasio y carotenos, incluido el betacaroteno. El contenido de vitamina varía según su grado de maduración y la variedad de la fruta. Los mangos verdes tienen más vitamina C (a medida que maduran, aumenta la cantidad de betacaroteno). El mango también es una buena fuente de vitamina K y tiene muchos antioxidantes.

Remedios caseros

Al mango se le atribuyen muchas propiedades curativas, desde favorecer la digestión hasta reforzar el sistema inmunitario, la salud cardiovascular, bajar la presión y curar el asma. También se dice que tiene propiedades afrodisíacas, y que es un método eficaz para el control de la natalidad.

¡Lánzame un salvavidas!

SALUD CARDIOVASCULAR: Las frutas y verduras ricas en potasio y antioxidantes como la vitamina A, carotenoides, vitamina C y flavonoides ayudan a prevenir o controlar la hipertensión y, por lo tanto, reducen el riesgo de accidentes cerebrovasculares y enfermedades cardiovasculares. Además, los alimentos ricos en fibra soluble y en pectina parecen bajar el colesterol.

DIGESTIÓN: El mango es una buena fuente de fibra y tiene enzimas que ayudan a digerir.

CÁNCER: Las verduras y frutas de color naranja o amarillo fuerte son ricas en betacaroteno, que protegen las membranas de las células y el ADN del deterioro oxidativo. En un estudio de estirpe celular se examinó la actividad anticancerígena del mango y se descubrió que interrumpía fases del crecimiento en el ciclo de vida de la célula tumoral.

¡Cuidado!
Cuando se toma medicación para licuar la sangre, el mango puede hacer que se licue demasiado. Habla con tu médico, farmacéutico o dietista para saber si debes incluirlo en tu dieta.

Consejos
ELECCIÓN Y CONSERVACIÓN:
¿Puedes oler lo que se cuece en el mango?
- Cuando está maduro, puedes oler el dulzor del mango desde el tallo del fruto.
- Los colores más típicos para saber si está maduro son el rojo y el amarillo, aunque no siempre es el factor determinante. La piel ha de ceder un poco cuando se aprieta.
- Evita los mangos de color grisáceo, marcas o con puntos negros en la piel: son signos seguros de que no está bueno.
- Los mangos se pueden comer frescos, congelados o secos. También se comercializan en forma de néctares, mermeladas o gelatinas.
- Se han de guardar a temperatura ambiente, pero cuando han madurado se pueden guardar en la nevera hasta 5 días. El mango congelado se puede conservar en un recipiente hermético hasta 6 meses.

PREPARACIÓN Y SUGERENCIAS:
- Procura no comer la piel, ¡te pondrías enfermo!
- Para quitarle la piel y el hueso, primero has de cortar los laterales o «mejillas», procurando evitar el hueso grande y fibroso que está en el centro. Coge un trozo, apoyando la piel sobre tu mano, y haz unos cuatro o cinco cortes verticales. Procura no traspasar la piel. Toma cada extremo del trozo con tus manos y dale la vuelta. Con cuidado despega la carne de la piel y corta grandes y jugosas tiras, o córtalo en dados.
- ¿Te gusta mucho? ¡No lo malgastes! En México es bastante común ha-

cerse un «chupa-chups» con el hueso: le clavan un tenedor y se comen la carne que ha quedado pegada.

- El mango es un postre excelente y un elemento exquisito en cualquier macedonia de frutas.
- Lo puedes usar para hacer marinadas de carne y pescado.
- Puedes hacerlos en una parrilla para dar un sabor tropical al asado.

ENSALADA DE MANGO
Por cortesía del chef Allen Susser, autor de *The Great Mango Book*
**Raciones: 8 (½ taza) • Tiempo de preparación: 15 minutos
(pero se ha de enfríar durante al menos 1 hora)**

Esta receta contiene diez alimentos poderosos.

Ingredientes:
2 mangos verdes grandes y maduros, pelados, sin hueso y rallados • 1 zanahoria grande, pelada y rallada • 1 cebolla roja pequeña, cortada en juliana muy fina • 2 cucharadas de menta fresca troceada • 2 cucharadas de albahaca fresca troceada • 3 cucharadas de cilantro fresco troceado • 1 cucharadita de ajo picado • ¼ de taza de zumo de lima recién exprimido • 2 cucharadas de azúcar o sirope de agave • 1 cucharadita de pimiento serrano chile sin semillas y picado • 2 cucharadas de salsa de pescado tailandesa

Instrucciones:
En un bol grande combina el mango, la zanahoria y la cebolla. Agrega la menta, la albahaca y el cilantro y remuévelo todo. En un bol pequeño echa el ajo, el zumo de lima, el azúcar, el chile y la salsa de pescado. Remueve hasta que se disuelva el azúcar. Vierte la mezcla en la ensalada y remuévelo todo, procurando que se empapen bien todos los ingredientes. Cúbrelo y guárdalo en la nevera durante al menos 1 hora, o hasta 24 horas antes de servirlo.

Desglose...
Calorías: 63; grasas totales: 0 g; grasas saturadas: 0 g; colesterol: 0 mg; sodio: 355 mg; hidratos de carbono totales: 16 g; fibra: 1,5 g; azúcar: 13 g; proteínas: 0 g.

Manzana (*Malus domestica*)

UNA MANZANA AL DÍA...

¿Sabías que... el popular dicho inglés de «Una manzana al día mantiene alejado al médico» viene del antiguo dicho inglés «Una manzana antes de acostarse hará que el médico tenga que mendigar para comer»?**

Ficha técnica

Las manzanas pertenecen a la familia de las Rosáceas. Existen más de 7.500 variedades en todo el mundo. En Estados Unidos se cultivan casi un centenar. Las más comunes son las Red, Golden, Granny Smith, Gala, Fuji, McIntosh y Roma.

Una ración de historia...

Las manzanas proceden de un área entre el mar Caspio y el mar Negro y datan de unos 6.500 años antes de Cristo. Eran el alimento favorito de los griegos y romanos. Estos últimos fueron quienes las introdujeron en Inglaterra, y los británicos las llevaron a Norteamérica. Actualmente los estadounidenses consumen un promedio de unos 9 kilos de manzanas por persona al año.

¿Dónde se cultivan?

China es el primer productor mundial. Estados Unidos, Turquía, Polonia e Italia son los siguientes. Las manzanas se cultivan en 35 de los 50 estados norteamericanos, siendo Washington y Nueva York los que encabezan la lista.

¿Qué me aporta?

Si vas a comerte una manzana, cómetela entera menos el corazón. Casi la mitad del contenido de vitamina C está justo debajo de la piel. Las manzanas son ricas en fibra, soluble e indisoluble. Casi dos tercios de la fibra y casi todos los antioxidantes se encuentran en la piel. Las manzanas son una gran fuente de fitoquímicos como los fenólicos (ácidos clorogénicos y catequinas), carotenoides como el betacaroteno, y flavonoides incluido la phloridizina y la quercetina (que son anticancerígenas y previenen las enfermedades cardiovasculares).

Remedios caseros

Se dice que las manzanas van bien para el dolor de estómago y que combaten el estreñimiento. El vinagre de sidra de manzana se utiliza para aliviar la acidez de estómago. También se dice que si frotas un trozo de manzana sobre una verruga y lo entierras, ésta desaparecerá cuando la manzana eche raíces. También se han ofrecido manzanas a las parejas solteras, profesores y amigos como amuletos de buena suerte para alejar los malos espíritus y la mala suerte.

¡Lánzame un salvavidas!

SALUD CARDIOVASCULAR: ¡Dos manzanas al día pueden alejar las enfermedades cardiacas! Los investigadores han descubierto que por cada 10 gramos de fibra que se añaden a la dieta, hay un 14 por ciento de reducción de enfermedades cardiacas. Una manzana mediana contiene 5 gramos de fibra. Otro grupo de investigadores estudiaron durante cinco años el riesgo de los hombres de padecer enfermedades cardiovasculares. Descubrieron que los flavonoides y antioxidantes de la piel de la manzana pueden contribuir a reducir el riesgo de desarrollar enfermedades cardiovasculares.

CÁNCER: Un estudio con ratas demostró que cuantas más manzanas comían, menos tumores mamarios desarrollaban. En un estudio con células humanas, las manzanas parecían proteger las células deteniendo las señales por las que se forman las células cancerígenas. En otro estudio con células humanas de cáncer de colon, los flavonoides de las manzanas inhibieron el crecimiento y la proliferación de las células cancerosas.

PÉRDIDA DE PESO: Un estudio dirigido por investigadores de la Universidad Estatal de Río de Janeiro descubrió que las mujeres con sobrepeso que comían 3 manzanas diarias junto con una dieta baja en grasas perdían más peso que las que no las comían.

SALUD DEL CEREBRO: Un estudio realizado con animales en el año 2005, puso de manifiesto que los productos de manzana protegían el deterioro celular atribuido a la pérdida de memoria. En otro estudio con animales, esta vez con ratones, los investigadores añadieron zumo de manzana concentrado a sus dietas. Los resultados demostraron que el zumo concentrado evitaba el aumento del deterioro oxidativo de los tejidos cerebrales, y que reducía el declive de la función cognitiva.

DIABETES: Los diabéticos que comían manzanas tenían unos picos de glucosa más bajos después de comer, quizá debido a su contenido en fibra soluble.

Consejos

ELECCIÓN Y CONSERVACIÓN:
- Elije manzanas con la piel firme, sin rajas y brillante.
- Guárdalas en la nevera después de comprarlas porque maduran seis u ocho veces más deprisa a temperatura ambiente.
- Las manzanas con golpes o podridas emanan un gas que hace que maduren las frutas, lo cual puede echar a perder otros alimentos.

PREPARACIÓN Y SUGERENCIAS:
- Si no vas a utilizar las manzanas cortadas enseguida, exprime una lima, limón o naranja y rocíalas para evitar que tomen un color marrón.
- Las manzanas crudas son excelentes como tentempié o para comerlas en ensaladas.
- Se pueden comer al horno en tartas o en pasteles, o en salsa como puré de manzana.
- Las Golden, Granny Smith y Roma son las mejores para el horno. Para ensalada, las rojas, Golden y Fuji.
- Las Golden sirven para todo y se pueden cocinar de machas formas.

MACEDONIA DE FRUTAS CON MANZANAS Y ARÁNDANOS ROJOS
Cortesía del Cranberry Marketing Committee
Raciones: 8 • Tiempo de preparación: 15 minutos

Ingredientes:

3 manzanas, rojas y verdes, sin el corazón y cortadas a trocitos de unos 2-3 cm. • 1 taza de apio, troceado al bies • ¾ de taza de arándanos rojos, secos y dulces • ½ taza de avellanas tostadas y cortadas en trozos grandes • ½ taza de yogur bajo en grasa • 3 cucharadas soperas de zumo de naranja concentrado • ¼ de cucharadita de sal de mesa

Instrucciones:

Mezcla las manzanas, el apio, los arándanos y las nueces en un cuenco grande; resérvalo. Mezcla bien el yogur, el zumo de naranja y la sal. Vierte la mezcla sobre las manzanas y revuelve todos los elementos.

Desglose...
    Calorías: 150; grasas totales: 5 g; grasas saturadas: 0,5 g; colesterol: 0 mg; sodio: 110 mg; hidratos de carbono totales: 26 g; fibra: 4 g; azúcar: 18 g; proteínas: 2 g.

Menta (*Mentha*)

¡NO PRECISAMENTE MENTA!

¿Sabías que... el «Mint Julep», una bebida popular del sur de Estados Unidos, es principalmente bourbon y azúcar con unas pocas hojas de menta?

Ficha técnica
Existen al menos entre 25 y 30 clases de menta. Menta verde, menta piperita, menta naranja o bergamota, menta piña y el poleo menta son las especies más cultivadas y utilizadas. Además de sus usos culinarios, la menta se utiliza en chicles, caramelos, pasta de dientes, repelentes para insectos, medicinas y cosméticos.

Una ración de historia...
Se cree que la menta procede de la región del Mediterráneo, donde era muy apreciada como base para hacer perfumes, condimento culinario y productos medicinales. Los romanos llevaron la menta por toda Europa. En la década de 1790 se cultivaba en Massachusetts, y en 1812 la menta piperita se cultivó comercialmente para hacer aceite en Ashfield, Massachusetts.
    La menta se cultiva principalmente en China, India, la zona del Mediterráneo, Filipinas y Egipto. En Estados Unidos, la menta piperita se cultiva básicamente para producir aceite esencial. También se cultiva comercialmente en Michigan, Indiana, Wisconsin, Oregón, Washington e Idaho.

¿Qué me aporta?

La menta tiene componentes fenólicos con una fuerte actividad antioxidante. Entre sus múltiples vitaminas y minerales se encuentra la vitamina A, calcio, folato, potasio y fósforo.

Remedios caseros

La menta piperita se ha utilizado como digestivo durante miles de años. También es un remedio popular para muchos problemas intestinales, incluidos los gases, la indigestión, retortijones, diarrea, vómitos, síndrome del colon irritable e intoxicación alimentaria. También se ha utilizado para las infecciones respiratorias y los problemas menstruales. Hay muchos aerosoles e inhaladores en el mercado que tienen menta y que sirven para aliviar los dolores de garganta, de dientes, resfriados, tos, laringitis, bronquitis, congestión nasal e inflamación de la boca y la garganta.

¡Lánzame un salvavidas!

SALUD CARDIOVASCULAR: En un estudio donde se examinaron hierbas y especias por su potencial para inhibir la conversión del colesterol LDL en otra forma de colesterol más perjudicial, la menta fue una de las más eficaces.

CÁNCER: Los fenoles de la menta pueden ayudar a prevenir el cáncer. La menta fresca probó tener una gran actividad destructora. La menta es rica en ácido salicílico, y se cree que ayuda a prevenir el cáncer colorrectal y la ateroesclerosis.

CÁNCER DE PULMÓN: La menta que se dio a los ratones con cáncer de pulmón redujo sus tumores significativamente. Estos efectos se atribuyen a sus propiedades antioxidantes y de destrucción de los radicales libres.

BACTERIAS: Las investigaciones indican que algunos aceites esenciales pueden reducir los agentes patógenos de los alimentos. En un estudio, los aceites esenciales naturales que se encontraron en la menta evitaron el crecimiento de la bacteria *E. coli*. La menta puede ser una alternativa a los aditivos antimicrobianos convencionales que se usan en los alimentos.

LOMBRICES: La menta es muy eficaz para acabar con las lombrices intestinales.

DIGESTIÓN: En un ensayo clínico en Inglaterra se observó que los pacientes que tomaron aceite de menta piperita antes de una intervención quirúrgica tuvieron menos náuseas en la fase postoperatoria que los que no lo tomaron. En otros estudios se ha demostrado que el aceite de menta piperita aliviaba los espasmos durante la colonoscopia, y que tenía un efecto relajante en los pacientes con síndrome del colon irritable.

ALIVIO RESPIRATORIO: Los investigadores descubrieron una terminación nerviosa que respondía a los resfriados y al mentol. Esto puede explicar la sensación refrescante que produce el mentol, al igual que su utilización habitual como inhalador para reducir la congestión nasal.

Consejos

ELECCIÓN Y CONSERVACIÓN:
- Las hojas han de ser tiernas y frescas. Las hojas más viejas suelen ser más amargas y tienen sabor a «madera».
- Guarda la menta fresca en la nevera dentro de una bolsa de plástico, por no más de dos o tres días.

PREPARACIÓN Y SUGERENCIAS:
- Utiliza hojas tiernas arrancadas del tallo para conseguir más sabor.
- En las macedonias de fruta, la menta combina muy bien con las manzanas, peras o fresas, y en los aderezos para ensaladas.
- Combina muy bien con el té y en las marinadas.
- La menta también es muy apta para sopas, ensaladas, salsas, carnes, pescados, aves, estofados, y postres con chocolate o limón.
- La menta piperita se suele usar en infusión y en dulces. Es la más utilizada en las salsas de carne y en las gelatinas.
- La menta fresca está presente en todos los platos de Oriente Próximo, incluido el tabouleh.

FIDEOS CON MENTA Y ESPECIAS AL ESTILO JAPONÉS
Por el chef J. Hugh McEvoy
Raciones: 13 (½ taza) • Tiempo de preparación y de cocción: 1 hora y 20 minutos (incluida 1 hora para enfriarse)

Esta receta contiene cinco alimentos poderosos.

Ingredientes:

2 cucharadas de hojas de menta fresca • 450 g de fideos japoneses de trigo sarraceno, secos • 1 cucharada de salsa de soja • 2 cucharadas de salsa para pescado • 2 cucharadas de aceite de sésamo de cultivo ecológico • 2 cucharadas de melaza • ¼ de taza de vinagre de arroz integral • ¼ de taza de semillas de sésamo tostadas • 1 taza de cebolletas frescas, el bulbo y el tallo, troceadas • ¼ de taza de pimientos rojos dulces frescos, troceados • 1 cucharadita de semillas de pimienta cayena

Instrucciones:

Mezcla las melazas, salsa de soja, salsa de pescado, vinagre de arroz, aceites y pimienta cayena. Asegúrate de que la melaza se disuelve. Cuece los fideos japoneses en agua hirviendo hasta que estén *al dente*, sólo un poco tiernos. Lava los fideos bajo el grifo con agua bien fría (para que se enfríen). Escúrrelos y mézclalos bien con la salsa. Enfríalos durante una hora. Justo antes de servirlos echa las semillas de sésamo y el pimiento dulce. Adórnalos con las hojas de menta fresca y las cebolletas troceadas. Sírvelos con vino de ciruela o sake.

Desglose...

Calorías: 180; grasas totales: 4 g; grasas saturadas: 0,5 g; colesterol: 0 mg; sodio: 460 mg; hidratos de carbono totales: 32 g; fibra: 2 g; azúcar: 2 g; proteínas: 6 g.

Miel (*Mellis*)

OCUPADO COMO UNA ABEJA

¿Sabías que... las abejas viajan un promedio de 88.000 km, y han de succionar más de 2 millones de flores para fabricar medio kilo de miel?

Ficha técnica

Las abejas han estado produciendo miel durante al menos 100 millones de años. La producen para tener alimento para los largos meses de invierno. Las abejas de miel europeas, del género *Apis mellifera*, producen miel más que de sobras para su manutención, y así los humanos pueden utilizar el excedente. El color y el sabor de la miel difieren según sea la fuente de néctar de las abejas (los capullos). De hecho, existen más de 300 tipos de miel sólo en Estados Unidos, de trébol, eucalipto, flor de azahar y trigo sarraceno. Las mieles de colores más claros son de sabor más suave, mientras que las más oscuras suelen ser más fuertes.

Una ración de historia...

Los beneficios de la miel los encontramos escritos en las antiguas escrituras de los sumerios y babilonios, y en los escritos sagrados de los Vedas en India. La miel se ha utilizado para bendecir edificios y hogares: se vertía en los umbrales de las casas y en los cerrojos que se iban a utilizar en los edificios sagrados. La reina Cleopatra de Egipto solía darse baños de leche y miel para mantenerse joven. La miel era tan valiosa en la antigüedad que era normal utilizarla como forma de tributo o de pago. En la antigua Grecia, la miel se ofrecía a los dioses y a los espíritus de los muertos. Una de las primeras bebidas alcohólicas que se conocen estaba hecha con miel y se llamaba hidromiel, y se consideraba «la bebida de los dioses». Los colonos europeos introdujeron la miel de abejas europeas en Estados Unidos hacia 1638.

¿Dónde se produce?

Los principales productores de miel son Australia, Canadá, Argentina y Estados Unidos.

¿Qué me aporta?

La miel se compone principalmente de fructosa, glucosa y agua. También contiene algunas enzimas, minerales, vitaminas y aminoácidos incluida la niacina, riboflavina, ácido pantoténico, calcio, cobre, hierro, magnesio, manganeso, fósforo, potasio y zinc. La miel contiene flavonoides y ácidos fenólicos, y la más oscura es la que tiene un nivel más alto de antioxidantes. La miel actúa como prebiótico y favorece el crecimiento de bifidobacterías amigas, con lo cual mejora nuestra salud.

Remedios caseros

Los atletas griegos y romanos utilizaban la miel para aumentar su fuerza y resistencia. La miel se ha utilizado como eficaz agente antimicrobiano, para tratar quemaduras y heridas menores, para los dolores de garganta y otras infecciones bacterianas.

¡Lánzame un salvavidas!

COLESTEROL: En un estudio con seres humanos se descubrió que las personas con hiperlipidemia (nivel alto de grasa en la sangre) que tomaron miel, experimentaron un descenso en sus triglicéridos, a diferencia de las personas que tomaron una solución azucarada, que experimentaron un aumento de los mismos.

COLITIS: En un estudio con ratas se descubrió que la miel ofrecía la mejor protección contra la colitis en comparación con otros azúcares. Se observó que las enzimas que protegían las células de su deterioro tenían el nivel más alto en el grupo alimentado con miel.

CÁNCER: En un artículo publicado en el *Journal of the Science of Food and Agriculture* se exponía que un grupo de investigadores croatas observaron una notable disminución en el crecimiento tumoral y metástasis del cáncer en los ratones alimentados con miel vía oral o mediante inyección. La miel es un agente eficaz para inhibir el crecimiento del cáncer de vejiga.

CURACIÓN DE HERIDAS: La miel siempre ha sido muy apreciada por sus propiedades antibacterianas y para curar heridas. Un preparado especial de miel denominado Medihoney, famoso por sus propiedades antibacterianas, se utilizó para tratar heridas en el Hospital Infantil de Bonn, Alemania, durante tres años. Los investigadores observaron una gran eficacia incluso en las heridas por infecciones más resistentes, a raíz de usar este preparado de miel. El tratamiento para el cáncer muchas veces puede acarrear efectos secundarios como llagas en la boca; en un estudio se descubrió que la miel aplicada en las llagas reducía el malestar provocado por ellas.

¡Cuidado!

No se debe dar miel a niños menores de un año porque no tienen la capacidad de matar las esporas de botulismo que tiene la miel.

Consejos

ELECCIÓN Y CONSERVACIÓN:
• La miel se presenta en cinco formas distintas: miel en panal, panal cor-

tado (miel líquida que tiene trozos de panal), líquida, cristalizada y batida o «cremosa» (miel con la consistencia de la mantequilla).

- Para mantener alto el nivel de antioxidantes, no la guardes más de 6 meses.
- Se guarda mejor a temperatura ambiente. No la pongas en la nevera.
- Si se te cristaliza, simplemente coloca el frasco en agua caliente hasta que se licue.

PREPARACIÓN Y SUGERENCIAS:
- Cuando la tomes en lugar de azúcar granulado, sustituye el azúcar por la mitad de miel. Si la receta te pide 1 cucharada de azúcar, utiliza la mitad de miel líquida.
- Cuando sea para hacer algo al horno, recuerda:
  — Reduce los líquidos en ¼ de taza por cada taza de miel que uses.
  — Añade ½ cucharadita de levadura por cada taza de miel.
  — Baja la temperatura en 15 °C para evitar que se queme.
- Rocía la taza que usas para medir con *spray* para cocinar o aceite vegetal antes de añadir la miel. De este modo, la miel resbalará.
- ¿Harto de la mantequilla de cacahuete y de la gelatina de uva? Tómate un bocadillo de mantequilla de cacahuete y miel. También puedes sustituir la de cacahuete por mantequilla de otro fruto seco, como de almendra o anacardo.
- Ponte miel de trébol en el té o café en lugar de azúcar. O mejor aún, usa miel de azahar o de trigo sarraceno para ensalzar el sabor.
- ¡Usa miel, salsa de soja, ajo prensado y aceite de oliva para glasear cualquier cosa que hagas a la barbacoa!

MUESLI DE MIEL PARA LOS BOMBEROS
Por Dave Grotto
Raciones: 1 • Tiempo de preparación: 5 minutos

Esta receta se creó como parte de un programa para bajar el colesterol de los bomberos de Chicago. Es rápida, sencilla y sabrosa: ¡un combustible perfecto para extinguir cualquier «fuego» que tengas que apagar! Esta receta contiene cuatro alimentos poderosos.

Ingredientes:
    1 cucharadita de miel • ½ taza de copos de avena • ½ taza de le-

che descremada o de soja baja en grasa con sabor a vainilla • 30 g de mezcla de almendras, nueces y pistachos • ⅛ de taza de cerezas secas y arándanos rojos

Instrucciones:

Mezcla todos los ingredientes y cómelos inmediatamente, o cúbrelos, ponlos en la nevera toda la noche y cómelos al día siguiente.

Desglose...

Calorías: 330; grasas totales: 8 g; grasas saturadas: 1 g; colesterol: 0 mg; sodio: 90 mg; hidratos de carbono totales: 56 g; fibra: 6 g; azúcar: 10 g; proteínas: 11 g.

Mijo (*Panicum miliaceum L.*)

¿PARA LOS PÁJAROS?

¿Sabías que... en Estados Unidos hay más pájaros que personas que comen mijo?

Ficha técnica

El mijo es un cereal de grano pequeño y amarillo con un sabor dulce y suave, y abarca un grupo de hierbas que se cree que son de los cultivos más antiguos del mundo. Las cinco variedades más populares de mijo son: Proso, Foxtail, Barnyard, Browntop y Perla. La mayoría de las personas conocen este cereal por ser el alimento de sus pájaros.

Una ración de historia...

El mijo procede de África y Asia y se sabe que se cultiva desde el siglo v a.C. Se expandió lentamente hacia el oeste, hacia Europa, lo que llevó a que el mijo proso se introdujera en Estados Unidos en el siglo XVIII. Primero se cultivó en la Costa Este y posteriormente se introdujo en Dakota del Norte y del Sur.

El mijo foxtail se cultiva mucho en África, Asia, India y Oriente Próximo. El proso se cultiva en Rusia, China, India y Europa Occidental. En Estados Unidos, estos dos mijos se cultivan principalmente en las dos Dakota, Colorado y Nebraska.

¿Qué me aporta?

El mijo es una buena fuente de fibra y proteína, de vitaminas tiamina y niacina, y de los minerales magnesio, fósforo, zinc, cobre y manganeso. También es una buena fuente de carotenoides, luteína y zeaxantina.

Remedios caseros

El mijo africano es un antiguo remedio para la obesidad. Se cree que es eficaz porque se tarda más tiempo en digerirlo.

¡Lánzame un salvavidas!

SALUD CARDIOVASCULAR: Un grupo de científicos alimentaron con mijo a varias ratas durante 21 días. Al final del estudio, el colesterol bueno había aumentado sin que hubiera aumentado el malo.

DIABETES: Las ratas diabéticas que fueron alimentadas con mijo bajaron sus niveles de insulina, y su funcionamiento de la glucosa mejoró en comparación con las ratas del grupo de control.

Consejos

ELECCIÓN Y CONSERVACIÓN:
- El mijo se vende en paquetes y a granel. Vigila que no haya telarañas en los recipientes de los lugares donde lo venden a granel, ¡es un signo seguro de que tiene bichos!
- Guárdalo en lugar fresco y seco. El mijo también se puede guardar en la nevera en un recipiente hermético.

PREPARACIÓN Y SUGERENCIAS:
- Una taza de mijo necesita 3 tazas de líquido, y tarda unos 40 minutos en hacerse. Una taza de mijo seco equivale a 3 tazas cocido.
- Se puede tostar para aumentar su sabor a fruto seco.
- Es estupendo tostado, cocido y luego marinado.
- Puedes comerlo como sustituto del arroz.

PUDÍN DE MIJO CREMOSO CON CANELA Y AZÚCAR
Adaptado de *Gluten-Free 101* de Carol Fenster
Raciones: 6 • Tiempo de preparación y de cocción: 35 minutos

Esta receta contiene cuatro alimentos poderosos.

Ingredientes:

2 tazas de leche desnatada • 2 cucharadas de harina de maíz (maicena) • 2 huevos grandes • ¼ de taza de miel • ½ cucharadita de sal • 1 cucharadita de extracto de vainilla • 1 taza de mijo integral cocido • ½ cucharadita de azúcar granulado (opcional) • ½ cucharadita de canela en polvo (opcional)

Instrucciones:

En una olla pesada de tamaño medio, echa 1 ¾ de tazas de la leche, los huevos, la miel y la sal, y bátelo todo hasta que los huevos estén bien mezclados. En el cuarto de leche restante echa la maicena y remuévela hasta que se disuelva. Échala a la olla. Pon la olla a fuego medio y deja que se haga removiendo constantemente hasta que la mezcla se espese, durante unos 5 a 7 minutos. Sácala del fuego y echa el extracto de vainilla y el mijo cocido. Divide la mezcla en seis boles de postre o vasos de vino. Espolvorea azúcar y canela por encima si lo deseas. Puedes comértelo inmediatamente como postre cremoso y caliente, o si lo prefieres frío, tendrás que dejarlo enfriar al menos una hora.

Preparación del mijo:

Lava bajo el grifo una taza de mijo integral. Echa 3 tazas de agua y ½ cucharadita de sal en una olla pesada de tamaño mediano. Ponla a hervir a fuego alto, luego baja el fuego y deja que se haga a fuego lento, cubierto y durante 30 minutos o hasta que se haya absorbido el líquido. Sácalo del fuego. Esto equivaldrá a 3 tazas de mijo cocido, 1 taza la empleas para el pudín, y las 2 restantes para acompañar otros platos o como cereal para el desayuno.

Desglose...

Calorías: 150; grasas totales: 2,5 g; grasas saturadas: 1 g; colesterol: 65 mg; sodio: 165 mg; hidratos de carbono totales: 25, g; fibra: 1 g; azúcar: 15 g; proteínas: 6 g.

Moras (Rubus sp.)

¿Sabías que... las nativas americanas comían moras para evitar los abortos?

Ficha técnica

Las moras son arbustos que pertenecen a la familia de las Rosáceas. Los campos de zarzas producen moras en años alternos. Hay muchos tipos de moras, entre las que se encuentran: Himalaya, Marion, Silvan, Evergreen y Black Diamond. Las moras Evergreen son las más comunes. Son muy comunes los híbridos de mora como el *boysenberry* (zarzamora) y el *loganberry* (mora de árbol).

Una ración de historia...

La mora Evergreen se sabe que crecía por el norte de Europa, y que estuvo especialmente extendida en Inglaterra siglos antes de que los colonos las llevaran a Estados Unidos en 1850. Las aves migratorias ayudaron a esparcir las semillas hacia el oeste, donde alcanzaron una mayor prominencia a lo largo de la costa del Pacífico. La mora del Himalaya viajó desde Alemania hasta Estados Unidos, pero sus orígenes se encuentran en Asia. Este tipo de mora es bastante común en la región noroeste del Pacífico. Podemos ver moras en abundancia en las cordilleras de Cascade y Sierra Mountain.

¿Dónde se cultivan?

Chile, Estados Unidos, Guatemala, México, Ecuador y Rumanía son los principales productores del mundo. Oregón, California, Texas, Georgia y Arkansas son las primeras de la lista estadounidense.

¿Qué me aporta?

Las moras son ricas en antioxidantes: un estudio *in vitro* demostró que las moras tenían la mayor capacidad antioxidante en comparación con otros frutos del bosque como los arándanos negros, los arándanos rojos, fresas y frambuesas. También son ricas en vitamina C, fibra y fitoquímicos como el tanino, flavonoides y cianidina, que tienen propiedades anticancerígenas. Las moras también contienen catequinas, como la quercetina, que es un antioxidante que reduce el riesgo de padecer enfermedades cardiovasculares y detiene la acción de la histamina en personas alérgicas.

Remedios caseros

Beber agua destilada y tomar moras marinadas en una bebida alcohólica regularmente por la mañana es un buen laxante. Masticar las hojas de mora o beber la bebida mencionada puede ayudar a aliviar las encías sangrantes y el dolor de garganta. Para aliviar quemaduras, frotar suavemente hojas de mora sobre la zona afectada.

¡Lánzame un salvavidas!

CÁNCER DE COLON Y DE HÍGADO: Estudios con células humanas han demostrado que los componentes de las moras captan radicales libres y evitan el deterioro de las células del hígado y del colon.

CÁNCER DE PULMÓN: Estudios realizados con células humanas con cáncer de pulmón han demostrado que los extractos de mora inhibían el desarrollo del cáncer. Un estudio con ratas demostró por primera vez que el extracto de antocianina de las moras (cianidina-3-glucósido) inhibía la proliferación tumoral y la metástasis (proliferación de células cancerígenas).

CÁNCER DE ESÓFAGO: Se ha demostrado que las moras inhiben y reducen el crecimiento del cáncer de esófago en las ratas de laboratorio.

Consejos

ELECCIÓN Y CONSERVACIÓN:
- Escógelas que sean de color fuerte y parejo, y brillantes.
- Observa que no tengan golpes o roturas porque eso hará que se pudran antes.
- Guárdalas en la nevera. Sólo se pueden guardar entre 1 y 3 días, y saben mejor cuando se consumen de inmediato.

PREPARACIÓN Y SUGERENCIAS:
- Lava las moras en agua fría antes de consumirlas. Si decides congelarlas, lávalas en agua fría y colócalas inmediatamente en un recipiente para congelar.
- Cómelas tal cual, o con yogur o cereales, o en macedonia de frutas.
- Haz gelatinas o mermeladas con las moras congeladas.
- Son estupendas para usarlas en repostería, galletas y barritas.
- Fermenta el zumo de mora para hacer un vino casero.

CRUJIENTE DE MORAS
Por Sharon Grotto
Raciones: 8 • Tiempo de preparación y de horneado: 40 minutos

Esta receta contiene cinco alimentos poderosos.

Ingredientes:
4 tazas de moras, frescas o congeladas • ½ taza de miel • 3 cucharadas de zumo de limón • ¼ de taza + 1 cucharada de harina de trigo integral • ¼ de taza + 1 cucharada de harina para todos los usos • ¼ taza de azúcar integral • ½ taza de copos de avena a la antigua • 4 cucharadas de margarina

Instrucciones:
Precalienta el horno a 190 °C. Combina las moras, la miel, el zumo de limón, 1 cucharada de harina blanca normal y 1 de harina integral en un bol grande. Rocía el molde de unos 22 cm con *spray* para cocinar y vierte la masa. En un bol separado, combina el resto de los elementos, las harinas, el azúcar, la avena y la margarina. Mézclalos con un tenedor hasta que se hagan como miguitas. Viértelo sobre la mezcla de moras. Hornéalo durante 30 minutos o hasta que se dore.

Desglose...
Calorías: 220; grasas totales: 5 g; grasas saturadas: 1,5 g; colesterol: 0 mg; sodio: 50 mg; hidratos de carbono totales: 43 g; fibra: 5 g; azúcar: 27 g; proteínas: 3 g.

Naranja (*Citrus sinensis*)

REINA DE LOS CÍTRICOS

¿Sabías que... la naranja es el cítrico más cultivado del mundo?

Ficha técnica
Hay dos tipos de naranjas: ácidas y dulces. Existen muchas variedades y subcategorías de naranja dulce. La Navel [«ombligo»] es la más popular en el

mundo; la Florida y California Valencia son las más jugosas. Otras variedades populares son la sanguina o naranja roja como la Ruby, y la naranja no ácida, más propia de la región Mediterránea. Las mandarinas, *Citrus reticulata*, se consideran diferentes de la naranja dulce; también hay híbridas, como la naranja Temple, que combina lo mejor de la dulce y las mandarinas.

Una ración de historia...

Las variedades ácidas se cultivaban mucho antes de la Edad Media. Las dulces sólo se conocen desde el siglo xv. Se cree que la naranja es originaria del sur de Asia y que desde allí se expandió hasta Siria, Persia, Italia, España y Portugal. Cristóbal Colón la llevó a las Antillas, y posteriormente los españoles la introdujeron en Florida, donde plantaron las primeras hacia 1513. Los misioneros españoles fueron los que la introdujeron en California.

Brasil es el primer productor mundial, seguido de Estados Unidos, México, España, Italia, China, Egipto, Turquía, Marruecos y Grecia. Florida y California son los estados productores de Estados Unidos.

¿Qué me aporta?

La naranja es una fuente excelente de potasio, mineral importante para la salud del corazón, y de vitamina C, de la que proporciona el 130 por ciento de la cantidad diaria recomendada (CDR) por naranja. También es una buena fuente del ácido fólico (vitamina B_{11}), que ayuda a protegernos de las enfermedades cardiovasculares y de las anomalías congénitas. En cuanto a fitoquímicos, son ricas en flavanona, un grupo especializado de la familia de los antioxidantes flavonoides que protegen contra un montón de enfermedades. Un vaso de 120 cc de zumo de naranja equivale a una ración de fruta.

Remedios caseros

La naranja, su zumo y su piel se han utilizado para una serie de patologías, como la tos y el resfriado común, el estreñimiento, dolor dental, cataratas y anorexia. También se usa tópicamente para el acné.

¡Lánzame un salvavidas!

SALUD DEL CORAZÓN: La *Food and Drug Administration* advierte que las «Dietas que contengan alimentos que sean buenas fuentes de potasio y bajas en sodio, pueden reducir el riesgo de hipertensión y accidentes cerebrovasculares».

CONTROL DEL PESO: Las fibras que se encuentran en la capa blanca de la naranja reducen el apetito y producen sensación de saciedad hasta 4 horas después de comer. Los estudios demuestran que las personas que comen fruta como las naranjas comen menos en las comidas siguientes en comparación con las personas que toman tentempiés como patatas chips, galletitas saladas, postres o caramelos.

ANSIEDAD: Pacientes que estaban esperando a que les realizaran un tratamiento dental y que fueron expuestos al aroma de naranja se sintieron más relajados y mejoró su estado de ánimo en comparación con los del grupo de control.

CÁLCULOS RENALES: En un estudio con distribución al azar, los investigadores descubrieron que el zumo de naranja, más que ningún otro cítrico, elevaba los niveles de citrato en la orina, que son necesarios para evitar que se formen cálculos.

Consejos
ELECCIÓN Y CONSERVACIÓN:
- Fruta: busca las naranjas firmes y pesadas para su tamaño, de piel brillante y color fuerte. Evita las que tengan golpes, arrugadas o descoloridas, lo que indica que la fruta es vieja o que no se ha almacenado correctamente.
- Zumo: bebe zumo de naranja fijándote en la fecha de caducidad del envase, y no tardes más de una semana en consumirlo una vez abierto.
- Las naranjas se conservan varios días a temperatura ambiente. Pero para obtener mejores resultados, guárdalas en una bolsa de plástico en el cajón de las verduras de la nevera.
- También se pueden congelar.

PREPARACIÓN Y SUGERENCIAS:
- Hay varias formas de pelar las naranjas:
- El método del «básketbol»: saca el tallo. Sin cortar la «carne», haz cuatro cortes con un cuchillo o un pelador de cítricos como si fuera una pelota de baloncesto y luego saca la piel.
- El sistema de pelado en redondo: realiza un movimiento de sierra suave, corta sólo la parte externa, saca la piel en forma de espiral, dejando al desnudo la capa blanca. Siguiendo la curva de la fruta, quita esta capa blanca.

- Pon trocitos de naranja en tartas con chocolate y crema, por ejemplo, o en una ensalada con cebolla roja y lechuga romana.
- Usa zumo de naranja para ablandar la carne, como componente en una marinada o en aliños.

COMPOTA DE NARANJA Y PERA SECA
Por Ina Pinkney
Raciones: 6 (de ⅓ de taza) • Tiempo de preparación y de cocción: 30 minutos

Esta receta contiene seis alimentos poderosos.

Ingredientes:
½ taza de agua • ½ taza de zumo de naranja • ¼ de taza de miel • 1 naranja grande, pelada y cortada, sin semillas • ¼ de taza de zumo de limón • 170 g de peras secas cortados en tiras finas • 2 cucharadas de menta fresca cortada muy fina • 1 cucharadita de semillas de cilantro, tostadas y molidas

Instrucciones:
En una olla pesada echa el agua, zumo de naranja y miel y llévala a ebullición. Luego echa los trozos de naranja, el zumo de limón y las peras. Baja el fuego al mínimo y remueve de vez en cuando hasta que la fruta esté hinchada y tierna, entre 15 y 20 minutos. Sácala del fuego y echa las hierbas. Déjala enfriar a temperatura ambiente, cúbrela y ponla en la nevera durante al menos una hora. Se puede servir fría o a temperatura ambiente.

Desglose...
Calorías: 140; grasas totales: 0 g; grasas saturadas: 0 g; colesterol: 0 mg; sodio: 0 mg; hidratos de carbono totales: 37 g; fibra: 3 g; azúcar: 30 g; proteínas: 1 g.

Nueces (Juglans)

¡QUÉ NOCHE MÁS BUENA!

¿Sabías que... las nueces contienen una buena dosis de melatonina, una hormona que protege a las células del deterioro oxidativo y ayuda a normalizar los patrones de sueño?

Ficha técnica
Hay tres tipos principales de nueces: la blanca (Juglans cinerea), la negra (Juglans nigra) y la inglesa (Juglans regia), que es la que más se consume en Estados Unidos.

Una ración de historia...
En el sudoeste de Francia se han encontrado cáscaras de nueces petrificadas que datan de hace más de 8.000 años. ¡Lo que es más sorprendente es que estaban asadas! Las inscripciones que se han encontrado en las tablas de arcilla hablan de campos de nogales en Mesopotamia que datan del 2000 a.C. La nuez inglesa procede de India. En el siglo IV d.C., los romanos la introdujeron en Europa. La nuez viajó hasta Estados Unidos en los mercantes ingleses. Las nueces blancas y negras son nativas de Norteamérica, principalmente de los Apalaches y de la región del Valle del Misisipí Central.

¿Dónde se cultivan?
Los principales productores de nueces son China, Estados Unidos, Turquía, Rumanía, Irán y Francia. El 99 por ciento de las nueces inglesas se cultivan en California.

¿Qué me aporta?
La nuez tiene el nivel más alto de ácidos grasos omega-3 en comparación con otros frutos secos. Una ración de 30 g contiene 2,6 g de ácidos grasos omega-3, que aportan el 200 por ciento de la cantidad diaria recomendada. También son una buena fuente de vitaminas B, especialmente tiamina (B_1), piridoxina (B_6) y ácido fólico (B_{11}), y minerales como fósforo, magnesio y cobre. Son una excelente fuente de gammatocoferol, un tipo de vitamina E que puede ayudar a combatir los cánceres de mama, de próstata y de colon. Las nueces son ricas en elagitaninas, un tipo de polifenol con propiedades antioxidantes y anticancerígenas.

Remedios caseros

Puesto que la nuez se parece al cerebro humano, en muchas culturas se han utilizado como «alimento para el cerebro». En Asia, los estudiantes comen nueces antes de los exámenes con la esperanza de mejorar los resultados. Un remedio casero para la amnesia es comer 20 gramos de nueces al día. Las hojas de nogal se utilizaban para tratar el dolor, y se creía que eran buenas para la digestión.

¡Lánzame un salvavidas!

SALUD CARDIOVASCULAR: Según el USDA: «Se han realizado investigaciones no concluyentes, que indican que comer 42 gramos de nueces al día, como parte de una dieta baja en grasas saturadas y en colesterol y que no suponga un aumento de calorías, puede reducir el riesgo de padecer enfermedades coronarias». En una intervención de prueba con base clínica con 200 sujetos se descubrió que consumir nueces baja el colesterol y reduce el riesgo de padecer enfermedades coronarias. En un estudio transversal realizado en Francia con 793 sujetos se descubrió que el consumo de nueces aumentaba el colesterol HDL (el bueno). En un estudio de casos y controles con 52 sujetos, se los alimentó con 20 gramos al día de nueces durante 8 semanas, y se observaron significativos aumentos en su colesterol HDL y descenso en sus triglicéridos.

CÁNCER: El gamma-tocoferol, una forma de vitamina E que abunda en las nueces, puede ayudar a combatir los cánceres de mama, de próstata y de pulmón.

DIABETES: Las nueces pueden mejorar la resistencia a la insulina en las personas con diabetes del tipo 2.

CONTROL DEL PESO: Las nueces reducen el apetito porque dan sensación de saciedad. Aunque son ricas en grasas (como la mayoría de los frutos secos), no se ha descubierto que hagan engordar cuando sustituyen a otros alimentos más comunes.

SUEÑO: Las nueces contienen el poderoso antioxidante melatonina, que facilita el sueño. ¡El investigador de la Universidad de Texas Russel Reiter descubrió que incluir nueces en la dieta triplicaba los niveles de melatonina!

Consejos

ELECCIÓN Y CONSERVACIÓN:

- Mueve la nuez: si hace ruido o está muy ligera puede que esté seca.
- Las nueces no deben estar correosas ni oler a rancio.
- Las nueces sin cáscara se conservarán bien hasta tres semanas si están en la nevera en un recipiente bien cerrado. Se conservan hasta seis meses congeladas.
- Las nueces con cáscara se conservan hasta un año siempre que estén en un lugar fresco y seco.

PREPARACIÓN Y SUGERENCIAS:

- Para tostarlas, ponlas en una bandeja de horno poco profunda y hornéalas a 180 °C durante unos 10 minutos hasta que estén doradas. Remuévelas de vez en cuando.
- Las nueces son estupendas para la repostería como las magdalenas, filloas (crepes, panqueques) y panes de plátano o calabacín.
- Dale a tu ensalada un toque especial poniendo algunas nueces.
- Echa nueces a tu granola casera o de tienda y mézclalo todo con yogur.

GAZPACHO DE NUECES Y PEPINO
Cortesía de los chefs Duskie Estes y John Stewart
Raciones: 8 (1 taza) • Tiempo de preparación: 70 minutos

Esta receta contiene siete alimentos poderosos.

Ingredientes:

4 pepinos ingleses cortados en trozos grandes • ½ manojo de perejil de hoja plana • ½ manojo de menta • 1 manojo de cebolletas, cortadas a trozos grandes • ½ cebolla roja pequeña pelada • ½ taza de aceite de oliva virgen extra • ⅓ de taza de vinagre de champaña • 170 g de yogur natural • 1 taza de nueces de California tostadas • 1 taza de hielo • Sal y pimienta recién molida, al gusto
Opcional: aceite de oliva al limón Meyer para darle un toque

Instrucciones:

Echa sal a los pepinos y déjalos reposar durante 1 hora. Escurre el líquido. Mezcla todos los ingredientes en una batidora. Sírvelo frío en un bol y condiméntalo con aceite de oliva al limón Meyer.

Desglose...
   Calorías: 275; grasas totales: 23 g; grasas saturadas: 3 g; colesterol: 1 mg; sodio: 30 mg; hidratos de carbono totales: 14 g; fibra: 3 g; azúcar: 6 g; proteínas: 6 g.

Nueces pecanas (*Carya illinoinensis*)

PUEDES PARTIRME

¿Sabías que... la palabra «pecana» es de los nativos americanos y se usaba para describir que hacía falta una piedra para partir la nuez?

Ficha técnica
El nogal pecanero pertenece a la familia del nogal americano y es uno de los árboles frutales más grande conocido. Han existido más de 1.000 variedades, de las cuales ahora sólo hay 500; y sólo se consumen un puñado de ellas. Las variedades más populares son la Cape Fear, Desirable, Elliott, Schley y Sumner. El pecanero es el único nogal verdaderamente autóctono de Estados Unidos.

Una ración de historia...
Los colonos europeos «descubrieron» el pecanero en Norteamérica y algunas zonas de México a comienzos del siglo XVII. Al presidente Thomas Jefferson le encantaban las pecanas e hizo importar nogales de Louisiana que plantó en sus jardines de Monticello. Una de las leyendas sobre el origen de la tarta de pecanas cuenta que la inventó un francés que vivía en Nueva Orleans y que conoció este fruto seco gracias a los nativos americanos.

¿Dónde se cultivan?
El 80 por ciento de las pecanas del mundo se producen en Estados Unidos, siendo Georgia el principal estado productor. Otros estados son Louisiana, Misisipí, Alabama, Texas, Nuevo México, Arizona, Oklahoma, Florida, Carolina del Norte, Carolina del Sur, Arkansas, California y Kansas. También se cultivan en México, Australia, Israel, Perú y Sudáfrica.

¿Qué me aporta?

Las pecanas son ricas en tiamina, gammatocoferol (un tipo de vitamina E), magnesio, proteína y fibra. Según un informe publicado en el año 2004 en el *Journal of Agricultural and Food Chemistry*, se situaban en el puesto 14 respecto a su potencial de antioxidantes, y en el octavo entre 50 alimentos según un informe del *Institute of Basic Medical Sciences* de la Universidad de Oslo. También son ricas en fitoquímicos saludables como el betasitosterol. Las pecanas son ricas en ácido oleico, el mismo tipo de grasa que se encuentra en el aceite de oliva.

¡Lánzame un salvavidas!

SALUD CARDIOVASCULAR: Los investigadores de las universidades de Loma Linda y Estatal de México descubrieron que comiendo 42 g de pecanas al día (27 a 30 mitades) como parte de una dieta saludable para el corazón reducían el colesterol LDL (malo) el doble que los que no las incluyeron en su dieta *Step I* de la *American Heart Association*. También bajaron los triglicéridos y aumentó el colesterol HDL (bueno) entre los que consumieron las pecanas. En otro estudio de Loma Linda se demostró que incluir un puñado de pecanas al día aumentaba considerablemente los niveles de gammatocoferol, un tipo de vitamina E que se cree que reduce la oxidación de los lípidos. Los sujetos del estudio que tenían niveles normales de lípidos comieron unos 60 g de pecanas al día durante 8 semanas, tras las cuales se observaron significativos descensos en el colesterol LDL y total.

Consejos

ELECCIÓN Y CONSERVACIÓN:

- Cuando compres pecanas, busca las que sean gorditas y que tengan un color y un tamaño bastante uniformes.
- Sin cáscara se pueden guardar en un lugar fresco y seco, entre 3 y 6 meses.
- Sin cáscara también se pueden guardar en envases herméticos en la nevera y se conservarán hasta 9 meses. En el congelador, dentro de bolsas de congelación aguantan hasta 2 años.

PREPARACIÓN Y SUGERENCIAS:

- Pecanas tostadas básicas: precalienta el horno a 150 °C. Pon ½ taza de pecanas sin cáscara en una bandeja de horno en una sola capa. Ásalas durante aproximadamente 7 minutos, procurando que no se quemen.

- Echa trocitos de pecanas en las ensaladas y macedonias de frutas.
- Ponlas en los cereales fríos o calientes, en filloas (crepes, panqueques) de trigo integral o en gofres.
- Puedes ponerlas como acompañamiento en cualquier plato; le dan un estupendo sabor al pilaf.
- Utilízalas como alternativa al pan rallado para la carne y el pescado.

POSTRE HELADO DE PECANAS, CEREZAS NEGRAS Y GALLETAS DE JENGIBRE
Cortesía de la Georgia Pecan Commission
Raciones: 4 • Tiempo de preparación: 10 minutos

Este maravilloso postre es mejor prepararlo al menos 30 minutos antes de servirlo, lo cual permite que las migas de la galleta de jengibre se ablanden ligeramente. A mis hijos, que no se vuelven locos por los frutos secos, les encanta. Esta receta contiene cuatro alimentos poderosos. ¡Las galletas de jengibre no cuentan, pero garantizan que el postre sea delicioso!

Ingredientes:
8 galletas de jengibre • 12 taza de mitades de nueces pecanas, tostadas si lo prefieres • 3 yogures descremados de cerezas negras • ⅔ de taza de nata en *spray*, baja en grasa • 2 kiwis, pelados y troceados • 1 cereza negra para adornar (opcional)

Instrucciones:
En una bolsa de plástico de tamaño medio con cierre, pon las galletas y ¼ de taza de pecanas; ciérrala. Con un rodillo o una cuchara grande y pesada, cháfalo todo con cuidado hasta que se hagan migas. (La mezcla ha de ser un poco basta, no demasiado fina.) Déjala aparte. En un bol pequeño pon todo el yogur. Agrégale la nata en *spray* y mézclalo con cuidado. No dejes que se mezcle demasiado. Ten preparados recipientes de cristal de 180 a 230 cc y echa en el fondo de cada uno dos cucharadas de la mezcla de galletas y pecanas. Cúbrelas con ¼ de la mezcla de yogur. Reparte el kiwi en cada vaso y cúbrelo con el resto de la mezcla de yogur. Cubre cada ración con el resto de las migas de galleta y nueces. Trocea las nueces que te quedan y ponlas encima de cada vaso para adornar. Pon los postres en la nevera al menos 30 minutos antes, o incluso hasta 2 horas. Servir frío.

Desglose...

Calorías: 254; grasas totales: 9 g; grasas saturadas: 0,5 g; colesterol: 1 mg; sodio: 150 mg; hidratos de carbono totales: 30 g; fibra: 2,5 g; azúcar: 16 g; proteínas: 6 g.

Orégano (*Origanum*)

Y FUERON FELICES POR SIEMPRE JAMÁS...

¿Sabías que...los antiguos griegos y romanos coronaban al novio y a la novia con orégano durante la ceremonia nupcial porque se creía que esta planta hacía desaparecer la tristeza?

Ficha técnica

El orégano, también denominado orégano griego, mejorana silvestre, menta de la montaña y conocida también por algunos como «Dicha de las Montañas», es un miembro de la familia de la menta. Existen más de 20 clases diferentes.

Una ración de historia...

El orégano procede del Mediterráneo y ha sido utilizado como especia. Llegó a Estados Unidos con los colonos europeos, donde se cultivaba en jardines y también crecía silvestre. En un principio, en Estados Unidos se usó con fines medicinales, y no fue hasta después de la Segunda Guerra Mundial cuando los soldados que regresaron del Mediterráneo lo empezaron a utilizar como aderezo al haberse acostumbrado a su sabor.

Se cultiva principalmente en Asia, Europa, norte de África y Norteamérica.

¿Qué me aporta?

¿Sabías que una cucharada de orégano contiene la misma fuerza antioxidante que una manzana?

Una cucharada de orégano tiene la misma potencia antioxidante que un plátano, o una taza de judías verdes, o media taza de zanahorias al vapor.

Contiene muchas vitaminas, minerales y fitoquímicos que son potentes antioxidantes. También es una buena fuente de los carotenoides luteína, zeaxantina y betacaroteno.

Remedios caseros
En la antigua Grecia se aplicaba orégano para aliviar los dolores musculares. Los romanos lo usaban para las picaduras de escorpión y arañas. En Estados Unidos se usaba para la tos crónica, asma y dolor de muelas. Los hombres utilizaban una loción de aceite de oliva y orégano con la esperanza de recuperar su pelo perdido. Esa misma combinación de aceite de oliva y orégano se utilizaba con éxito para los dolores reumáticos y torceduras. (¡Al menos, con más resultados que para curar la calvicie!)

¡Lánzame un salvavidas!
CÁNCER: El orégano contiene importantes ácidos fenólicos que son muy eficaces para acabar con los radicales libres, lo cual ayuda a prevenir ciertos tipos de cáncer. En los estudios con células de animales se ha demostrado que el orégano de India tiene propiedades para proteger del deterioro del ADN inducido por la radiación.

ACTIVIDAD ANTIBACTERIANA, ANTIFÚNGICA Y ANTIPARASITARIA: En un estudio con células, el aceite de orégano atacó a la bacteria *E. Coli* en el plazo de tan sólo 1 minuto. En otro estudio se descubrió que ocasionó un daño irreparable a la *Giardia lamblia*, un desagradable parásito que provoca diarrea y dolor abdominal.

ÚLCERAS: La combinación de extracto de arándano rojo y de orégano fue más eficaz para acabar con la *H. pylori* que el extracto de arándano o el orégano por separado. Los investigadores creen que existe un efecto sinérgico entre los fenoles del orégano y del arándano rojo, ¡lo cual ilustra a la perfección el beneficio de combinar muchos de los 101 alimentos!

Consejos
ELECCIÓN Y CONSERVACIÓN:
- Compra orégano fresco que sea de color verde brillante y que no esté marchito; evita las hojas y tallos oscuros o amarillentos.
- Ha de tener un olor dulce y un sabor aromático.
- El orégano fresco se puede guardar en la nevera hasta 3 días.

PREPARACIÓN Y SUGERENCIAS:
- Se puede trocear fresco, o secar y utilizar en diversas recetas.
- Se puede usar para ensalzar el sabor de los panes con levadura, carnes asadas y pescado; también combina muy bien con el queso y los platos con huevos.
- ¡Pruébalo en estofados y sopas!
- El ajo, tomillo, perejil y aceite de oliva complementan el sabor del orégano.

MOZARELLA DE BÚFALA, TOMATE Y ORÉGANO AL GRILL SOBRE TOSTADAS DE TRIGO INTEGRAL AL AJO
Por Dave Grotto
Raciones: 4 • Tiempo de preparación y de cocción: 15 minutos

Esta receta contiene seis alimentos poderosos.

Ingredientes:
1 diente de ajo • 2 cucharadas de aceite de oliva • 1 tomate grande cortado en rodajas • 4 rebanadas de pan de trigo integral • 115 g de mozarella de búfala cortada en 4 trozos • 2 cucharadas de orégano fresco • 1 cucharada de albahaca fresca • Sal y pimienta al gusto

Instrucciones:
Precalentar el grill. En un bol mezclar el orégano, la albahaca, la sal y la pimienta y dejar aparte. Frota las rebanadas con el diente de ajo y pásale aceite de oliva con un pincel. Tuesta las rebanadas hasta que se doren un poco. Coloca una rodaja de tomate y luego una de queso encima del pan. Rocía con la mezcla de hierbas. Coloca las rodajas de pan en una bandeja de horno y ponla al grill durante unos 3 a 4 minutos aproximadamente, o hasta que el queso se funda y esté dorado.

Desglose...
Calorías: 220; grasas totales: 14 g; grasas saturadas: 5 g; colesterol: 22 mg; sodio: 190 mg; hidratos de carbono totales: 16 g; fibra: 2 g; azúcar: 2 g; proteínas: 8 g.

Papaya *(Carica papaya Linn.)*

SUAVE COMO UN GUANTE

¿Sabías que... la papaína, una enzima digestiva propia de la papaya, se suele utilizar para ablandar la carne?

Ficha técnica

El papayo o «árbol» de la papaya, es en realidad una gran hierba que puede alcanzar desde 6 hasta 9 metros. En Australia también se conoce como «papaw» o «paw paw», y en Brasil como *Mamao*. ¡El fruto puede pesar hasta 9 kilos!, aunque su peso normal es de 500-600 g.

Hay dos tipos de papayas, la hawaiana y la mexicana. La mayor parte de las papayas que se encuentran en las tiendas es la más dulce, en forma de pera, de piel amarillo-anaranjada (cuando está madura), que es la hawaiana; su carne suele ser naranja o rosada con pequeñas semillas negras en el centro. Las mexicanas son mucho más grandes y pueden pesar hasta 4 kilos.

Una ración de historia...

Se desconoce el origen del papayo, pero se cree que procedía del sur de México y de su vecina Centroamérica. Los españoles llevaron las semillas de papaya por todo Centroamérica y Sudamérica, y posteriormente a las Filipinas, desde mediados del siglo XVI hasta comienzos del XVII. Actualmente, la papaya se cultiva en las regiones tropicales de todo el mundo.

Los principales productores de papaya son Hawai, África tropical, Filipinas, India, Sri Lanka, Malaisia y Australia. A pequeña escala también se cultiva en algunas partes de Latinoamérica, como México. El 40 por ciento de la cosecha de papaya mexicana se produce en el estado de Veracruz.

¿Qué me aporta?

Media papaya proporciona el 150 por ciento de la CDR de vitamina C. También es una buena fuente de vitamina A, potasio, folato y fibra. Contiene carotenoides, principalmente criptoxantina, que puede reducir el riesgo de padecer cáncer de pulmón y posiblemente aliviar la artritis reumatoidea. Se sabe que la papaya tiene una poderosa enzima digestiva, denominada papaína. Además de favorecer la digestión, también se usa en las comidas procesadas: para ablandar la carne y como agente estabilizador de la cerveza.

Remedios caseros

En muchas regiones tropicales, el látex de la planta de la papaya se utiliza como vermífugo para eliminar los parásitos del cuerpo. Algunas partes de la raíz se utilizan para eliminar las lombrices intestinales. El látex también se utiliza para los forúnculos, verrugas y para eliminar pecas.

¡Lánzame un salvavidas!

VIRUS DEL PAPILOMA HUMANO (VPH): Las mujeres que aumentaron su consumo de beta-criptoxantina y luteína/zeaxantina, así como su ingesta de vitamina C, tenían menor índice de infección por VPH (cáncer cervical), según un estudio. Los investigadores llegaron a la conclusión de que las mujeres que consumían al menos 1 papaya (rica en todos los nutrientes mencionados) o más a la semana tenían menor riesgo de contraer una infección por VPH.

CURACIÓN DE QUEMADURAS/HERIDAS: Científicos rusos han descubierto que los antioxidantes y las enzimas naturales de la papaya pueden acelerar la curación de heridas y quemaduras. Las heridas de las ratas tratadas con medicinas hechas con papaya se redujeron a la mitad en comparación con las que no fueron tratadas con ellas.

MENOR RIESGO DE DEGENERACIÓN MACULAR ASOCIADA A LA EDAD: Los fitoquímicos como la luteína, criptoxantina y zeaxantina, presentes en la papaya, pueden ayudar a conservar una buena vista en las personas mayores.

Consejos

ELECCIÓN Y CONSERVACIÓN:

- Las papayas duras y verdes no están maduras y nunca madurarán adecuadamente. Busca papayas que estén amarillentas o completamente amarillas.
- La fruta debe ceder un poco a la presión, pero no ha de estar blanda en las puntas.
- No la compres si ves que tiene algún golpe, está arrugada o tiene puntos blandos.

- Guarda las papayas no maduras a temperatura ambiente hasta que estén amarillas.
- Para que maduren rápido, ponlas en una bolsa de papel de color marrón a temperatura ambiente. Una vez maduras, pueden permanecer en la nevera hasta 5 días.

PREPARACIÓN Y SUGERENCIAS:
- Lava la papaya bajo el grifo, córtala por la mitad y quítale las semillas.
- Puedes tomarla con leche, yogur o zumo de naranja en batido.
- Cháfala y haz un puré que puedes utilizar para aliñar una ensalada, o como base para un helado.
- Echa rodajas de papaya en cualquier tipo de macedonia de frutas.
- También se puede usar para hacer salsas picantes y calientes.
- Las simientes de papayas saben a granos de pimienta, y se pueden secar y moler para usarlos como condimentos en ensaladas u otros platos.
- Sumerge la carne dura en zumo de papaya durante toda una noche para que se ablande.

CÓCTEL DE PAPAYA Y JENGIBRE*
Por Lisa Dorfman
Raciones: 2 Tiempo de preparación: 10 minutos

Los cinco ingredientes (incluido el adorno, pero no el vodka de la opción con alcohol) son alimentos poderosos.

Ingredientes:
1 papaya grande madura, sin semillas y pelada • Zumo de 2 limas ácidas • 3 cucharadas de jengibre rallado • 2 cucharadas de sirope de agave • 2 hojas de menta

Instrucciones:
Haz un puré de papaya batiendo la carne en una batidora o un robot de cocina. Añade el zumo de lima y el jengibre rallado. Sigue batiendo. Adórnalo con la hoja de menta.

* Para un cóctel vespertino añade 60 cc de vodka

DESGLOSE... (VERSIÓN SIN ALCOHOL)
Calorías: 170; grasas totales: 0 g; grasas saturadas: 0 g; colesterol: 0 mg; sodio: 10 mg; hidratos de carbono totales: 46 g; fibra: 6 g; azúcar: 28 g; proteínas: 2 g.

Patata *(Solanum tuberosum L.)*

TODO POR UNA PATATA

¿Sabías que... en 1853, el magnate del ferrocarril comodoro Cornelius Vanderbilt no estaba contento con su chef porque cortaba las patatas demasiado gruesas? El chef George Crum para bromear cortó las patatas del comodoro finas como el papel, las frió y se las presentó. A Vanderbilt le encantó esta nueva forma de comer patata y las llamó «Saratoga Crunch Chips», las precursoras de las patatas chips actuales.

Ficha técnica

Existen más de 500 variedades de patatas en el mundo; en Estados Unidos se consumen 50. En la mayoría de los supermercados estadounidenses sólo se venden entre 5 y 7 variedades distintas. La Russet, de piel marrón y carne blanca, con mucho almidón, es la variedad más consumida. Las Waxy Round White tienen una piel suave y clara, su carne es blanca. Las Long Whites tienen una cantidad moderada de almidón, son ovaladas y su piel es fina y clara. Estas patatas tienen una textura firme y cremosa. Las patatas rojas tienen la piel entre roja y rosada, y la carne blanca. Estos tubérculos de carne amarillenta con frecuencia reciben el nombre de «patatas nuevas». Las Starchy Yellow Flesh son populares en Europa y cada vez más en Estados Unidos. Tienen una textura cremosa y densa. Parece que lleven mantequilla cuando se cuecen. Por último las Blue and Purple, que proceden de Sudamérica, tienen un sabor a nueces y su carne puede ser de color azul oscuro, lavanda o blanco.

Una ración de historia...

Los incas del Perú fueron los primeros en cultivar patatas hace unos 200 años a.C. En 1536 los españoles las llevaron a Europa, y fue sir Walter Raleigh quien las introdujo en Irlanda en 1589. Sin embargo, los europeos en un principio las consideraron «malas» por su similitud con la familia de las potencialmente venenosas solanáceas (mandrágora y belladona). Las patatas llegaron a las colonias inglesas de América en 1621, y los primeros campos de cultivo de Estados Unidos se establecieron en New Hampshire en 1719. Un terrible hongo destruyó las cosechas de patata en Irlanda en 1856, hundiendo la economía y provocando lo que ahora se conoce como la «La gran hambruna irlandesa».

La patata se cultiva principalmente en Polonia, India, Rusia, China y Estados Unidos.

¿Qué me aporta?

Una patata de tamaño mediano contiene casi la mitad de la CDR (cantidad diaria recomendada) de vitamina C, y si se come con piel, aporta el 21 por ciento de la cantidad diaria de potasio. En comparación, la patata tiene casi tanta vitamina C como un tomate mediano, y dos veces más potasio que el plátano. Las patatas de color, especialmente las de piel y carne rojas o púrpuras, contienen los niveles más altos de antioxidantes, especialmente carotenoides y antocianinas.

NO SÓLO EN LA PIEL

Existe la creencia popular de que todos los nutrientes de la patata están en su piel. ¡Más del 50 por ciento de los nutrientes de la patata están en la propia patata! Pero ¿por qué quedarte corto? ¡Cómetela toda!

Remedios caseros

Los incas colocaban patatas sobre los huesos rotos para favorecer su sanación. Llevaban patatas enteras para evitar el reumatismo y las comían con otros alimentos para evitar la indigestión. Lavarse la cara con zumo de patata frío elimina manchas. Se decía que llevar una patata en el bolsillo eliminaba el dolor de dientes. Un antiguo remedio para el dolor de garganta era colocar una rodaja de patata al horno en un calcetín y atárselo alrededor del cuello.

¡Lánzame un salvavidas!

CÁNCER: Los estudios con casos humanos han demostrado que las lectinas, como las que se encuentran en la patata, se adhieren a los receptores en las membranas de las células cancerígenas, lo que conduce a la apoptosis y a la citotoxicidad, inhibiendo así el crecimiento tumoral.

SALUD CARDIOVASCULAR: En un estudio a largo plazo donde se observaron a 84.251 mujeres, se descubrió que comer patatas podía ser beneficioso para el corazón.

DIABETES: En un estudio con ratas se observó que la piel de la patata reducía significativamente la glucosa en el plasma y las complicaciones urinarias atribuidas a la diabetes. La dosis total de comida también se redujo significativamente.

HIPERTENSIÓN Y ACCIDENTES CEREBROVASCULARES: Según la *Food and Drug Administration*: «Los alimentos como la patata que son una buena fuente de potasio y bajos en sodio pueden reducir el riesgo de hipertensión y accidentes cerebrovasculares».

Consejos
ELECCIÓN Y CONSERVACIÓN:
- Elige patatas firmes y suaves de piel. Desecha las arrugadas o con piel marchita, con zonas oscuras y blandas, cortes o verdosas.
- Se conservan durante varias semanas en lugar oscuro y fresco bien ventilado. No las guardes en la nevera porque se oscurecerán cuando las cocines.

PREPARACIÓN Y SUGERENCIAS:
- Las patatas amarillentas son ideales para las ensaladas, hervidas o asadas. Las que tienen más almidón son estupendas para hacerlas al horno y para hacer puré.
- Saca las zonas verdes y los brotes (ojos), ¡pero deja la piel para aumentar su valor nutritivo!
- Lava bien las patatas antes de comértelas, frotándolas con un cepillo para lavar verduras.
- Hazle varias perforaciones con un punzón y ponlas en el microondas hasta que estén tiernas; tardarán la mitad del tiempo en hacerse.
- Sírvelas al horno, en puré, asadas o fritas. ¡La patata es deliciosa hasta cruda!

PATATAS VESUBIO DEL ART
Por Arthur Grotto, alias «Noni»
Raciones: 12 • Tiempo de preparación y de cocción: 90 minutos

Ingredientes:

1 ½ kg de patatas Russet • ½ taza de aceite de oliva • 1 cucharadita de romero • 1 cucharadita de salvia • ½ cucharadita de sal • ½ cucharadita de pimienta negra • ½ taza de vino blanco seco

Instrucciones:

Precalienta el horno a 200 °C. Engrasa ligeramente la bandeja de horno con el aceite de oliva. Corta las patatas a cuartos. Con el pincel, unta cada rodaja con aceite de oliva. Ponlas en la bandeja. Espolvoréalas con la pimienta, la sal, la salvia y el romero. Pon la bandeja en el horno, sin cubrir. Hornéalas durante aproximadamente 1 hora o hasta que se puedan pinchar fácilmente con un tenedor. Rocíalas con vino y termina de hornarlas hasta que estén doraditas.

Desglose...

Calorías: 180; grasas totales: 9 g; grasas saturadas: 1,5 g; colesterol: 0 mg; sodio: 105 mg; hidratos de carbono totales: 21 g; fibra: 2 g; azúcar: 1 g; proteínas: 2 g.

Pera *(Pyrus L.)*

SUAVE Y DESLIZANTE

¿Sabías que... la pera recibió el apodo de «fruta mantequilla» por su textura suave?

Ficha técnica

El peral pertenece a la familia de las Rosáceas. Existen más de 3.000 variedades, pero sólo hay tres especies de perales que dan el fruto que consumimos actualmente. Las peras más populares en Estados Unidos son Anjou, Bartlett, Bosc, Comice, Seckel y Forelle.

Una ración de historia...

Se cree que en la Edad de Piedra ya se comían peras. Probablemente procede de Asia y del sudeste de Europa. Se sabe que se cultivaba 5.000 años a.C. en China. En Europa fueron populares en el siglo XVII. El peral fue inmortalizado junto con una perdiz en el villancico inglés del siglo XVIII, *The Twelve Days of Christmas* [*Los doce días de Navidad*]. En 1620 se hizo un intento de plantar un peral en las colonias inglesas del noreste, pero fracasó debido al clima que no permitía la maduración de la fruta. A los perales les gustó mucho más la zona occidental, Oregón y Washington, donde se cultivan desde comienzos del siglo XIX.

¿Dónde se cultivan?

Los países líderes en la producción de peras son China, Estados Unidos, Italia, España, Alemania, Bélgica y Francia. Más del 95 por ciento de las peras que se consumen en Estados Unidos son de Washington, Oregón y norte de California.

¿Qué me aporta?

Una pera de tamaño mediano contiene tanta vitamina C y potasio como media taza de zumo de naranja. Una pera mediana contiene unos 4 gramos de fibra, cuya mayor parte está formada por pectinas solubles y lignanos. También contiene poderosos antioxidantes.

Remedios caseros

A lo largo de la historia las peras se han utilizado para tratar una serie de trastornos digestivos y espasmos, y para bajar la fiebre. A nivel tópico, se ha usado como astringente.

¡Lánzame un salvavidas!

ALIVIA LA TOS CON FLEMA: En un estudio realizado en Singapur se descubrió una relación entre la fibra dietética de la fruta y un menor riesgo de padecer ciertos tipos de enfermedades del pulmón. También había una relación inversa entre la tos con flema y las frutas con niveles especialmente altos de flavonoides, como la quercetina y las catequinas que se encuentran en las peras.

PÉRDIDA DE PESO: En un estudio se constató que las mujeres entre 30 y 50 años que seguían dietas en que comían mucha fruta, como peras y manzanas, adelgazaron. Tras 12 semanas, las mujeres que comieron peras y manzanas perdieron algo más de 1,5 kilos. En este estudio también se observó un descenso significativo en la glucosa en sangre y el colesterol en las mujeres que comían de las dos frutas.

Consejos
ELECCIÓN Y CONSERVACIÓN:
- La pera es una de las pocas frutas que maduran mejor fuera del árbol.
- Escoge las que estén firmes y sin golpes.
- Para que maduren rápidamente, ponlas en una bolsa de papel marrón y guárdalas a temperatura ambiente.
- Las peras Barlett pasarán del verde al amarillo cuando estén maduras.
- Para saber si están en su punto, aprieta con el pulgar en la zona del tallo. Cuando lo notes ligeramente blando al tacto es que ya se puede comer.
- Se han de guardar a temperatura ambiente hasta que maduren.
- Las peras maduras se pueden guardar en la nevera de 3 a 5 días.

PREPARACIÓN Y SUGERENCIAS:
- Lavar y comer... ¡Si te comes la piel obtendrás más fibra!
- Las peras desecadas son más ricas en fibra y potasio, y tienen menos vitamina C.
- Corta en rodajas una pera madura y ponla en tu avena con leche, o en el yogur, o en un batido.
- Peras al horno espolvoreadas con canela en polvo son exquisitas.

PERA AL HORNO SENCILLA
Por Cynthia Sass
Raciones: 2 • Tiempo de preparación y de cocción: 40 minutos

Esta receta contiene tres alimentos poderosos.

Ingredientes:
   1 pera mediana madura • 1 cucharada de sirope de savia de arce • 1 ½ cucharadas de agua • 1 cucharada de pasas • Una pizca de clavo y nuez moscada rallados

Instrucciones:
   Precalentar el horno a 190 °C. Mezcla el sirope de arce, el agua y las

especias en un bol pequeño hasta que se cubran las pasas. Deja las pasas en remojo durante 20 minutos. Lava la pera y sácale el corazón. Vierte el sirope con las pasas por encima y por el interior de la pera. Hornéala en una bandeja de horno de cristal cubierta ligeramente con papel de aluminio a 190 °C durante 20 minutos, o hasta que estén tiernas.

Desglose...
Calorías: 90; grasas totales: 0 g; grasas saturadas: 0 g; colesterol: 0 mg; sodio: 0 mg; hidratos de carbono totales: 23 g; fibra: 2 g; azúcar: 18 g; proteínas: 0 g.

Perejil *(Petroselinum crispum)*

DEVORADOR DE OLORES

¿Sabías que... el perejil tradicionalmente se añadía a los platos como adorno y con una determinada función? La de evitar el mal aliento después de comer.

Ficha técnica
El perejil pertenece a la familia de las *Umbelliferae,* que engloba el apio y la zanahoria. La palabra *Petrosilenum* deriva de la palabra griega *petros* que significa «piedra», por la preferencia de la planta a crecer en lugares rocosos. Entre las variedades más populares las dos más conocidas son las de hoja curva, también conocido como de hoja crespa *(crispum)* y el napolitano de hoja grande, también conocido como de hoja lisa *(P. neapolitanum)*. El de hoja crespa se suele utilizar de adorno.

Una ración de historia...
Según parece el perejil procede de la región mediterránea, donde lleva cultivándose durante más de 2.000 años. La variedad crespa la mencionó el filósofo romano Plinio. Los griegos valoraban el perejil por sus usos culinarios y medicinales y por su valor simbólico. Muchas veces conmemoraban sus victorias en el campo de batalla y en el deporte, así como a sus héroes, con perejil.

El perejil se cultiva en todo el mundo. En Estados Unidos, donde más se cultiva comercialmente es en California y Florida, pero según la estación también se puede encontrar en otros estados.

¿Qué me aporta?

Es una gran fuente de vitamina C, yodina, hierro y muchos otros minerales. Tiene una gran actividad fitoestrogénica, igual que la que se encuentra en la soja, lo cual podría indicar que tiene propiedades anticancerígenas. También contiene muchos aceites volátiles y flavonoides, todos ellos con propiedades anticancerígenas.

Remedios caseros

El perejil es una de las plantas medicinales que se usa en Turquía para tratar la diabetes. También es un gran refrescante del aliento por su concentración en clorofila, y tomado en infusión es diurético.

¡Lánzame un salvavidas!

DIABETES: ¡Los turcos no iban desencaminados! En un estudio con ratas diabéticas para probar los beneficios del perejil, los investigadores descubrieron que las ratas que tomaban perejil experimentaban un descenso de la glucosa en la sangre, mientras que sus niveles de GSH (un protector celular) aumentaban. El extracto de perejil también tiene un efecto protector contra la medicación que toman los diabéticos, la glibornurida, que perjudica al hígado.

CÁNCER: La miristicina, un fitoquimico que se ha detectado en el perejil, es un eficaz inhibidor de los tumores en los ratones.

Consejos

ELECCIÓN Y CONSERVACIÓN:

- El perejil se vende fresco y seco.
- Elige perejil que no tenga hojas marchitas o amarillas; ¡si las tiene, es un indicativo seguro de que no está recién cogido!
- Saca todas las hojas marchitas antes de guardarlo en una bolsa de plástico y ponerlo en la nevera.
- El perejil crespo se puede congelar.

PREPARACIÓN Y SUGERENCIAS:
- Lava el perejil fresco en un bol con agua. Escúrrelo y repite la operación.
- Cuando saques las hojas, guarda parte del tallo con la punta.
- En las recetas normalmente indican que lo rehogues al principio de la preparación del plato. Guarda la mitad del perejil y añádelo al final del proceso de cocción para que tenga más sabor y valor nutritivo.
- El perejil italiano de hoja lisa es el mejor para los platos calientes.
- Es un ingrediente básico para el plato típico de Oriente Próximo que se hace con trigo bulgur y que se llama tabulé.
- Añade perejil a sopas y salsas, platos de verdura y cereales, carne y pescado, o para adornar ensaladas.

HUEVOS VERDES CON JAMÓN
Por el chef J. Hugh McEvoy
Raciones: 4 • Tiempo de preparación y de cocción: 20 minutos

La receta original incluye jamón, 8 huevos enteros y 3 cucharadas de mantequilla. ¡Cambiando 4 de los huevos enteros por sus claras, sustituyendo el jamón por «Wham» (jamón vegetal) y la mantequilla por aceite de colza fresco, te ahorras 100 calorías, 268 mg de colesterol, 10 g de grasa y 7 g de grasas saturadas! ¡Y lo mejor de todo es que no sacrificas su sabor! Esta receta contiene siete alimentos poderosos.

Ingredientes:
> 2 cucharadas de perejil fresco troceado • 1 cucharada de albahaca fresca troceada • 1 cucharada de cilantro fresco troceado • 60 g (2 rodajas) de Worthington Wham (jamón vegetal), o de jamón dulce braseado con miel, troceado • 1 cucharada de pimiento rojo dulce troceado • 1 cucharada de chalotas frescas troceadas • 60 g de queso brie cortado a daditos • 1 cucharada de aceite de colza • ⅛ de cucharadita de sal marina • ⅛ de cucharadita de pimienta negra • 450 g de espárragos blancos • 4 huevos • 4 claras de huevo • 4 rodajas de tomate (opcional)

Instrucciones:
> Pela los espárragos. Hazlos al vapor hasta que estén tiernos y resérvalos. Utiliza una sartén honda para saltear y tuesta ligeramente el ja-

món o sustituto, las chalotas y el pimiento en el aceite. Bate los huevos en un bol pequeño hasta que salga espuma. Echa los huevos a la mezcla de la sartén. Remueve mientras se cuece sólo hasta que esté bien mezclado. Añade el queso, remueve hasta que esté mezclado uniformemente. Sácalo del fuego. Añade las hierbas troceadas. Procura que se hundan en los huevos. No intentes mezclar demasiado. ¡Procura que los colores no se junten! Condiméntalo con sal y pimienta al gusto. Este plato se puede servir solo o encima de tostadas; a un lado se ponen los espárragos blancos sobre las rodajas de tomate fresco.

Desglose...

Calorías: 220; grasas totales: 13 g; grasas saturadas: 4 g; colesterol: 195 mg; sodio: 380 mg; hidratos de carbono totales: 6 g; fibra: 3 g; azúcar: 3 g; proteínas: 17 g.

Pimiento (*Capsicum*)

¿NO PREFERIRÍAS COMERTE UN PIMIENTO?

¿Sabías que... el pimiento rojo es el mismo que el verde? Un pimiento rojo es la versión madura del pimiento verde, ¡pero tiene el doble de vitamina C y 11 veces más betacaroteno!

Ficha técnica

El abanico de los pimientos de la especie *Capsicum* incluye variedades desde los pimientos dulces (rojo, amarillo, verde y púrpura) hasta los picantes como el chile. Existen distintos tipos de chile, y todos ellos difieren en sabor y en intensidad de picante. El dolor que provoca el picor del pimiento, en realidad se debe a un grupo de fitoquímicos denominados capsaicinoides, que actúan sobre los receptores del dolor en la boca y la garganta. La capsaicina es el principal capsaicinoide y se puede encontrar en diversos grados en todos los pimientos. El químico William Scoville creó una escala de picante basándose en la cantidad de capsaicina que contiene el pimiento. Los pimientos morrones tienen cero (carecen de capsaicina), ¡mientras que el habanero puede llegar a sobrepasar

350.000! En general, los chiles grandes son más suaves porque contienen menos semillas y membrana blanca (la parte más picante) en proporción a su tamaño. La mayoría de las variedades de pimientos se comercializan secos, en conserva o frescos.

Una ración de historia...

Se conoce el pimiento desde hace 6.000 años en Centroamérica y Sudamérica. Colón llevó semillas de pimientos a España en 1493.

¿Dónde se cultivan?

China, Turquía, España, Rumanía, Nigeria y México son los principales productores de pimientos dulces. India, México, Indonesia, China y Corea son los principales productores de pimientos picantes.

¿Qué me aporta?

El pimiento es rico en vitamina C y una buena fuente de betacarotenos y vitaminas B. También contienen flavonoides y capsaicinoides, fitoquímicos que reducen la inflamación.

Remedios caseros

Caliéntate los pies fríos con un poco de pimienta cayena en cada calcetín. (¿Puedes oler lo que se cuece en el calcetín?) Quizá pienses que lo último que deseas tragar cuando tienes dolor de garganta sea algo picante, pero debido a su efecto antiinflamatorio, la cayena puede tener efectos calmantes.

¡Lánzame un salvavidas!

CÁNCER DE PIEL: Según parece hay otros capsaicinoides además de la capsaicina picante que tienen efectos beneficiosos sobre la salud. En un estudio con ratones se demostró que los capsiatos del pimiento dulce inducían la apoptosis (muerte programada de las células) en las células de cáncer de piel.

CÁNCER DE PRÓSTATA: La capsaicina de los pimientos rojos demostró tener un efecto antiproliferativo tanto en los cánceres de próstata independientes de los andrógenos como en los dependientes de éstos en ratones con dicha enfermedad y alimentados con pimientos.

ARTRITIS: Un grupo de trabajo descubrió que tras evaluar 17 tipos de tratamiento para la artritis en las manos, sólo 6 de ellos aportaron pruebas. El uso tópico de la crema de capsaicina (fitoquímico del pimiento picante) fue una de ellas.

Consejos

ELECCIÓN Y CONSERVACIÓN:

- Hay pimientos dulces (o morrones) de distintos colores.
- Elige pimientos de piel firme y que estén duros.
- Guarda los pimientos sin lavar en una bolsa de plástico en la nevera. Se conservan bien hasta una semana. Los pimientos dulces se pueden congelar sin que pierdan su color.
- Los pimientos verdes dulces se conservan más tiempo que los amarillos y los rojos.

PREPARACIÓN Y SUGERENCIAS:

- Corta la parte superior del pimiento y saca las semillas.
- Ásalos hasta que la piel se ponga negra. Colócalos en una bolsa Ziploc durante 15 minutos para que saque el vapor. Saca los pimientos de la bolsa y quítales la piel. Saca el tallo, el corazón y las semillas.
- ¡Añade pimienta cayena a tu salsa favorita o acompañamiento para darle más sabor!
- Los pimientos dulces asados son deliciosos en los bocadillos.
- Corta un poco de pimiento jalapeño o serrano y mézclalo con tomates, cebollas, ajo y pimiento verde para hacer una sabrosa salsa cruda.

HUMMUS DE PIMIENTO ROJO CON PAN PITA INTEGRAL ZAHTAR
Por Dave Grotto
Raciones: 8 • Tiempo de preparación y de cocción: 15 minutos

El zahtar es un condimento de Oriente Próximo hecho con semillas de sésamo, zumaque y tomillo. Es fácil hacerlo, pero mucho más sencillo es comprarlo hecho en una tienda especializada. Esta receta contiene cinco alimentos poderosos.

INGREDIENTES PARA EL HUMMUS:
1 pote de garbanzos escurridos • ⅓ de taza de tahini de sésamo • 2 cucharadas de aceite de oliva virgen extra • 2 dientes de ajo • ¾ de taza (grande) de pimiento rojo asado

Ingredientes para la pita zahtar:
2 cucharadas de zahtar • 1 cucharadita de aceite de oliva virgen extra • 2 pitas integrales

Instrucciones:
Asa el pimiento rojo en la llama hasta que esté negro. Saca la piel. Saca las semillas y el corazón. Córtalo a trozos medianos. Mézclalo con el resto de los ingredientes en un robot de cocina o batidora hasta que quede una crema. Déjalo aparte. Pon un poco de aceite de oliva sobre el pan con un pincel. Rocía el zahtar abundantemente sobre el pan pita. Tuéstalo hasta que esté dorado. Córtalo en triángulos y sírvelo con el hummus.

Desglose...
Calorías: 210; grasas totales: 11 g; grasas saturadas: 1,5 g; colesterol: 0 mg; sodio: 90 mg; hidratos de carbono totales: 22 g; fibra: 5 g; azúcar: 1 g; proteínas: 7 g.

Piña *(Ananas comosus)*

EL CORAZÓN DE LA MÁQUINA

¿Sabías que... aunque la piña envasada ya se vendía en 1901, no se comercializó ampliamente hasta que el ingeniero Henry Ginaca inventó una máquina en 1911 que podía pelar la cáscara exterior, sacarle el corazón y cortar los dos extremos de la piña en menos de 60 segundos?

Ficha técnica
La piña no está emparentada ni con el pino, ni con las piñas sw pino ni con el manzano (en inglés, piña es «*pineapple*», lit. «manzana de pino»). La piña es el único miembro comestible de la familia de las *Bromeliáceas*. También se la conoce como ananás o nanas, tarda 18 meses en crecer y sale de la corona o las puntas de otras piñas, y sólo se pueden recolectar cuando están maduras. Entre las variedades más populares se encuentra la Smooth Cayenne, Red Spanish, Sugar Loaf y Golden Supreme; esta úl-

tima tiene una carne amarilla dorada con un sabor más dulce que ninguna otra variedad.

Una ración de historia...

La piña proviene del sur de Brasil y de Paraguay. El nombre de «pineapple» lo pusieron los colonos europeos porque les pareció que se parecía a una mezcla entre una piña de pino y una manzana. Cristóbal Colón fue el primero en introducir la piña en Europa tras descubrirla en la isla caribeña de Guadalupe en 1493.

Además de Hawai, también se cultiva en Costa Rica, Honduras, Brasil, México, República Dominicana, El Salvador, Ecuador, Nicaragua, Filipinas, Tailandia y China.

¿Qué me aporta?

La piña es una excelente fuente de vitamina C, vitamina B_6, manganeso y cobre. También contiene un grupo de enzimas digestivas denominadas bromelaínas, que tienen propiedades antiinflamatorias.

Remedios caseros

La piel de piña es eficaz para eliminar callos ablandándolos y eliminando la piel muerta. Posiblemente, esto se deba a la acción de la bromelaína, una enzima que digiere las proteínas. Sin embargo, no se ha llevado a cabo ningún estudio al respecto.

¡Lánzame un salvavidas!

Gran parte de las investigaciones en torno a la piña se enfocan realmente en la enzima digestiva bromelaína, que se forma de modo natural en la piña y cuyas propiedades incluyen:
• Interferir en el crecimiento de células y tumores malignos
• Inhibir la agregación plaquetaria
• Actividad fibrinolítica
• Acción antiinflamatoria
• Propiedades de desbridamiento para la piel
• Favorecer la absorción de los medicamentos (amoxicilina)

El doctor Andrew Weil, considerado el «padre de la medicina alternativa», dice que la bromelaína es eficaz en el tratamiento de golpes y hematomas graves, y que puede favorecer la curación de heridas reduciendo el dolor y la hinchazón. También confía en la bromelaína para:

- Reducir la inflamación postoperatoria
- Aliviar los síntomas de la sinusitis
- Cuando se combina con antibióticos y tripsina (una enzima), también puede controlar los síntomas de las infecciones del tracto urinario
- Aliviar los síntomas de la artritis reumatoidea

Los resultados de diversas pruebas clínicas indican que la bromelaína licua la sangre y puede aliviar los síntomas de la angina de pecho y la tromboflebitis.

PREVENCIÓN DEL CÁNCER: Los cientificos especialistas en alimentos de la Cornell University descubrieron que comer piña reducía la formación de nitrosaminas (carcinógenos en potencia) en los seres humanos.

Consejos
ELECCIÓN Y CONSERVACIÓN:
- Escoge las que sean pesadas para su tamaño y que no tengan puntos blandos, ni golpes; también debe emanar un olor dulce en la zona del tallo.
- La mayor parte de la piña envasada está conservada en su propio zumo, por lo tanto no es necesario ni comprar piña en almíbar, ni aunque sea almíbar *light*.
- Se puede guardar a temperatura ambiente durante 1 o 2 días, o en la nevera en una bolsa de plástico durante 3 a 5 días.
- Si la piña ya está cortada, guárdala en un recipiente hermético con parte de su jugo para que esté más fresca.

PREPARACIÓN Y SUGERENCIAS:
- Para preparar la piña, primero usa un cuchillo para sacar la base y la corona. Luego córtala en cuartos, saca el corazón y haz rodajas con los cuartos, cortando desde la carne hasta la cáscara, y sepárala de esta última.
- También hay un instrumento para sacar el corazón de la piña.
- El zumo de piña es una base excelente para las marinadas. Gracias a las propiedades digestivas de la bromelaína, el zumo de piña es muy apropiado para reblandecer la carne.
- La piña es muy indicada para combinar en las macedonias de frutas, especialmente las que tienen otras frutas exóticas.
- El zumo de piña y el agua con gas forman un gran refresco.

PIÑA ASADA CON SOLOMILLO DE CERDO AL CHILE CON ENSALADA DE BROTES TIERNOS
Por el chef Dave Hamlin
Raciones: 4 • Tiempo de preparación y cocción: 35 minutos

¡Esta receta tiene doce sorprendentes alimentos poderosos!

INGREDIENTES PARA EL *CHUTNEY*:*

¼ de taza de pimiento rojo cortado a daditos • ¼ de taza de pimiento verde cortado a daditos • ¼ de taza de cebolla roja, picada muy fina • 1 taza de piña fresca, troceada muy fina (reserva el resto de la piña) • ½ cucharadita de jengibre fresco, picado • ½ cucharadita de ajo fresco picado • 2 cebolletas cortadas a dados • 1 cucharadita de cilantro picado • ½ cucharadita de chile en polvo • ¼ de cucharadita de comino • 3 cucharadas de vinagre de vino de arroz

INGREDIENTES PARA EL SOLOMILLO DE CERDO:

450 g de solomillo de cerdo • 1 cucharadita de aceite de oliva virgen extra • 4 rodajas de piña de unos 2 a 3 cm de grosor • 3 tazas de ensalada de brotes tiernos • ½ cucharadita de chile en polvo • Sal y pimienta al gusto

Instrucciones:

Mezcla todos los ingredientes del *chutney* y déjalos aparte. Prepáralo mientras se está calentando el grill. Recubre el solomillo con una pequeña dosis de aceite de oliva. Condiméntalo con sal y pimienta. Espolvorea el chile en polvo. Corta la piña que has reservado en rodajas de poco más de 1 centímetro. Haz el solomillo al horno, dándole la vuelta un par de veces, a una temperatura media-alta (durante 10 a 12 minutos). Mientras se hace el solomillo, también puedes hacer las rodajas de piña. Saca la piña y el cerdo y déjalos reposar durante unos 5 minutos.

Para emplatar: Pon una capa de brotes de ensalada tiernos. Pon la piña al horno encima de éstas. Corta el cerdo al bies en rodajas muy finas y ponlo en el centro del plato sobre la piña. Echa el *chutney* encima.

---

* Encurtidos agridulces que se comen con carnes y quesos. (*N. de la T.*)

Desglose...
    Calorías: 350; grasas totales: 11 g; grasas saturadas: 3,5 g; colesterol:
    105 mg; sodio: 240 mg; hidratos de carbono totales: 27 g; fibra: 3 g;
    azúcar: 21 g; proteínas: 36 g.

Pistacho (*Pistacia vera L.*)

DE APARIENCIA ROJOS

¿Sabías que...los pistachos de fuera de Estados Unidos eran teñidos de rojo para ocultar las imperfecciones debidas a los rudimentarios métodos de recolección? Pero los pistachos naturales que se cultivan actualmente en este país se recolectan con unos equipos de avanzada tecnología que conservan su belleza natural. Los pistachos «rojos» todavía se venden para aquellos que los prefieren así.

Ficha técnica

El pistacho está emparentado con la familia de los anacardos, melocotones y mangos. Es el fruto de un árbol, y sale en racimos como las uvas; el árbol necesita entre 10 y 15 años para madurar y dar fruto. Todavía se recolectan manualmente en Turquía, donde los trabajadores agitan los troncos de los árboles a mano, mientras que en California se usan grandes máquinas para hacer esa labor.

Una ración de historia...

Las pruebas encontradas en los yacimientos arqueológicos demuestran que las tribus de Oriente Próximo recolectaban pistacho 20.000 años a.C. Los arqueólogos descubrieron restos de pistacho en Turquía que datan del 7000 a.C. También se menciona en la Biblia (Génesis 43,11). A la reina de Saba le gustaban tanto los pistachos que proclamó tener el derecho exclusivo sobre su producción. En la antigua Persia (Irán), las parejas se encontraban debajo de los árboles de pistacho las noches de luna llena para escuchar cómo maduraban sus frutos y se abrían, con la esperanza de que la buena suerte recayera sobre ellos.

Antes de 1976, todos los pistachos que se consumían en Estados Unidos procedían de Oriente Próximo; la primera cosecha comercial de pistachos californianos se produjo ese año.

¿Dónde se cultivan?

Irán y California compiten actualmente por ser los mayores productores y exportadores mundiales de pistacho. Los pistachos turcos y los californianos son los que predominan en Estados Unidos, puesto que los aranceles sobre los iranianos ponen su precio por las nubes. La variedad que más se cultiva en Estados Unidos procede de la región iraniana de Kerman.

¿Qué me aporta?

El pistacho es rico en fibra; de hecho, una ración de pistacho contiene más fibra que media taza de brécol. Son una buena fuente de proteína, proporcionando 6 g por onza [28,5 g] (unas 49 unidades). Una ración de 1 onza proporciona tanto potasio como medio plátano grande, y contiene grandes cantidades de minerales como magnesio, cobre y fósforo. También es rico en tiamina, vitamina B_6 y tocoferol (una forma de vitamina E).

El pistacho es la mejor fuente de fitoesteroles —que tienen propiedades anticancerígenas y favorecen la salud cardiovascular— de todos los frutos secos. También son ricos en el aminoácido arginina, que ayuda a dilatar los vasos sanguíneos para que haya un mayor aporte de sangre a todas las zonas del cuerpo; y son el mejor recurso de luteína, un fitoquímico excelente para la salud ocular, en comparación con otros frutos secos.

¡Lánzame un salvavidas!

CÁNCER: El pistacho está en segundo lugar después del vino en cuanto al fitoquímico resveratol. Esta sustancia desempeña un papel primordial para combatir el cáncer y las enfermedades cardiovasculares.

SALUD CARDIOVASCULAR: Gracias a la cuádruple combinación de sustancias saludables para el corazón —rico en fitoesterol (279 mg/100 g), gammatocoferol, arginina y alto contenido en grasas monoinsaturadas—, es un excelente complemento para combatir las enfermedades cardiovasculares y mejorar la circulación. Las personas sanas que tomaron un 20 por ciento de sus calorías en forma de pistacho durante 3 semanas redujeron su estrés oxidativo y el colesterol total, a la vez que mejoraron sus niveles del colesterol «bueno» (HDL).

DEGENERACIÓN MACULAR: El pistacho es el fruto seco con mayor contenido en luteína.

Consejos

ELECCIÓN Y CONSERVACIÓN:

- Fíjate en que las cáscaras estén abiertas. Las cerradas suelen contener pistachos verdes y debes desecharlas.
- El pistacho absorbe humedad del aire, que hace que pierda su textura crujiente. Para mantener su frescor, guárdalos en un recipiente hermético en la nevera.
- También se conservarán en el congelador durante al menos 1 año.

PREPARACIÓN Y SUGERENCIAS:

- Las cáscaras ligeramente abiertas se pueden acabar de abrir haciendo cuña con la mitad de otra cáscara, introduciéndola y haciéndola girar hasta que puedas sacar el fruto.
- Si una receta te dice 1 taza de pistachos sin cáscara, utiliza 2 de pistachos con cáscara.
- Puedes sacar la piel de los pistachos sin cáscara escaldándolos durante 1 minuto, luego los secas en el horno a temperatura baja durante 15 minutos, o bien puedes sacarles la piel tostándolos.
- Pon pistacho en las magdalenas, ya sea en la masa o encima para adornar.
- Puedes comértelos con los cereales fríos o calientes y hacer una mezcla con pistachos, frutos secos y perlas de chocolate.
- El pistacho picado es excelente para rebozar pescado, carne o aves.

LENGUADO CON PISTACHO
Por el chef J. Hugh McEvoy
Raciones: 6 • Tiempo de preparación y de cocción: 30 minutos

Esta receta contiene seis alimentos poderosos.

Ingredientes:

1 kg de filetes de lenguado • 1 taza de pistachos secos y tostados (sin cáscara) • ½ taza de aceite de oliva virgen extra • ¼ de taza de albahaca fresca troceada • ¼ de taza de perejil troceado • 2 cucharadas de chalotas frescas cortadas en juliana • 1 diente de ajo pica-

do fino • ¼ de cucharadita de sal marina • ¼ de cucharadita de pimienta negra

Instrucciones:
Precalienta el horno a 200 ºC. Con un robot de cocina muele ligeramente los pistachos, echa las hierbas frescas, todo el aceite reservando 1 cucharada, las chalotas, la sal y la pimienta. Bátelo todo hasta que salga una emulsión espesa. Déjalo aparte. Utiliza lo que te queda de aceite de oliva para saltear los filetes de pescado en una sartén a fuego medio. No dejes que se hagan del todo. Coloca los filetes un poco dorados en una bandeja de horno previamente engrasada con mantequilla. Cubre cada filete con una gruesa capa de masa de pistacho. Ponlas en el horno hasta que el pescado esté crujiente y empiece a descascarillarse.

Desglose...
Calorías: 415; grasas totales: 27 g; grasas saturadas: 11 g; colesterol: 122 mg; sodio: 320 mg; hidratos de carbono totales: 7 g; fibra: 2 g; azúcar: 0 g; proteínas: 37 g.

Plátano (*Musa sp.*)

HERBALMENTE TUYO

¿Sabías que... el plátano no es realmente un árbol, sino la hierba más grande del mundo?

Ficha técnica
En la mayoría de lenguas el plátano se llama «banana». Se dice que fueron los traficantes de esclavos árabes los que le dieron este nombre: en árabe, *banan* significa «dedo». Existen más de 100 variedades de plátanos, pero los más populares en todo el mundo son Apple, Silk, o Manzana; Cavendish (la variedad más común que se importa a Estados Unidos); Cuban Red; Gros Michel; Ice Cream o Blue Java; Lady Finger; Orinoco, que a veces se denomina «cerdo», «burro» o «caballo»; Popoulu; Valery, y Williams.

Una ración de historia...

Se dice que el plátano se empezó a cultivar en Malaisia hace unos 7.000 años. Luego viajó hasta India, donde la descubrió Alejandro Magno en el año 327 a.c., y siguió viajando por Oriente Próximo, hasta llegar a África. En 1516, un monje franciscano portugués llevó raíces de plátano a las islas Canarias, y poco después siguieron su camino por el hemisferio occidental. A principios de la década de 1900, Cuba empezó a exportar plátanos a Estados Unidos. El término *República bananera* se refiere a esos países cuyas economías dependían principalmente del cultivo del plátano.

Hay más de 130 países que contribuyen al cultivo de la cuarta fruta más cultivada en el mundo. La gran mayoría de la producción mundial de plátanos procede de países latinoamericanos y del Sudeste asiático, con una pequeña contribución por parte de África.

¿Qué me aporta?

El plátano es una buena fuente de vitamina C, B_6 y fibra. Los plátanos verdes son una fuente excelente de almidón resistente, que se suele digerir más despacio, y por lo tanto no provoca una subida de la glucosa. El almidón resistente puede reducir el riesgo de padecer muchos tipos de cáncer, especialmente de colon. Los plátanos rojos contienen más vitamina C, beta y alfa-caroteno que los amarillos. Son una fuente excelente de potasio, aportando entre 300 y 400 mg por cada plátano de tamaño medio. El Departamento de Alimentos y Fármacos de Estados Unidos (FDA) recomienda comer alimentos ricos en potasio y bajos en sodio, que pueden ayudar a reducir el riesgo de hipertensión y accidentes cerebrovasculares.

Remedios caseros

En muchas culturas se utiliza la piel de plátano para eliminar verrugas y para aliviar las picaduras de mosquito. Prueba a frotarte piel de plátano después de una picadura de insecto para reducir la inflamación. El secreto puede ser que las enzimas que tiene la piel ayudan a reducir la inflamación. Por lo menos, la piel fresca del plátano sobre la piel caliente debido a la picadura resulta muy agradable.

¡Lánzame un salvavidas!

ÚLCERAS: Las investigaciones con animales han demostrado que los plátanos hacen que las células que recubren las paredes del estómago generen una barrera protectora más gruesa contra la acidez. También se descubrió que los plátanos contienen compuestos denominados *inhibidores de la proteasa*, que ayudan a destruir bacterias perjudiciales como la *Helicobacter pylori*, que actualmente se considera la causante de muchas úlceras de estómago.

DIARREA: Los investigadores analizaron tres grupos diferentes de niños que padecían esta enfermedad. Un grupo fue tratado con una dieta que incluía plátanos; otro tomó pectina, y un tercer grupo arroz blanco. El «grupo del plátano» fue el que obtuvo mejores resultados: el 82 por ciento se recuperó en 4 días.

REDUCCIÓN DEL RIESGO DE CÁNCER DE RIÑÓN: En un estudio a gran escala sobre la población se descubrió que las mujeres que comían plátanos 4 a 6 veces por semana tenían un riesgo un 50 por ciento menor de desarrollar cáncer de riñón respecto a las que no lo comían.

Consejos

ELECCIÓN Y CONSERVACIÓN:

- Escoge plátanos amarillos si no vas a tardar mucho en comértelos.
- Utiliza plátanos totalmente maduros, con algunas motas en la piel, para hacerlos al horno, en batidos, o en recetas en las que se especifique que se han de hacer en puré.
- Guárdalos en un frutero a temperatura ambiente.
- Si quieres que maduren antes, ponlos en un bol al sol, o bien en una bolsa de papel con una manzana o un tomate durante una noche.
- Guardar los plátanos en la nevera retrasará su maduración, pero ennegrecerá la piel.

PREPARACIÓN Y SUGERENCIAS:

- Cuando peles y cortes los plátanos que no te vas a comer inmediatamente, sumérgelos en zumo de limón, lima o de naranja para retrasar que se pongan marrones.
- Calientes se realza su sabor y aroma. Los que están un poquito más verdes son mejores para cocinarlos, pues mantienen mejor su forma.
- Cómelos crudos, cocinados o muy frescos. Se pueden añadir a las comidas al horno, a los cereales calientes y fríos, y a los postres.

PAN DE PLÁTANO Y ARÁNDANO
Por Nick Anderson
Raciones: 12 • Tiempo de preparación y de horneado: 1 hora

Nada huele o sabe mejor como el pan de plátano y arándano recién hecho. A mis hijas les encanta el pan de Nicki tostado. Esta receta contiene cinco alimentos poderosos.

Ingredientes:
1 ½ tazas de plátanos chafados • ¾ de taza de arándanos (si son congelados, descongélalos y escúrrelos bien) • ⅔ de taza de azúcar integral ligero • ¼ de taza de aceite de colza • 1 clara de huevo grande • 1 huevo grande • 1 taza de harina para cocinar • ¾ de taza de harina de trigo integral • 1 ¼ de cucharaditas de salsa tártara • ¾ de cucharadita de bicarbonato de sodio • ½ cucharadita de canela • ¼ de cucharadita de nuez moscada • ½ cucharadita de sal • *Spray* para cocinar

Instrucciones:
Precalienta el horno a 180 °C. Mezcla el plátano, el azúcar integral, el aceite y los huevos en un bol grande y remuévelo bien. Mezcla la harina, salsa tártara, bicarbonato de sodio, canela, nuez moscada y sal en otro bol grande y remuévelo todo bien. Añade la mezcla con la harina a la mezcla con plátano, remuévelo hasta que esté todo bien homogéneo. Añade los arándanos. Coloca la mezcla con una cuchara en un molde para hacer un pan de 20 × 10 cm, bien rociado con el *spray* para cocinar. Hornéalo a 180° durante 40 minutos, o hasta que cuando claves un palillo salga limpio. Déjalo enfriar durante 15 minutos antes de sacarlo del recipiente, luego déjalo enfriar del todo sobre una rejilla.

Desglose...
Calorías: 132; grasas totales: 5 g; grasas saturadas: 0,5 g; colesterol: 18 mg; sodio: 19 mg; hidratos de carbono totales: 20 g; fibra: 1 g; azúcar: 13 g; proteínas: 2 g.

Pomelo (*Citrus paradisi*)

HUELES BIEN

¿Sabías que... si los hombres quieren que las mujeres parezcan más jóvenes, deben oler pomelo? En un experimento, hombres y mujeres con máscaras impregnadas con distintos aromas tuvieron que calcular la edad de las personas que aparecían en las fotos que les mostraban. Cuando las mujeres llevaban la máscara con olor a pomelo, sus respuestas se acercaban más a la edad real. Pero cuando los hombres llevaban la de pomelo, ¡encontraban que las modelos de las fotos eran al menos 6 años más jóvenes!

Ficha técnica

El pomelo se cree que es un cruce entre la naranja dulce (*Citrus sinensis*) y el pummelo (*Citrus maxima*), que llegó a Barbados desde Indonesia en el siglo XVII. Algunas de las variedades más populares de pomelo son Duncan, Foster, Marsh, Oroblanco, Paradise Navel, Redblush, Star Ruby, Sweetie, Thompson y Triumph. Las dos más comunes en Occidente son Marsh y Ruby Red.

Una ración de historia...

El pomelo fue descubierto en Barbados en 1750, y posteriormente también lo encontraron en Jamaica en 1789. Cuando fue introducido en Florida en el siglo XIX, el pomelo se cultivaba únicamente por moda, pues su fruto rara vez se consumía. En 1874, Nueva York importó 78.000 pomelos de las Antillas, y desde entonces empezó a cobrar popularidad. En 1962, un horticultor estadounidense propuso cambiarle el nombre inglés de «*grapefruit*» y denominarlo «pomelo» para aumentar las ventas, pero no tuvo éxito.

Estados Unidos es una de las grandes potencias del pomelo. Florida es el estado donde más se cultiva, seguido de California, Arizona y Tejas. Otros países que tienen una producción comercial son Israel, Sudáfrica, Brasil, México y Cuba.

¿Qué me aporta?

El pomelo es una excelente fuente de vitamina C. Las variedades rosa y rojo tienen 50 veces más carotenoides, que actúan como poderosos antioxidantes, que la variedad blanca. También es una buena fuente de potasio, calcio y, en el caso de la variedad roja, de vitamina A. Medio pomelo contiene más de 150 fitonutrientes, principalmente flavonoides, que se cree que ayudan al cuerpo a combatir el envejecimiento, alergias, infecciones, cáncer, úlceras y enfermedades cardiovasculares.

Remedios caseros
En la mayor parte de los remedios caseros se utiliza la semilla del pomelo en lugar de la fruta. El extracto de semilla de pomelo sirve para tratar problemas externos de la piel, especialmente relacionados con hongos, como el pie de atleta, el prurito del jockey y la caspa.

¡Lánzame un salvavidas!
PERIODONTITIS: En un estudio se observó que el sangrado asociado a la periodontitis se reducía significativamente después de beber zumo de pomelo. Los investigadores atribuyen ese sorprendente resultado a la vitamina C que contiene esta fruta, que se sabe que ayuda a reparar los tejidos y a cerrar las heridas.

SALUD CARDIOVASCULAR: Los investigadores estudiaron el efecto de comer 1 pomelo al día en 57 pacientes a los que se les había practicado una cirugía de *bypass*. Los que consumieron 1 pomelo rojo al día durante 1 mes experimentaron un descenso de su colesterol total, del LDL (malo) y de los triglicéridos.

PÉRDIDA DE PESO: En un estudio se observó que las personas obesas que consumieron medio pomelo fresco al día antes de las comidas durante 12 semanas perdieron peso significativamente y experimentaron una mejoría en la resistencia a la insulina asociada al síndrome metabólico. En Hollywood se puso de moda una dieta basada en el pomelo; la primera vez que alcanzó popularidad fue en los años treinta, y luego en la década de los setenta. Los expertos en medicina y nutrición la consideraron incompleta y sin fundamento. Pero puedes estar seguro de que añadir pomelo a tu dieta es un sabio consejo y puede ser una valiosa herramienta para conseguir el peso ideal.

CÁNCER: En un estudio se descubrió que un flavonoide en particular del pomelo ayuda a reparar el ADN deteriorado en las células de cáncer de próstata humano. En un estudio con ratas, una dieta con pomelo redujo los marcadores inflamatorios y aumentó la apoptosis (muerte programada de las células) asociada al cáncer de colon.

¡Cuidado!
El zumo de pomelo puede interferir en el índice de absorción de muchos medicamentos. Consulta con tu médico, farmacéutico o dietista cualificado para saber si te conviene el zumo de pomelo.

Consejos
ELECCIÓN Y CONSERVACIÓN:
* Existen dos principales variedades de pomelo: el blanco y el rosa/rojo, que se encuentran todo el año.
* Elije los pomelos que estén duros y sean pesados para su tamaño. Evita los que tengan zonas acuosas o un hoyo demasiado blando en la zona del tallo. Busca los signos de deshidratación y las arrugas en la piel en la zona del tallo.
* Los pomelos en el cajón de las verduras de la nevera se conservan entre 2 y 3 semanas, pero recuerda que son más jugosos cuando se sirven templados en lugar de fríos.

PREPARACIÓN Y SUGERENCIAS:
* Corta la fruta por la mitad, saca la carne de la membrana, separando cada sección con una cuchara. Con una cuchara para pomelos te será más fácil.
* Si hay semillas, sácalas antes de comerlo. Una forma menos elaborada de consumirlo es pelarlo y comerlo como una naranja.
* Sírvelo frío, cortado por la mitad y con la carne medio desenganchada de las membranas. Endúlzalo con miel, sirope de agave o azúcar.
* Echa trocitos de pomelo a las ensaladas para darles más sabor.

ENSALADA DE POMELO ASADO
Por Cynthia Sass
Raciones: 1 • Tiempo de preparación y de cocción: 20 minutos

Utiliza un pomelo maduro y dulce para esta receta. Si lo encuentras amargo, prueba a pasarle un poco de sirope de agave por la superficie. Esta receta contiene seis alimentos poderosos.

Ingredientes:
1 pomelo mediano cortado por la mitad • 1 taza de hojas de espinacas baby • ¼ de taza de tomates cherry amarillos cortados por la mitad • ¼ de taza de cebolla roja cortada en rodajas • 2 cucharadas de aguacate fresco cortado en dados • 1 cucharada de nueces troceadas • 2 cucharadas de vinagre balsámico

Instrucciones:
Saca las semillas con cuidado de los gajos del pomelo. Colócalos en una bandeja de horno. Ásalos hasta que saquen burbujas, sácalos del horno y déjalos aparte. Aliña las espinacas con vinagre balsámico y ponlas en un bol de ensalada. Añade los pomelos, tomates, nueces, cebolla y aguacate y sirve.

Desglose...
Calorías: 110; grasas totales: 4,5 g; grasas saturadas: 0,5 g; colesterol: 0 mg; sodio: 25 mg; hidratos de carbono totales: 17 g; fibra: 4 g; azúcar: 11 g; proteínas: 2 g.

Quinoa (*Chenopodium quinoa Willd*)

ALIMENTO GUERRERO

¿Sabías que... el ejército inca comía a base de una mezcla de quinoa y grasa y caminaban durante varios días? La mezcla era conocida como «pelotas de guerra».

Ficha técnica

La quinoa es una semilla, aproximadamente del tamaño del mijo, del género *chenopodium*. Está emparentada con la espinaca y la acelga suiza, procede de la región Andina de Sudamérica. Existen unas 1.800 variedades de quinoa cuyo color varía desde el amarillo pálido hasta el rojo, el marrón y el negro. El grano es suave y cremoso, pero tiene una «cola» que es crujiente. La quinoa se vende como cereal, harina, pasta, y como cereal para desayuno.

Una ración de historia...

La quinoa fue un alimento básico de los aztecas y los incas y tiene al menos 5.000 años de antigüedad. En los Andes de Sudamérica se lleva cultivando desde al menos el 3000 a.c. Con la llegada de los españoles a comienzos del siglo XVI, lo que era la cosecha principal de la región fue decreciendo a lo largo de 400 años. Durante bastante tiempo, la quinoa sólo la cultivaban los campesinos en áreas remotas para su propio consumo. Ahora la quinoa está resurgiendo como un cultivo muy valioso por su valor nutritivo.

La mayor parte se importa de Sudamérica, de países como Perú, Bolivia y Ecuador, aunque también se cultiva en las Rocosas de Colorado, en Estados Unidos.

¿Qué me aporta?

Desde el punto de vista nutritivo la quinoa es un cereal sorprendente. Su calidad nutricional fue comparada por la FAO a la de la leche entera en polvo. La quinoa contiene más proteína que ningún otro cereal. ¡Algunas variedades tienen más de un 20 por ciento de proteína! Lo exclusivo de la proteína de la quinoa es que es completa, contiene todos los aminoácidos esenciales, y es especialmente rica en aminoácidos como la lisina, la metionina y la cistina. Al combinarla con otros cereales, esas proteínas también se vuelven completas. Combina bien con la soja, que tiene menos metionina y cistina. Es rica en hierro, potasio y riboflavina, así como en B_6, niacina y tiamina. También es una buena fuente de magnesio, zinc, cobre y manganeso, y tiene algo de folato (ácido fólico). La quinoa tiene al menos 16 saponinas triterpénicas que pueden tener propiedades anticancerígenas y antiinflamatorias e inhibir la absorción del colesterol.

¡Lánzame un salvavidas!

CONTROL DEL PESO: En comparación con el trigo y el arroz, se ha descubierto que la quinoa es estupenda para proporcionar la sensación de saciedad, lo cual la hace muy apropiada para combatir la obesidad.

COLABORADORAS DE LAS VACUNAS: La quinoa reforzó las respuestas de los anticuerpos a los antígenos que se introdujeron a los ratones. En el estudio se demostró el potencial de las saponinas de la quinoa como «colaboradoras» de las vacunas.

Consejos

ELECCIÓN Y CONSERVACIÓN:

• La quinoa se vende en forma de harina, pasta, copos, y cereal marrón, negro y rojo.

• El cereal y la harina se han de guardar en un recipiente hermético y en la nevera. No guardes el cereal más de 1 año ni la harina más de 3 meses.

PREPARACIÓN Y SUGERENCIAS:

• Lava la quinoa antes de usarla y saca el residuo de polvo (saponina) que queda en las semillas. Puede que veas «espuma» cuando las semillas estén en el agua: son las saponinas que están saliendo. En Sudamérica, la saponina que se saca de la quinoa se utiliza como detergente para lavar la ropa, y como antiséptico para curar heridas en la piel.

• Tuesta el cereal en una sartén durante cinco minutos antes de cocinarlo para que tenga ese delicioso sabor a tostado.

• Ten cuidado y no añadas demasiada agua ni lo cuezas demasiado porque quedaría muy reblandecido. ¡Sólo tarda 15 minutos en hacerse!

• Es buenísima en los guisados, pilafs, sopas, estofados y fritos, o también en ensaladas frías.

• La textura ligera de la quinoa la convierte en una base ideal para las ensaladas. Mezcla la quinoa fría y cocida con verduras crudas o cocidas y hierbas frescas, luego echa una vinagreta o salsa de soja.

QUINOA CARIBEÑA
Por Dawn Jackson Blatner
Raciones: 6 • Tiempo de preparación y de cocción: 30 minutos

Según Dawn Jackson Blatner, portavoz de la *American Dietetic Association*, la quinoa es «un cereal delicioso, nutritivo y de cocción rápida». ¡Cuando pruebes su receta, creo que estarás de acuerdo! Esta receta contiene siete alimentos poderosos.

Ingredientes:

1 taza de quinoa • 2 tazas de agua • 4 cebolletas troceadas • 4 mangos cortados a dados • ¼ de taza de almendras laminadas • ¼ de taza de arándanos rojos secos • 3 cucharadas de cilantro fresco

troceado • Zumo de 1 lima • 1 taza de vinagre balsámico blanco
• Sal y pimienta al gusto

Instrucciones:
Lava la quinoa. Tuéstala en una olla vacía y caliente durante unos 5 minutos. Echa 2 tazas de agua. Ponla a hervir, cúbrela y deja que se haga a fuego medio durante unos 15 minutos, hasta que haya absorbido el agua. Déjala enfriar. Remueve con suavidad y acaba de añadir el resto de los ingredientes. Sírvela a temperatura ambiente o como ensalada fría.

Desglose...
Calorías: 190; grasas totales: 4 g; grasas saturadas: 0 g; colesterol: 0 mg; sodio: 20 mg; hidratos de carbono totales: 36 g; fibra: 3 g; azúcar: 14 g; proteínas: 5 g.

Rábano picante (*Armoracia rusticana*) y wasabi (*Wasabia japonica*)

EL CAMBIAZO

¿Sabías que... la mayor parte del «wasabi» que se consume fuera de Japón en realidad es rábano picante con colorante verde? El verdadero wasabi es una de las verduras más raras, difícil y cara de cultivar en el mundo y su producción es limitada. Pero la buena noticia es que, a pesar de ser plantas totalmente diferentes, el rábano picante es mucho más fácil de encontrar y comparte muchas de las propiedades del wasabi.

Ficha técnica
RÁBANO PICANTE: El nombre en inglés «horseradish» primero se pensó que era un giro fallido de la palabra alemana *meerrettich*, que se interpretó como *mare* (yegua en inglés) *radish* (en el sentido de raíz). Sin embargo, hay varias plantas en inglés que utilizan la palabra *horse* (caballo) para indicar que es grande o fuerte. El rábano picante es de la familia de la col.

WASABI: Hay varias especies de wasabi, pero la más común es la *Wasabia japonica*. Al igual que el rábano picante, todas pertenecen a la familia de la col. El wasabi, también conocido como «rábano picante japonés», no es una raíz sino un tallo nudoso o «rizoma». Se usa principalmente como especia y tiene un sabor fuerte, hasta el punto que se le denomina «namida», que en japonés significa «lágrimas». Aunque es picante, se parece más a la mostaza fuerte que al chile; irrita la cavidad nasal más que la lengua. El wasabi es el condimento que se suele servir en la cocina japonesa con el pescado crudo (*sushi* y *sashimi*) y los fideos (*soba*).

Una ración de historia...

Se cree que el rábano picante procede del Mediterráneo aproximadamente hacia el 1500 a.C., y que fue una de las «cinco hierbas amargas» que tenían que comer los judíos en Pascua. Se hizo popular en Europa desde 1300 hasta 1600 d.C., y la «cerveza de rábano picante» causó sensación en Inglaterra y Alemania desde 1600 hasta 1700. Los chefs europeos descubrieron que combinaba bien con la carne o el pescado. Los colonos alemanes lo llevaron a Norteamérica en el siglo XVIII. Actualmente, la industria del rábano picante produce casi 23 millones de litros de rábano picante preparado (con vinagre y posiblemente otros ingredientes) al año.

WASABI: Cuenta la leyenda japonesa que el wasabi lo descubrió hace cientos de años en un remoto pueblecito de las montañas un campesino que decidió cultivarlo. Luego se lo presentó al Tokugawa Ieyasu, el señor de la zona. A Ieyasu, que luego se convertiría en shogun, le gustó tanto que lo declaró un tesoro a cultivar en la zona de Shizouka. El uso del wasabi se remonta a los orígenes del sushi.

¿Dónde se cultiva el rábano picante y el wasabi?

RÁBANO PICANTE: Collinsville, en Illinois, y la zona de sus alrededores cultivan casi el 60 por ciento de la cosecha mundial, aunque también se cultive en otras partes del mundo.

WASABI: El wasabi es una hierba oriunda de Japón que crece en los lechos de los ríos de los valles de las montañas. Hay pocas zonas geográficas aptas para este cultivo.

¿Qué me aporta?

RÁBANO PICANTE: Contiene vitamina C y potasio, calcio, magnesio y fósforo. Es rico en glucosinolatos que se sabe que combaten el cáncer y las bacterias.

WASABI: El wasabi es rico en fibra y vitamina C. Es una gran fuente de potasio, calcio y magnesio. Contiene isocianatos, que tienen propiedades anticancerígenas y antibacterianas.

Remedios caseros

RÁBANO PICANTE: Los griegos lo utilizaban para dar friegas en la zona lumbar y como afrodisíaco. También como expectorante y para las intoxicaciones alimentarias, escorbuto, tuberculosis y cólicos. En el sur de Estados Unidos, frotarlo por la frente era una forma popular de aliviar el dolor de cabeza.

WASABI: Las propiedades antibacterianas del wasabi están documentadas por primera vez en una enciclopedia médica japonesa del siglo X. Se creía que era un antídoto contra las intoxicaciones alimentarias, y era un acompañamiento natural para el pescado crudo.

¡Lánzame un salvavidas!

SALUD CARDIOVASCULAR: En un estudio con ratas se descubrió que los isocianatos del wasabi inhibían la agregación y la desagregación plaquetaria. Se observó que en el caso de los infartos de miocardio, donde se suele recetar la aspirina, los isocianatos del wasabi tenían un efecto inmediato, mientras que la aspirina tardaba 30 minutos.

MELANOMA: El 82 por ciento de los tumores de pulmón a raíz de un melanoma que había hecho metástasis en los ratones de laboratorio se redujeron cuando se les administró un componente del wasabi.

CÁNCER DE MAMA: En un estudio con células humanas se demostró que una concentración relativamente pequeña de wasabi inhibía hasta el 50 por ciento de las células de cáncer de mama.

CÁNCER: Tanto el wasabi como el rábano picante inhibieron el crecimiento de las células de cáncer de colon, pulmón y estómago en un estudio con células humanas.

SALUD DE LA BOCA: Se sabe que el wasabi evita la caries dental.

EXTERMINADOR DE BACTERIAS: El rábano picante y el wasabi tienen componentes, incluido el isocianato, que son eficaces para acabar con la *Helicobacter pylori* y otras bacterias.

Consejos

ELECCIÓN Y CONSERVACIÓN:

Rábano picante

• La gran mayoría del rábano picante que se vende actualmente es preparado y viene envasado; sin abrir se mantiene hasta 1 año, y 4 meses una vez abierto.

Wasabi

Pasta:

• El wasabi dura hasta 2 años si se congela.
• En la nevera y abierto dura unos 30 días.

Rizomas:

• Guardarlos en la nevera si no se van a utilizar.
• Envolverlos en toallas de papel húmedo.
• Aclarar en agua fría una vez a la semana.
• En la nevera se conservan unos 30 días.

PREPARACIÓN Y SUGERENCIAS:

• El wasabi se prepara rallando rizoma fresco. Algunos chefs de sushi japoneses sólo utilizan un rallador de piel de tiburón. Rállalo en sentido circular.
• Después de rallarlo, corta el wasabi fresco con la parte posterior del cuchillo, esto hará que saque más sabor.
• Comprime el wasabi fresco haciendo una bola y déjalo reposar entre 5 y 10 minutos a temperatura ambiente para que se pueda formar el dulzor y el picante.
• Pon un poco sobre el pescado y luego unta lateralmente el sushi en salsa de soja de modo que el wasabi no entre en contacto con la salsa.
• Mezcla la pasta de wasabi con salsa de soja, lo que se denomina «wasabi-joyu», y utilízalo como salsa para sumergir el pescado crudo, o pon wasabi directamente en la pasta.
• Echa un poco de rábano picante a la salsa de tomate
• Mejora la ensalada de atún y patatas y el *coleslaw* con un poco de rábano picante.

Fideos asiáticos con wasabi
Por el chef J. Hugh McEvoy
**Raciones: 8 (85 g cada una) • Tiempo de preparación y de cocción:
30 minutos**

Esta receta contiene cuatro alimentos poderosos.

Ingredientes:
½ cucharadita de wasabi fresco o pasta de rábano picante • 1 taza de harina de sémola enriquecida • 1 taza de harina de trigo integral • ½ taza de harina blanca para todo uso enriquecida • 4 cucharadas de yemas de huevos • ½ taza de agua • 3 cucharadas de aceite de oliva virgen extra • 1 cucharadita de sal kosher

Instrucciones:
Prepara la máquina para hacer pasta. Mezcla todos los ingredientes en un robot de cocina o con una batidora hasta que la masa empiece a formar una pelota. Saca la masa del robot y amásala suavemente sobre una superficie de mármol o de madera. Utiliza la menor harina posible para evitar que se pegue. Amásala suavemente, unos 10 minutos. Envuélvela en plástico y ponla en la nevera durante 1 hora. Desenrolla la masa y hazla de modo que quede fina. Córtala en forma de *linguini* (fideos) u otro tipo de pasta fina en una máquina para hacer pasta. Cuece la pasta lo antes posible. Adórnala (rocíala) con aceite de sésamo y semillas de sésamo tostadas antes de servirla. Sírvela como base para cualquier entrante frito, o como plato aparte en cualquier comida asiática.

Desglose...
Calorías: 275; grasas totales: 9 g; grasas saturadas: 2 g; colesterol: 103 mg; sodio: 59 mg; hidratos de carbono totales: 40 g; fibra: 2 g; azúcar: 3 g; proteínas: 8 g.

Romero (Rosmarinus officinalis)

ROSAMARI NO ES UN BEBÉ

¿Sabías que... el romero se asocia con la longevidad? ¡No es de extrañar, pues se sabe que algunas plantas han sobrevivido en el mismo lugar durante treinta años!

Ficha técnica

El romero [en inglés, *rosemary*, rosamari] es una hierba con hojas que se parecen a las de los abetos y pertenece a la familia de la menta. Hay muchas variedades de romero que se utilizan para fines culinarios y ornamentales, pero las especies más comunes para cocinar son Tuscan Blue, Miss Jessup y Spice Island. El nombre «romero» deriva de la palabra latina *rosmarinus*, que significa «rocío del mar» (el romero suele crecer cerca del mar). Además de ser utilizada como hierba aromática en muchos platos, también se utiliza en cosmética, desinfectantes, champúes, medicinas naturales y en manojos para perfumar. El aceite de romero se forma por destilación o bien de las flores, o bien de los tallos y las hojas. Unos 50 kilos de flores dan unos 225 g de aceite.

Ficha técnica

El romero procede de la región mediterránea. En muchas culturas es un símbolo de amor y fidelidad. Las novias muchas veces habían llevado una corona de romero durante la ceremonia nupcial. Los invitados también recibían una ramita de romero como símbolo de amor y lealtad. Igualmente se usaba en los funerales y otras ceremonias religiosas como incienso.

Francia, España y Estados Unidos, especialmente California, son los principales productores de romero.

¿Qué me aporta?

En el romero se han identificado un gran número de compuestos polifenólicos con acción antioxidante que inhiben la oxidación y la proliferación bacteriana.

Remedios caseros

La infusión de romero se suele utilizar para aliviar el dolor de cabeza. Antiguamente, las ramitas de romero se usaban para alejar a los «malos espíritus» y las pesadillas. Se dice que colocar una ramita debajo de la almohada favorece el sueño. En España y en Italia, muchos creían que la Virgen María se ocultó en un arbusto de romero para buscar cobijo. Se dice que el aroma de romero estimula la memoria. En algunos países es costumbre quemar romero al lado de la cama de los pacientes enfermos, y en algunos hospitales franceses se quemaba romero junto con bayas de junípero para purificar el aire y evitar las infecciones. También se utiliza para evitar que las polillas invadan la ropa.

¡Lánzame un salvavidas!

CÁNCER: El extracto de romero posee un efecto protector sobre la sangre humana expuesta a los rayos gamma (radiación). También ha demostrado tener poderosos efectos antimutagénicos, lo cual puede ayudar a prevenir ciertos tipos de cáncer. Ratones albinos fueron alimentados con extracto de romero durante 15 días. El número y el tamaño de papilomas se redujeron en los animales que recibieron el tratamiento. El ácido carnósico, el principal polifenol antioxidante del romero, combinado con la vitamina D, impulsó la diferenciación celular y redujo la expansión de las células de leucemia humanas en un estudio con células. Se obtuvieron resultados similares con los ratones.

PREVENCIÓN DE LA PROLIFERACIÓN BACTERIANA: Se ha descubierto que el aceite de romero es muy eficaz contra la bacteria *Escherichia Coli*, y que puede evitar la formación de ciertos tipos de proliferación bacteriana en los alimentos.

PROTECCIÓN DE LOS PULMONES: Los ratones que recibieron un pretratamiento con extracto de romero antes de ser expuestos a gases del tubo de escape de vehículos diésel padecieron una inflamación pulmonar muy inferior a los que no recibieron el tratamiento previo.

Consejos

ELECCIÓN Y CONSERVACIÓN:
- El romero se puede comprar seco, en aceite o fresco. Fresco es mejor, porque cuando se seca pierde gran parte de su aroma.

SUGERENCIAS:
- Las hojas frescas y secas suelen utilizarse en la cocina mediterránea como hierba aromática.

- El romero se utiliza para adobar aves, cordero, pescado, arroz, sopas y verduras.
- También se usa para dar sabor a vinos y cervezas.

PASTA DE ALCACHOFA Y JUDÍAS CON ROMERO Y AJO
Por Dave Grotto
Raciones: 8 • Tiempo de preparación: 20 minutos

Esta receta contiene nueve alimentos poderosos.

Ingredientes:
1 taza de corazones de alcachofa • 1 taza de judías navy, o de cualquier otra judía blanca • ½ taza de cebollas troceadas • ⅛ de taza de aceite de oliva virgen extra • 2 dientes de ajo picados • 1 cucharadita de ramitas de romero fresco troceado • 1 cucharadita de salsa de chile dulce • ¼ de taza de tomates secos en aceite, escurridos y troceados • 1 cucharadita de ralladura de limón • 2 cucharadas de zumo de limón recién exprimido • Sal y pimienta cayena al gusto

Instrucciones:
Mezcla todos los ingredientes en un robot de cocina o batidora y bátelos durante unos 30 segundos o hasta que estén bien triturados. Echa pimienta cayena si lo prefieres picante. Sírvelo con palitos de apio, galletas saladas integrales o para untar en el bocadillo.

Desglose...
Calorías: 90; grasas totales: 4 g; grasas saturadas: 0,5 g; colesterol: 0 mg; sodio: 290 mg; hidratos de carbono totales: 11 g; fibra: 2 g; azúcar: 2 g; proteínas: 4 g.

Salmón (*Salmonidae*)

¿NO TE VUELVE LOCO?

¿Sabías que... la composición grasa y los contaminantes del salmón salvaje y del de piscifactoría pueden variar notablemente, dependiendo de la especie y de la zona de la que provenga? ¡El mero hecho de sacarle la piel después de cocinarlo puede reducir muchos de estos contaminantes casi hasta en un 50 por ciento!

Ficha técnica

Salmón es el nombre genérico para muchos tipos de peces pertenecientes a la familia de los *Salmonidae*. Algunos peces de esta familia son el salmón, mientras que otros se denominan trucha. Algunas especies comunes del Atlántico son el salmón del Atlántico, el salmón de agua dulce y la trucha. Algunas de las especies comunes del Pacífico son el salmón rojo, el rosado, el plateado, el cherry y el chum. El salmón nace en aguas dulces y migra al océano; luego vuelve al agua dulce para reproducirse. El salmón del Pacífico suele morir a los pocos días o semanas de poner los huevos.

Una ración de historia...

Las investigaciones muestran que al menos el 90 por ciento de los salmones que desovan en el mismo río también habían nacido allí. La acuicultura del salmón es la principal fuente de ingresos de la producción mundial de pescado de piscifactoría; en Estados Unidos representa más de mil millones de dólares anuales.

¿De dónde viene?

El salmón vive en los océanos Atlántico y Pacífico, los Grandes Lagos y otros lagos del mundo. En la península de Kamchatka, en Rusia oriental, se encuentra el mayor santuario de salmón del mundo. Casi todo el salmón atlántico del mercado suele ser de piscifactoría (99 por ciento), mientras que la mayoría del salmón del Pacífico se pesca en el mar (80 por ciento). Las piscifactorías son populares en Noruega, Suecia, Escocia, Canadá y Chile; este tipo de salmón es el que más se consume en Estados Unidos y Europa. La mayor parte del salmón envasado de Estados Unidos es pescado en el Pacífico; el de Alaska siempre es pescado en el mar.

¿Qué me aporta?

El salmón es una gran fuente de ácidos grasos omega-3, que son necesarios para el buen funcionamiento del cerebro, así como del sistema cardiovascular. El salmón es rico en proteínas y vitamina A. Su carne suele ser naranja o roja por los carotenoides. Los principales carotenoides que se encuentran en la piel son la astaxantina y la cantaxantina. El salmón consigue estos carotenoides gracias a su dieta; el salmón salvaje come krill y marisco pequeño, y el de piscifactoría lo obtiene a través de los alimentos que le dan. La astaxantina es un antioxidante natural que se usa como agente colorante para dar al salmón de piscifactoría su color rosado, de lo contrario serían grisáceos. El salmón también contiene importantes minerales como calcio, fósforo, potasio, hierro, magnesio, selenio y zinc.

¿CUÁL ELEGIR?

¿Salvaje o de piscifactoría? ¿Puede levantar la aleta la versión más nutritiva? El de piscifactoría hace menos ejercicio que el salvaje por lo que suele estar más gordo. Y al estar más gordos tienen más ácidos grasos omega-3 que sus homólogos salvajes... pero no mucho más. ¡Cualquiera de los dos es bueno para la dieta!

¡Lánzame un salvavidas!

SALUD GENERAL: El compendio de los estudios basados en la observación parece indicar que consumir pescado graso, como el salmón, junto con verduras, frutas, cereales integrales, frutos secos y semillas reduce el riesgo de desarrollar cáncer, tener infartos cardíacos o cerebrales y diabetes. Los ácidos grasos omega-3 que tiene el salmón también han demostrado que mejoran el sistema cardiovascular y combaten la depresión, el asma y el cáncer.

Consejos

ELECCIÓN Y CONSERVACIÓN:
- El salmón se vende fresco, congelado, en conserva y ahumado.
- El que ha sido pescado en el mar sólo se puede comprar durante unos pocos meses al año. El de piscifactoría se vende todo el año.
- El salmón fresco se ha de comer o congelar en un plazo máximo de 2 días después de su compra.

PREPARACIÓN Y SUGERENCIAS:
- Se ha de sacar la piel y las espinas.
- ¡No lo hagas demasiado!
- Los ácidos grasos omega-3 se pueden destruir por la exposición al aire, la luz y el calor, pero si se congela habrá una pérdida mínima.
- El salmón se puede hacer al horno, asado, frito, a la parrilla, e incluso crudo como en el sushi.
- Las hierbas más habituales para adobar el salmón son el eneldo y el romero.

SALMÓN A LA PARRILLA CON SALSA DE ARÁNDANOS ROJOS Y CEREZAS
Adaptado de *The Golden Door Cooks Light and Easy* por el chef Michel Stroot
Raciones: 4 • Tiempo de preparación y de cocción: 20 minutos

Este plato es uno de los favoritos de mi familia. Cuando lo preparé por primera vez, dos de mis hijas dijeron durante unos segundos: ¡esto es superior! Aunque les encanta el salmón, el toque de la salsa de arándanos y cerezas les pareció realmente especial. Michel Stroot ha combinado los arándanos rojos y las cerezas para obtener más sabor y por sus excelentes propiedades para la salud. ¡Es un plato antiinflamatorio con sus ingredientes estrella de salmón, arándanos rojos, cerezas y jengibre! Esta receta contiene siete alimentos poderosos.

Ingredientes para la salsa de arándanos y cerezas con jengibre:
½ taza de arándanos rojos dulces y secos • ½ taza de cerezas deshuesadas • 2 cucharadas de azúcar • 2 cucharadas de zumo de manzana • 2 cucharadas de jengibre confitado troceado • 1 cucharadita de piel de naranja

Ingredientes para el salmón:
4 filetes (de unos 100 a 110 g cada uno) de salmón • 1 cucharadita de tomillo o tomillo limón, seco • 1 cucharadita de sal, opcional • ½ cucharadita de pimienta negra molida, opcional • 12 cebollinos enteros, opcional

Instrucciones:
Precalentar el horno o la parrilla a temperatura máxima. Hacer los

arándanos, cerezas, azúcar, zumo de manzana, jengibre y piel de naranja en una olla mediana a fuego medio durante 5 minutos, o hasta que los arándanos se hayan hinchado y estén blandos. Saca la salsa del fuego y déjala enfriar. Adereza los filetes de salmón con tomillo, sal y pimienta negra, si te apetece. Ponlos en el horno o en la parrilla y hazlos durante 3 a 5 minutos por cada lado hasta que estén medio hechos. (El tiempo de cocción variará según el grosor de los filetes.) Pon ⅓ de taza de salsa en el plato. Pon el filete de salmón en el centro, adórnalo con los cebollinos. Puedes guardar la salsa que te sobre en un recipiente hermético en la nevera hasta 3 días.

Desglose...
Calorías: 260; grasas totales: 12 g; grasas saturadas: 3,5 g; colesterol: 55 mg; sodio: 640 mg; hidratos de carbono totales: 16 g; fibra: 1 g; azúcar: 14 g; proteínas: 23 g.

Sandía (*Citrullus lanatus*)

NO TE LAS TRAGUES

¿Sabías que... tragarse las pepitas de la sandía no va a hacer que te salga una sandía en el estómago? ¡Seguro que lo sabías! De hecho, en muchas culturas fuera de Estados Unidos las pepitas de sandía se consideran una delicia.

Ficha técnica
La sandía está emparentada con el melón cantalupo, la calabaza y otras plantas tipo enredadera. Existen más de 1.200 variedades de sandías, y entre 200 y 300 de ellas se cultivan en Estados Unidos y México. Hay aproximadamente 50 que son las más populares y que entran dentro de las 4 categorías generales: Allsweet, Ice-Box, Seedless y Yellow Flesh.

Una ración de historia...
Según parece la sandía procede del desierto de Kalahari en Botsuana (África). La primera referencia que se tiene de las sandías fue a través de los jeroglíficos de las paredes de los edificios egipcios, y tienen unos

5.000 años de antigüedad. En las tumbas de los reyes solían colocar sandías para que se alimentaran en el otro mundo. Fue introduciéndose en distintos países del mar Mediterráneo gracias a los barcos mercantes. Hacia el siglo x, la sandía llegó a China, que ahora es la primera productora mundial. En el siglo xiii se extendió al resto de los países europeos a través de los moros. A Estados Unidos llegaron con los barcos de esclavos.

¿Dónde se cultivan?

La sandía se cultiva comercialmente en más de 96 países. Los principales países productores son China, Turquía, Irán y Estados Unidos. Según el *National Agricultural Statistics Service*, los principales estados donde se cultiva la sandía son Texas, Florida, California y Georgia.

¿Qué me aporta?

El licopeno de la sandía es comparable al que se encuentra en los tomates crudos. Una ración de 1 taza contiene casi la misma cantidad de licopeno que 2 tomates de tamaño mediano. Los estudios también sugieren que la capacidad de nuestro cuerpo para absorber licopeno a través de la sandía fresca, es comparable al que encontramos en un zumo de tomate, que siempre se ha considerado la fuente de licopeno por excelencia. La piel de la sandía es una fuente natural de citrulina, un aminoácido que promueve la producción de óxido nitroso, mejorando la circulación sanguínea en las arterias. La sandía es una buena fuente de betacaroteno.

Remedios caseros

La infusión de pepitas de sandía se ha utilizado como diurético y para bajar la presión. La piel de la sandía se aplica a la piel y alivia el prurito provocado por la enredadera venenosa y el roble venenoso.

¡Lánzame un salvavidas!

CÁNCER COLORRECTAL: En un estudio con seres humanos realizado en Corea se descubrió que los hombres que comían mucha sandía, junto con otras frutas, tenían menor riesgo de desarrollar un cáncer colorrectal.

CÁNCER DE PRÓSTATA: En otro estudio de casos y controles con 130 pacientes con cáncer de próstata se observó que los que comían sandía, junto con otros alimentos ricos en carotenoides, tenían menor riesgo de cáncer de próstata.

Consejos
ELECCIÓN Y CONSERVACIÓN:
* Escoge sandías que estén duras y sin golpes, cortes u otras taras.
* Tapa la superficie abierta con película de plástico y ponla en la nevera.
* Entera se conservará entre 7 y 10 días a temperatura ambiente.

PREPARACIÓN Y SUGERENCIAS:
* Prueba a congelar el zumo de sandía en una bandeja de cubitos de hielo para añadir a las limonadas y como ponche de fruta para tu bebida favorita.
* Lava la sandía antes de cortarla.
* La pulpa se puede cortar en cubos, rodajas o hacer bolitas.
* Todas las partes de la sandía son comestibles, hasta las semillas y la piel.
* La sal puede resaltar el sabor dulce, aunque no es necesaria.
* En Israel y Egipto, el sabor dulce de la sandía se suele contrastar con el sabor salado del queso feta.
* Haz una sopa fría mezclando melón cantalupo, kiwi y sandía, y añade un poco de yogur natural.

ENSALADA DE SANDÍA ASADA
Adaptado de *Homegrown Pure and Simple: Great Healthy Food from Garden to Table* de Michel Nischan y Mary Goodbody
Raciones: 6 • Tiempo de preparación y de cocción: 30 minutos

Esta receta contiene cuatro alimentos poderosos.

Ingredientes:
1 sandía pequeña cortada en rodajas de 5 cm sin piel • Sal al gusto • ½ taza de aceite de oliva virgen extra • ¼ de taza de vinagre balsámico • Pimienta fresca molida al gusto • 4 tazas de rúcula u hojas de lechuga romana • ½ taza de almendras laminadas un poco tostadas • ¼ de taza de cebolletas enteras cortadas en rodajas • 12 rábanos rojos

Instrucciones:
Lava la sandía y córtala en rodajas de 5 cm. Sácale la piel a todas las rodajas. Dales una forma triangular para que encajen bien en

un plato de ensalada. Condimenta cada rodaja con sal. Unta un solo lado con aceite de oliva. Calienta una sartén grande a fuego medio-alto. Cuando esté caliente, coloca las rodajas, por la parte que lleva el aceite, sobre la sartén caliente y hazla hasta que esté dorada. Con una espátula grande o unas pinzas, saca las rodajas y coloca la parte caliente hacia arriba sobre un plato frío. Pon la sandía que te sobre en un tamiz encima de un bol y exprime los trozos de sandía con las manos, recogiendo el jugo en el bol. Coge una taza de jugo. En una olla echa el vinagre y el zumo de sandía y ponlo a hervir a fuego medio. Baja el fuego y déjalo cocer destapado a fuego lento, durante unos 15 minutos, o hasta que se haya reducido a ¼ de taza. Vierte lo que queda de zumo en un bol para servir y echa el resto del aceite de oliva. Condiméntalo con sal y pimienta. Echa la rúcula, almendras, cebolletas y rábanos y remuévelo bien. Vierte con cuidado la ensalada sobre las rodajas de sandía y sírvelo.

Desglose...
Calorías: 270; grasas totales: 24 g; grasas saturadas: 3 g; colesterol: 0 mg; sodio: 210 mg; hidratos de carbono totales: 14 g; fibra: 3 g; azúcar: 11 g; proteínas: 3 g.

Sardinas (*Sardinops sagax caerulea*)

¡AL ATAQUE DE LA SARDINA!

¿Sabías que... el día de San Antonio en Lisboa es una de las festividades más populares del año? La gente sale a la calle a comer sardinas a la parrilla presentes en toda la ciudad.

Ficha técnica
Hay más de 20 especies de sardinas en el mercado. La definición de la sardina es un poco vaga y puede referirse a muchos peces pequeños, pero las que se venden en Estados Unidos son espadines o arenques. La mayor parte de las sardinas se utilizan de cebo para pescar otros peces más grandes.

Una ración de historia...

En el siglo XIX Napoleón se dio cuenta de la necesidad de conservar los alimentos, y así la primera sardina se conservó en aceite o en salsa de tomate. Solía haber mucha sardina en las costas de Cerdeña, y de ahí les viene su nombre. La sardina es también conocida como arenque del Atlántico.

¿De dónde proceden?

Se encuentran en los mares de todo el mundo. Muchas de las sardinas frescas y enlatadas vienen de Portugal.

¿Qué me aporta?

La sardina es un pez de agua fría y una buena fuente de ácidos grasos omega-3, proteínas y calcio (debido al pequeño tamaño de sus espinas). ¡Una ración de 85 g contiene tanto calcio como una taza de leche de 30 cc!

Remedios caseros

Las sardinas son ricas en ácidos grasos omega-3 que se cree que pueden aliviar la depresión.

¡Lánzame un salvavidas!

SALUD CARDIOVASCULAR: En un estudio con animales se descubrió que alimentar ratas con colesterol alto con sardinas enlatadas en aceite de oliva era más eficaz para normalizar su colesterol que darles sólo aceite de pescado puro.

AUMENTO DE LOS ÁCIDOS GRASOS OMEGA-3 EN LA LECHE MATERNA: El resultado de un estudio con 31 madres que amamantaban a sus hijos fue que las que consumieron 100 g de sardinas 2 o 3 veces a la semana experimentaron un significativo aumento en su leche de los ácidos grasos omega-3.

Consejos

ELECCIÓN Y CONSERVACIÓN:
* Compra sardinas frescas en el mercado cuando las encuentres: ¡son deliciosas!
* Observa que tengan la carne dura y los ojos claros.
* Lava las sardinas y ponlas en un recipiente hermético, sin apiñarlas

unas encima de otras, y cúbrelas con toallas de papel húmedas. Pon el recipiente en la nevera.

- En el caso de las sardinas en lata, mira la fecha de caducidad y consúmelas a tiempo.

PREPARACIÓN Y SUGERENCIAS:
- Para hacer sardinas frescas a la parrilla, quítales las escamas y las tripas pero deja la espina.
- Escurre el aceite de la lata antes de comértelas.
- Ponte sardinas en la tostada, cúbrelas con queso suizo y ponla en el horno caliente.
- En una sartén calienta aceite de oliva, cebolla, ajo y sardinas en escabeche, hasta que esté todo bien caliente, luego lo echas en tu pasta favorita.

TOSTADA CON SARDINA PARA EL DESAYUNO
Adaptado de www.cooks.com
Raciones: 2 • Tiempo de preparación y de cocción: 15 minutos

Esta receta contiene cinco alimentos poderosos.

Ingredientes:
1 cucharadita de mayonesa hecha con aceite de colza • 2 rebanadas de pan integral tostado • 6 sardinas envasadas en aceite de oliva, escurridas • 2 cucharaditas de alcaparras, escurridas • ¼ de cucharadita de pimienta negra recién molida • 1 diente de ajo picado • 2 cucharaditas de cebolla roja troceada • 1 rodaja de limón fresco

Instrucciones:
Pon mayonesa en las tostadas. Chafa 3 sardinas encima de cada una. Esparce las alcaparras, la cebolla troceada, el zumo de limón, la pimienta y el ajo. Tuéstala en el grill del horno o en una parrilla hasta que esté dorada.

Desglose...
Calorías: 159; grasas totales: 7 g; grasas saturadas: 1 g; colesterol: 52 mg; sodio: 407 mg; hidratos de carbono totales: 15 g; fibra: 2 g; azúcar: 2 g; proteínas: 12 g.

Saúco, bayas de (*Sambucus nigra*)

SABIDURÍA DE LOS ANCIANOS

¿Sabías que... el saúco recibía el nombre de «botiquín de las personas corrientes»?

Ficha técnica

Existen más de 20 especies de saúcos. Antes se creía que pertenecía a la familia de las *Caprifoliáceas*, la misma que la de la madreselva; sin embargo, ahora está clasificado dentro de la del moscatel, *Adoxaceae*. Flores, hojas, bayas, corteza y raíces se han utilizado en la medicina tradicional durante siglos. El fruto se utiliza para hacer vino y brandy de saúco, y la popular bebida Sambuca, que se hace mediante una infusión de bayas de saúco y anís en alcohol. En la cocina se utiliza para hacer mermeladas y tartas. Las bayas crudas tienen ácido hidrociánico (cianido) y alcaloides (sambucina), que pueden provocar diarrea y náuseas. Sus efectos perjudiciales se pueden desactivar simplemente cociendo las bayas.

Una ración de historia...

El saúco debe su nombre en inglés, *elderberry*, a la palabra anglosajona «aeld» que significa «fuego», quizás haciendo referencia a sus ramas rojas que contienen las bayas. Curiosamente, los egipcios usaban las flores para curar quemaduras. Muchas tribus de nativos americanos utilizaban el saúco y sus variantes para hacer infusiones y otras bebidas. En la Edad Media había una leyenda que decía que en el árbol del saúco moraban las brujas, y que cuando se cortaba uno se despertaba la ira de las que residían en sus ramas. Ya en el siglo XVII, los británicos se hicieron famosos por el vino y los licores caseros que preparaban para tratar distintas enfermedades, incluido el resfriado común. Desde hace varios siglos podemos hallar referencias sobre las propiedades medicinales del saúco en las farmacopeas de toda Europa.

El saúco se cultiva comercialmente en Rusia y en toda Europa, especialmente en Polonia, Hungría, Portugal y Bulgaria. También se cultiva a menor escala en Estados Unidis: Nueva Escocia, Nueva York, Ohio y Oregón.

¿Qué me aporta?

Las bayas de saúco contienen más vitamina C que ningún otro fruto salvo el escaramujo y la grosella negra. También contienen vitamina A y carotenoides, flavonoides, taninos, polifenoles y antocianinas. Muchos de estos fitoquímicos han demostrado ser grandes antioxidantes con propiedades antiinflamatorias, antivirales, anticancerígenas y antiulcerativas.

Remedios caseros

Hipócrates y otros sanadores han usado el saúco como antiinflamatorio, antirreumático, diurético y laxante, así como para tratar las disenterías, problemas del estómago, el escorbuto y los trastornos del tracto urinario. El vino de saúco caliente es un remedio para el dolor de garganta y la gripe, favorece la sudoración y quita el frío. El zumo de bayas es un antiguo remedio para curar los resfriados, también alivia el asma y la bronquitis. Las infusiones de saúco sirven para tratar los trastornos nerviosos y el dolor de espalda, y también alivian la inflamación del tracto urinario y de la vejiga.

¡Lánzame un salvavidas!

GRIPE: Varios estudios han demostrado la eficacia de las bayas de saúco para eliminar las cepas A y B de la gripe. En un estudio, 60 pacientes que hacía menos de dos días que tenían síntomas de gripe fueron elegidos para un estudio de doble ciego con distribución al azar controlado con placebo. Los que tomaron extracto de saúco, necesitaron menos medicación y los síntomas se aliviaron unos 4 días antes que los que tomaron placebo. En otro estudio con otro grupo tratado con saúco, casi el 93 por ciento de los participantes sintieron un notable alivio, incluida la ausencia de fiebre, en tan sólo dos días.

COLITIS: Ratas con colitis recibieron extracto de saúco durante un mes. En comparación con el grupo de control, el grupo que tomó saúco tuvo un 50 por ciento menos de molestias en el colon.

Consejos

ELECCIÓN Y CONSERVACIÓN:

- No escojas las bayas que estén demasiado maduras. Lávalas bien y saca los tallos con un tenedor.
- Las bayas se pueden guardar en la nevera hasta 1 semana.

PREPARACIÓN Y SUGERENCIAS:

- Se pueden congelar, envasar y usarlas como relleno de tartas.
- Puedes ponerlas en la tarta de manzana o en la mermelada de mora.

TARTA DE HELADO DE BAYAS DE SAÚCO PARA EL 4 DE JULIO
Por Sharon, Chloe, Katie y Madison Grotto
Raciones: 8 • Tiempo de preparación y de cocción: 30 minutos
Congelación: 3 a 4 horas

Esta receta contiene dos alimentos poderosos.

Ingredientes para la masa:
1 ½ tazas de galletas Graham molidas • 2 cucharadas de miel • 2 cucharadas de mantequilla fundida

Para el relleno:
340 g de bayas de saúco • ¼ de taza de miel • 1 cucharadita de extracto de vainilla • ⅓ de taza de agua • 1 cucharada de harina de maíz (maicena) • 2 tazas de helado de fresa bajo en grasa o de helado de yogur • 2 tazas de helado de vainilla bajo en grasa o de helado de yogur .

Instrucciones para la masa:
Pon las galletas molidas, la miel y la mantequilla en un molde redondo de 23 cm. Mezcla y aprieta el preparado para que se formen las migas para hacer la tarta. Ponlo en el congelador durante 30 minutos.

Instrucciones para el relleno:
Mientras se congelan las migas, disuelve la maicena en agua y mézclala con las bayas de saúco, la miel y el extracto de vainilla en una olla mediana, ponlo a hervir y deja que se haga hasta que espese (aproximadamente 2 minutos). Deja que la salsa se enfríe por completo.

Pon el helado de fresa un poco reblandecido sobre las migas congeladas de la masa. Pon una capa con la mitad de la salsa de bayas de saúco sobre el helado. Luego pon una capa de helado de vainilla sobre la salsa. Cubre con otra capa de salsa de saúco el helado de vainilla. Envuélvelo con película de plástico y congélalo durante 3 a 4 horas, o hasta que esté duro.

Desglose...
Calorías: 260; grasas totales: 8 g; grasas saturadas: 3,5 g; colesterol: 15 mg; sodio: 160 mg; hidratos de carbono totales: 48 g; fibra: 3 g; azúcar: 30 g; proteínas: 4 g.

Sésamo (*Sesamun indicum*)

ÁBRETE, SÉSAMO

¿Sabías que... la frase «ábrete, sésamo» describe la forma en que se abren estallando las semillas de sésamo cuando están maduras?

Ficha técnica

El sésamo son semillas planas y ovaladas que provienen de la planta del sésamo; las hay de color amarillo, blanco, rojo y negro. Se utilizan para hacer aceite de sésamo, que le cuesta mucho ponerse rancio.

Una ración de historia...

Las semillas de sésamo proceden de India y se abrieron paso hacia Oriente Próximo, África y Asia. El sésamo fue uno de los primeros condimentos y semillas que se procesaron para hacer aceite. En el siglo XVII llegaron a África y Estados Unidos.

Los grandes productores son China, India y México.

¿Qué me aporta?

Las semillas de sésamo son una buena fuente de lignanos, que pueden combatir los cánceres provocados por hormonas, especialmente el de mama y el de próstata. La semilla de sésamo y el germen de trigo son los más ricos en fitoesteroles. El pistacho y el sésamo son los más ricos en fitoesteroles que se cree que pueden combatir las enfermedades cardiovasculares y que ayudan a reducir la hiperplasia benigna de próstata (próstata hinchada).

Remedios caseros

DOLORES: Mezcla el zumo de jengibre fresco con una dosis igual de aceite de sésamo, unta un algodón y restriégatelo con brío por la zona afectada.

ESTREÑIMIENTO: Echa 1 cucharada de miel y una pizca de aceite de sésamo en una jarrita de té con agua caliente, remuévelo y tómatelo cada mañana antes de desayunar.

CONGESTIÓN: Echa 15 g de semillas de sésamo a 250 ml de agua, echa 1 cucharada de semilla de lino, una pizca de sal y algo de miel. Tómatelo cada día para eliminar la flema del tubo bronquial.

¡Lánzame un salvavidas!
CÁNCER: En un estudio con células de leucemia linfoide humana se descubrió que el tratamiento con extracto de sésamo, sesamolina, frenaba el crecimiento induciendo la apoptosis celular.

HIPERTENSIÓN Y ACCIDENTES CEREBROVASCULARES: En un estudio con ratas hipertensas se observó que la ingesta de sesamina, un fitoquímico de las semillas de sésamo, bajaba la presión, el estrés oxidativo y la formación de coágulos en la sangre. Durante 60 días se utilizó únicamente aceite de sésamo para cocinar, y a los pacientes hipertensos les bajó la presión.

MELANOMA: En un estudio con células humanas de melanocitos malignos se observó que el aceite de sésamo inhibía selectivamente el crecimiento del melanoma maligno.

Consejos
ELECCIÓN Y CONSERVACIÓN:
- Si compras a granel, fíjate de que no tenga bichos ni haya telarañas.
- El sésamo se vende entero o sin cáscara.
- El aceite de sésamo se comercializa como natural o tostado.
- Las semillas con cáscara se pueden guardar en un recipiente hermético en lugar seco, fresco y oscuro.
- Una vez sin cáscara, guárdalas en la nevera o en el congelador.

PREPARACIÓN Y SUGERENCIAS:
- Tuesta tú mismo el sésamo colocándolo en una bandeja de horno plana y horneándolo a 180 °C durante 10 a 15 minutos o hasta que esté ligeramente dorado.
- Repostería: añade semillas de sésamo a tu pan casero, galletas o masa para hacer magdalenas.
- Echa semillas de sésamo al brécol al vapor y alíñalo con zumo de limón.
- Aderezo para la ensalada: mezcla las semillas de sésamo, tamari, vinagre de arroz y ajo picado.

BUEY CON SETAS Y SÉSAMO
Por el chef J. Hugh McEvoy
Raciones: 5 (170 g) • Tiempo de preparación y de cocción: 20 minutos

Para una versión vegetariana, sustituye el buey por seitán: una carne vegetal hecha de gluten de trigo. Esta receta contiene siete alimentos poderosos.

Ingredientes:
30 g de semillas de sésamo enteras, asadas y tostadas • 115 g de solomillo de buey, o 115 g de seitán • 115 g de setas shiitake • 115 g de setas portobello cortadas en rodajas • 115 g de champiñón blanco fresco cortado en rodajas • 230 g de guisantes enteros • 30 g de cebolletas tiernas enteras y troceadas • 115 g de caldo de buey ecológico sin grasa, o caldo vegetal • 1 cucharada de aceite de colza • 1 cucharada de aceite de sésamo de cultivo ecológico • 1 cucharada de salsa hoisin

Instrucciones:
Corta el buey o el seitán en rodajas muy finas. Rocíalas con el aceite de sésamo. Pon las semillas en una bandeja grande. Recúbrela con las semillas. Pon a calentar a fuego vivo una sartén grande, pesada y antiadherente. Echa el aceite de colza. Luego echa las setas y que se rehoguen hasta que estén doradas por los extremos. Añade las cebolletas, rehógalas durante 1 minuto. Añade los guisantes, rehógalos hasta que estén crujientes y tiernos, 1 minuto. Echa el buey, rehógalo hasta que esté dorado, 1 a 2 minutos. Añade el caldo y la salsa hoisin. Baja el fuego al mínimo. Remuévelo hasta que esté todo bien mezclado. Cuécelo sólo hasta que la salsa empiece a hervir. Condiméntalo con sal y pimienta al gusto. Sírvelo encima de arroz blanco o integral o de fideos orientales.

Desglose...
Calorías: 200; grasas totales: 14 g; grasas saturadas: 2 g; colesterol: 12 mg; sodio: 100 mg; hidratos de carbono totales: 10 g; fibra: 4 g; azúcar: 3 g; proteínas: 8 g.

Setas (Basidiomycota)

¡PUEDEN SER PELIGROSAS!

¿Sabías que... para el ojo inexperto, apenas hay diferencias reconocibles entre las setas venenosas y las comestibles? Nunca comas una seta que hayas recogido en el campo si no «sabes» que es comestible. Te puede ir la vida en ello.

Ficha técnica

Las setas en realidad son «frutas» del hongo denominado *mycelium,* crece en el suelo, en los árboles o en la materia putrefacta. Existen miles de variedades, que difieren en tamaño, textura, forma y color. Algunos de los más populares son las agallas de encina, los champiñones, las colmenillas, el craterellus cornucopiode, los níscalos, la oreja de Judas, el shiitake, las trufas. Las setas tienen un quinto sabor que los japoneses denominan *unami,* que significa «sabroso» o «carnoso». No todas las setas comestibles se utilizan para cocinar: algunas tienen propiedades curativas y se venden como suplementos.

Una ración de historia...

Las setas, en cualquiera de sus variedades, existen desde el comienzo de la vegetación. En las culturas orientales se han utilizado como alimento y como medicina durante miles de años. En el antiguo Egipto se creía que comer setas te hacía inmortal. Francia fue uno de los primeros países que se hizo famoso por su cultivo de setas. Tras el reinado del rey Luis XIV, el cultivo de setas también se hizo popular en Inglaterra, y a finales del siglo XIX llegó a Estados Unidos.

¿Dónde se cultivan?

En China se cultiva el 32 por ciento de la producción mundial. En Estados Unidos, el 16 por ciento.

¿Qué me aportan?

Aunque no suelen considerarse unas verduras ricas en nutrientes, muchas setas culinarias contienen grandes cantidades de selenio (de hecho, más que ningún otro producto). Las setas también son ricas en vitaminas B, como la riboflavina y el ácido pantoténico. Los champiñones, las crimini y los portobello son excelentes fuentes de potasio. Los champiñones son una buena fuente de vitamina D, pero si se los expone a la luz ultravioleta durante sólo 5 minutos después de su recolección, ¡una sola ración contendrá nada menos que el 869 por ciento del valor diario de vitamina D! El beneficio de este nivel de vitamina D se está investigando actualmente. Los polifenoles son los principales causantes de la actividad antioxidante de las setas. Otro antioxidante denominado ergotioneína, conocido por sus propiedades anticancerígenas, alcanza sus cuotas más altas en los hongos.

Remedios caseros

Muchas especies de setas y hongos se han utilizado a lo largo de la historia como medicinas tradicionales, desde prevenir el cáncer hasta combatir enfermedades cardiovasculares. Últimamente están siendo objeto de minuciosas investigaciones por parte de los etnobotánicos y médicos.

¡Lánzame un salvavidas!

CÁNCER DE MAMA: En un estudio se ha demostrado que de los 7 extractos de vegetales testados, el de champiñón blanco era el más eficaz para inhibir la aromatasa, una enzima que se relaciona con el cáncer de mama.

CÁNCER DE PRÓSTATA: El extracto de champiñón blanco frenó el crecimiento de las células de cáncer de próstata independiente del andrógeno, y redujo el tamaño del tumor a un modo dependiente de la dosis en los estudios *in vivo* e *in vitro*.

REFUERZO DEL SISTEMA INMUNITARIO: Las setas contienen betaglucanos y otras sustancias que pueden ayudar al sistema inmunitario a reconocer y eliminar las células anormales que provocan la enfermedad.

MIGRAÑAS: La psilocibina, originalmente un extracto de algunas setas psicodélicas, se está estudiando a fondo por sus efectos contra las migrañas (así como para enfermedades como el trastorno obsesivo compulsivo).

Consejos

ELECCIÓN Y CONSERVACIÓN:
• Las setas silvestres se encuentran según la estación. En primavera pue-

des encontrar colmenillas y chanterelas a mediados de verano, y porcini en otoño.

- Para las setas comunes, elige las que tengan textura firme y un color uniforme con sombreretes bien cerrados.
- Guarda las setas parcialmente cubiertas en el cajón de las verduras de la nevera. No las guardes demasiados días.
- Guárdalas en un recipiente hermético.

PREPARACIÓN Y SUGERENCIAS:
- Las setas secas se deben poner en remojo en agua caliente o en parte del líquido de la receta durante una hora antes de consumirse. El jugo puede utilizarse en la comida para dar más sabor.
- Limpia las setas con cuidado, con un trapo húmedo, o cepíllalas suavemente para sacar las partículas de musgo. También puedes aclararlas con agua caliente y secarlas con toallas de papel.
- Las setas se pueden tomar fritas, salteadas o rehogadas, solas o como acompañamiento, o como entrante.
- Se pueden poner en ensaladas, sopas, salsas, guisos, platos de carne y otros platos principales.

SETAS PORTOBELLO CON LANGOSTINO TIGRE
Por el chef J. Hugh McEvoy
Raciones: 6 • Tiempo de preparación y de cocción: 35 minutos

Para convertirlo en un plato vegetariano, utiliza caldo vegetal de Natural Foods, en vez de caldo de pollo normal, y no pongas langostinos. Esta receta contiene seis ingredientes poderosos.

Ingredientes:
6 setas portobello grandes • 6 langostinos tigre grandes • ¾ de taza de migas de pan de trigo integral • 60 g de queso parmesano rallado • ⅓ de taza de pimiento rojo dulce, troceado • ⅓ de taza de chalotas frescas, troceadas • 3 cucharadas de albahaca fresca, troceada fina • 3 cucharadas de cilantro fresco, troceado fino • ¾ de taza de caldo de pollo (bajo en sal) • 3 cucharadas de aceite de oliva virgen extra • Sal y pimienta al gusto

Instrucciones:

Quita los tallos de las setas. Utiliza una sartén pesada para sofreír, saltea los sombreretes de las setas en aceite de oliva hasta que estén dorados. Sácalos y resérvalos. Saltea los pimientos, chalotas y tallos de setas troceados en aceite de oliva hasta que estén dorados. Echa las migas de pan y caliéntalas. Añade el caldo de pollo. Mézclalo todo bien. Sácalo del fuego. Añade las hierbas frescas y el queso a la mezcla. Remuévelo todo. Déjalo a un lado. Haz los langostinos tigre al vapor sin sacarles su caparazón. Pélalos y sácales las tripas. Sepáralos, rellena cada sombrerete con tres cuartos de la mezcla. No los llenes hasta arriba. Coloca un langostino encima de cada uno. Pon mantequilla deshecha sobre cada sombrerete relleno. Coge una bandeja de horno poco profunda y ponlas al grill hasta que se doren. Echa sal y pimienta al gusto. Adorna cada sombrerete con hojas de albahaca fresca. Sirve inmediatamente.

Desglose...

Calorías: 200; grasas totales: 12 g; grasas saturadas: 3 g; colesterol: 20 mg; sodio: 35 mg; hidratos de carbono totales: 14 g; fibra: 3 g; azúcar: 3 g; proteínas: 9 g.

Soja (*Glycine max*)

SE HA PUESTO AGRIO

¿Sabías que... los productos de soja fermentados como el miso y el tempeh contienen bacterias buenas como las del yogur?

Ficha técnica

La soja es una legumbre que crece en vainas y que tiene semillas comestibles. Las semillas pueden ser de varios colores: verde, marrón, amarillo o negro. La soja es muy versátil y se consume de muchas formas: como judías verdes con vaina (edamame), seca, en leche, como fruto seco, tempeh, harina, tofu, y de muchas otras formas.

Una ración de historia...

Se cree que la soja proviene de China. Los datos que se tienen y que se remontan al siglo XI a.C., demuestran que ya se cultivaba en el norte de China. El haba de soja se ha venerado como uno de los cinco granos sagrados esenciales para la subsistencia. En el siglo I d.C., la soja se expandió por el centro y sur de China, y también por Corea. En el siglo VII llegó a Japón y al resto de Asia. Pero no fue hasta el siglo XVII que los viajeros europeos conocieron la soja. La salsa de soja fue el primer producto de soja que se llevó a Estados Unidos, a finales de dicho siglo. Benjamin Franklin envió semillas desde Londres a un amigo botánico norteamericano en 1770, y desde entonces, Estados Unidos ha sido líder en el cultivo de la soja.

El principal productor mundial es Estados Unidos, seguido de Brasil y Argentina.

¿Qué me aporta?

La soja es la legumbre más rica en proteínas. Como haba, la soja es muy rica en fibra, pero muchos de los alimentos procesados que se hacen con soja no lo son. También puede ser una excelente fuente de calcio; puede contener entre 80 y 750 mg por ración, según el tipo de soja. Aunque los productos de soja sean ricos en oxalatos y fitatos, dos componentes que pueden inhibir la absorción del calcio, el calcio de los productos de soja se asimila muy bien. Los alimentos de soja fermentada, como el tempeh y el miso, son una buena fuente de hierro. Los alimentos de soja son ricos en cobre y magnesio, y también en vitaminas B, especialmente la niacina, piroxidina y folacina. Las habas de soja son ricas en isoflavonas que ayudan a prevenir ciertos tipos de cáncer, a combatir enfermedades cardiovasculares y a aumentar la densidad ósea.

Remedios caseros

Los chinos han usado quesos de soja fermentada para tratar infecciones de la piel durante más de 3.000 años. También se utilizaba para aliviar las sofocaciones.

¡Lánzame un salvavidas!

SALUD ÓSEA: Un estudio de tres años de duración realizado en China con 24.403 mujeres demostró que las que consumían soja tenían menor riesgo de fracturarse los huesos, especialmente en la primera etapa de la menopausia.

CÁNCER DE PRÓSTATA: Los estudios realizados *in vitro* han demostrado que la genisteína, una isoflavona de la soja, inhibe el crecimiento de las células del cáncer de próstata. La mayor parte de los estudios con animales han demostrado que las isoflavonas de la soja inhiben el desarrollo del tumor de próstata.

CÁNCER DE MAMA: La mayor parte de la literatura sobre este tema indica que incluir soja en la dieta puede tener un efecto protector contra el cáncer de mama, atribuido en parte a su contenido en isoflavonas. Sin embargo, el papel de la soja en las personas a las que les ha sido diagnosticado cáncer de mama sigue siendo controvertido porque los datos obtenidos de los estudios *in vitro* y con animales sugieren que las isoflavonas de la soja, especialmente la genisteína, puede estimular el crecimiento de tumores sensibles al estrógeno. Por desgracia, existen pocos datos con humanos que confirmen directamente este hecho. La mayor parte de los expertos en la soja y en la salud están de acuerdo en que un consumo moderado de soja no conlleva ningún riesgo para la población en general. Si tienes cáncer de mama, consulta con tu médico o dietista para ver si es adecuado para ti.

ENFERMEDADES CARDIOVASCULARES: Más de 50 pruebas, incluidas con humanos, han demostrado que el consumo de productos de soja mejora los niveles de colesterol y reduce el colesterol total y el LDL, especialmente en sujetos con el colesterol alto.

Consejos
ELECCIÓN Y CONSERVACIÓN:
- Las habas de soja secas se pueden comprar empaquetadas y a granel.
- El edamame se puede encontrar congelado o precocido. El edamame ha de ser de color verde fuerte y las habas han de estar duras, sin marcas de golpes. El edamame fresco se puede encontrar cuando es su época en las tiendas de productos naturales y de productos exóticos.
- El tofu puede ser blando, duro o extra duro. Se encuentra en las tiendas de productos japoneses, a la plancha o asado, que es muy útil para hacer sopas y guisados. Puedes encontrar tofu de muchas clases y marcas en la sección de productos refrigerados de la tienda, pero también se comercializa en envases asépticos que no necesitan nevera hasta que se abren.
- Las habas de soja duran hasta 1 año si se guardan en lugar fresco y seco.

- Cocidas se han de guardar en la nevera, donde se conservan hasta 3 días.
- El edamame fresco se ha de guardar en la nevera, se conserva sólo un par de días. El congelado dura varios meses.

PREPARACIÓN Y SUGERENCIAS:
- Revisa la soja seca para comprobar que no haya piedrecitas y luego aclárala bajo el grifo con agua fría. Ponlas en remojo para acortar el tiempo de cocción.
- Cuécelas en una olla normal o en una olla de presión.
- Echa miso no pasteurizado al final de la cocción para conservar las bacterias buenas.
- Sustituye la leche de vaca por la de soja.
- Incrementa el contenido de proteínas de tus recetas de repostería sustituyendo parte de la harina que usas normalmente por harina de soja.
- Prueba las edamame como entrante o aperitivo.
- Usa tofu batido como base para hacer sopas cremosas, mouse y pudín.
- El tempeh a la parrilla es un gran sustituto de la carne.

QUICHE SIN MASA CON SALCHICHAS BOCA Y VERDURAS
Por el chef Nick Spinelli
Raciones: 6 • Tiempo de preparación y cocción: 60 minutos

Esta receta contiene seis alimentos poderosos.

Ingredientes:
2 tazas de sustituto de huevo sin colesterol [o sólo las claras] • 4 BOCA* Meatless Breakfast Links, cortados en trozos de poco más de 1 cm • ¾ de taza de guisantes congelados • ¼ de taza de pimiento rojo dulce cortado en dados • ¾ de taza de requesón bajo en grasa • ⅓ de taza de queso cheddar desnatado cortado en tiras • ¼ de taza de cebolla roja cortada en juliana • 1 cucharada de mostaza de Dijon • 2 cucharadas de perejil troceado fino • 2 cucharadas de albahaca dulce cortada fina • Un molde de 23 cm de diámetro

---

* Hamburguesas y salchichas vegetales, entre otros productos, fabricados por la marca BOCA. (*N. de la T.*)

Instrucciones:
Precalienta el horno a 180 °C. Rocía el molde con *spray* para cocinar. Mezcla bien todos los ingredientes. Viértelos en el molde, asegurándote de que estén bien distribuidos. Hornéalo durante 45 minutos, o hasta que el centro se levante un poco y esté dorado por encima.

Desglose...
Calorías: 150; grasas totales: 6 g; grasas saturadas: 2,5 g; colesterol: 80 mg; sodio: 340 mg; hidratos de carbono totales: 5 g; fibra: menos de 1 g; azúcar: 1 g; proteínas: 17 g.

Sorgo (*Sorghum bicolor*)

¡ME LO BEBO!

¿Sabías que... el sorgo es el principal ingrediente de la cerveza Guinness?

Ficha técnica
El sorgo, como el trigo y la espelta (escanda), es una gramínea. Existen muchas variedades e híbridos de sorgo, pero en Estados Unidos se clasifican como una sola especie: *Sorghum bicolor*. Hay dos tipos principales: el sorgo en grano (sin sacarina) y el sorgo dulce (con sacarina). El sorgo se suele utilizar como forraje; en alimentos como el cuscús, harina, gachas, jarabe y azúcar, y para hacer bebidas alcohólicas. Se ha convertido en un cereal popular en todo el mundo, no es caro y se adapta bien a muchas regiones del mundo, lo que lo convierte en una gran herramienta para combatir el hambre. Al igual que el maíz se puede utilizar para hacer etanol para combustible. Actualmente, el 12 por ciento del sorgo que se produce en Estados Unidos es para fabricar etanol, y se espera que aumente la producción en vista de la crisis energética mundial.

Una ración de historia...
Se cree que el sorgo se empezó a cultivar en el noreste de África hace unos 2.000 años. Algunos creen que ha crecido en Oriente Próximo desde hace 8.000 años. Se llevó a Estados Unidos durante el periodo colonial; los co-

lonos lo usaban para alimentar a las gallinas. El sorgo dulce llegó de China en 1850; el lugar de origen se cree que es Egipto. En Estados Unidos se utiliza principalmente para alimentar al ganado. En China se utiliza para hacer muchas bebidas, incluidos el maotai y el kaoliang. En muchos lugares de India, el bhakri (pan sin levadura) de sorgo es un pilar en su dieta.

Cada año se producen 60 millones de toneladas de sorgo en todo el mundo; el productor principal es África, seguido de Norteamérica y Asia. La mayor parte del jarabe de sorgo se hace en las regiones centro-sur y suroeste de Estados Unidos.

¿Qué me aporta?

El sorgo es una buena fuente de vitaminas y minerales como niacina, riboflavina, tiamina, calcio, hierro, fósforo y potasio. Tiene gran cantidad de fitoquímicos en su salvado, entre los que se encuentran las proantocianidinas, 3-deoxiantocianidinas, ácidos fenólicos, fitoesteroles y policosanoles, que se sabe que combaten las enfermedades cardiovasculares. El sorgo es rico en fibra, y según el tipo, el contenido de fibra puede variar entre 9 y 11 gramos por ración.

¡Lánzame un salvavidas!

SALUD CARDIOVASCULAR: El sorgo es una buena fuente de fitoquímicos que pueden ayudar a combatir las enfermedades cardiovasculares y a bajar el colesterol, como los compuestos fenólicos, los esteroles vegetales y los policosanoles. En un estudio con hámsteres macho a los que se les dio sorgo en su dieta durante 4 semanas, se observó un descenso del colesterol LDL y en la absorción del colesterol.

CELIAQUÍA: El sorgo no tiene las típicas proteínas con gluten como sucede en el trigo, el centeno y la cebada, por lo tanto se considera seguro para los celíacos o las personas con intolerancia al gluten.

Consejos

ELECCIÓN Y CONSERVACIÓN:
- El sorgo se puede comprar en forma de grano, harina, jarabe y azúcar. También se encuentra en algunos tipos de cereales.
- Guarda la harina de sorgo en un recipiente hermético. En la nevera se conserva bien durante meses.

PREPARACIÓN Y SUGERENCIAS:

- El sorgo se puede moler grueso y utilizar para hacer una papilla o gachas *(porridge)*, o moler más fino y hacer harina para mezclar con harina de trigo para hacer pan.
- Añádelo a las recetas para aumentar el contenido de fibra sin que afecte al sabor o al aspecto del producto. Puesto que el sorgo tiene poco sabor, se puede añadir casi a cualquier receta.

MAGDALENAS DE SORGO Y MERMELADA DE NARANJA CON ARÁNDANOS ROJOS
Adaptado de Gluten-Free 101 de Carol Fenster
Raciones: 12 magdalenas • Tiempo de preparación y de horneado: 60 minutos

Esta receta contiene seis ingredientes poderosos.

Ingredientes:
1 taza de harina de sorgo • 1 taza de fécula de patata • ⅓ de taza de harina de tapioca • ½ taza de azúcar granulado • 1 cucharada de levadura en polvo • 1 ½ cucharaditas de goma xantana • 1 cucharadita de sal • 2 huevos grandes • ¾ de taza de leche desnatada • ¼ de taza de aceite de colza • ¾ de taza de salsa de manzana • ½ taza de mermelada de naranja • 1 cucharadita de extracto de vainilla • ½ taza de arándanos secos • ¼ de taza de nueces troceadas finas

Instrucciones:
Precalienta el horno a 190 °C. Prepara la bandeja para hacer magdalenas engrasándola con *spray* para cocinar. En un bol grande mezcla todos los ingredientes menos los arándanos. Remueve despacio y luego ve aumentando la velocidad hasta que esté todo bien batido. Echa los arándanos y las nueces. Pon la masa en la bandeja para magdalenas. Hornéalas durante 20 minutos, o hasta que estén doradas y firmes al tacto. Sácalas del horno y déjalas enfriar cinco minutos en el molde. Luego sácalas del molde y ponlas sobre una rejilla para que se enfríen.

Desglose...
Calorías: 230; grasas totales: 6 g; grasas saturadas: 0,5 g; colesterol:

30 mg; sodio: 340 mg; hidratos de carbono totales: 44 g; fibra: 1 g; azúcar: 22 g; proteínas: 2 g.

Suero de la leche

¡PUES NO LO SABÍA!

¿Sabías que... la popular expresión italiana «*Allevato con la scotta il dottore e in bancarotta*» de los siglos XVII y XVIII, se traduce como «Si todo el mundo fuera alimentado con suero de leche, los médicos estarían en bancarrota»?

Ficha técnica

¿Es un alimento o un suplemento? El suero de la leche es un subproducto natural del proceso de hacer queso, pero normalmente se presenta como suplemento en polvo y se encuentra en la mayor parte de las tiendas de productos dietéticos. Las formas más comunes que se ven en los suplementos dietéticos son como proteína concentrada y aislada. La proteína de suero aislada contiene un 90 por ciento o más de proteína, y también contiene poca o ninguna grasa o lactosa (lo que lo hace tolerable para la mayoría de las personas con intolerancia a la lactosa). Los que tienen «alergias a las proteínas de los lácteos» suelen tener más sensibilidad a la proteína de tamaño grande de la leche que se denomina caseína, y en general no son alérgicos a la proteína del suero.

Una ración de historia...

Durante siglos, los granjeros han vendido el suero o lo han utilizado como alimento o fertilizante. Ahora, la proteína del suero de la leche es muy apreciada y es uno de los alimentos más populares por sus múltiples beneficios para la salud.

¿Qué me aporta?

¡Si lo hubiera sabido la pequeña Miss Muffet!* La proteína del suero de la

---

* Personaje infantil de una canción del siglo XVI, a quien le gustaba comer cuajada y suero de la leche. (*N. de la T.*)

leche contiene la mayor concentración de la cadena de aminoácidos (BCAAs), que es el puntal de la reparación de los músculos y de su desarrollo, en comparación con los huevos, la leche y la proteína de soja. Las formas no desnaturalizadas (sin cocer) tienen grandes dosis del aminoácido cisteína, que a su vez produce un protector celular denominado glutatión.

Remedios caseros

Tanto Hipócrates como Galeno apreciaron la proteína del suero de la leche y la recomendaron a sus pacientes. Los baños curativos de suero de la leche se pusieron muy de moda en Suiza en los siglos XIX y XX, donde también eran un acto social. Los balnearios de Europa ofrecían la cura del suero de la leche para diversas enfermedades.

¡Lánzame un salvavidas!

Muchos estudios han investigado los beneficios de la proteína del suero de la leche en el tratamiento contra el cáncer, el sida, la hepatitis B, enfermedades cardiovasculares y osteoporosis, y también como agente antimicrobiano.

CÁNCER: El suero de la leche ayuda a reducir la resistencia de las células cancerígenas a la vez que fortalece el sistema inmunitario. También aumenta la actividad de las células supresoras naturales (linfocitos) para ayudarlas a identificar las células cancerígenas.

FUNCIÓN COGNITIVA: El suero de la leche es rico en el aminoácido L-triptófano, que ayuda a mejorar la función cognitiva en las personas estresadas, y también se ha observado que ayuda a tratar los problemas de insomnio (trastornos del sueño).

DENSIDAD ÓSEA: La proteína de este suero potencia la biodisponibilidad (absorción) del calcio y ayuda a prevenir la osteoporosis.

REFUERZO DEL SISTEMA INMUNITARIO: El suero de la leche potencia un poderoso protector celular denominado glutatión, que neutraliza los efectos perjudiciales de los radicales libres.

HIPERTENSIÓN: La porción de suero de los productos lácteos puede ser la parte más beneficiosa para controlar la presión sanguínea. Los estudios han demostrado que los productos bajos en grasa son una parte esencial de la ampliamente aceptada dieta óptima para bajar la presión sanguínea denominada *Dietary Approaches to Stop Hypertension* (Directrices dietéticas para frenar la hipertensión), o dieta «DASH» para abreviar.

OBESIDAD: La proteína del suero de la leche estimula al cuerpo para producir colecistoquinina (CCK), la hormona que se libera después de comer y que produce la sensación de saciedad, y eso puede ser una ayuda para perder peso. Los últimos estudios han vinculado el consumo de lácteos bajos en grasa con un mejor control del peso. Y la proteína del suero de la leche es la mejor de todas para aumentar el crecimiento de los músculos esqueléticos.

VIRUS DE LA INMUNODEFICIENCIA HUMANA (VIH): Existen datos impresionantes que demuestran el papel positivo de la proteína de suero para reforzar el sistema inmunitario, favorecer la conservación de la masa muscular y mejorar la fortaleza en las mujeres a las que se les ha diagnosticado el virus causante del sida.

Consejos
ELECCIÓN Y CONSERVACIÓN:
- Compra suero de la leche no desnaturalizado, con intercambio de iones o microfiltrado.
- Guárdalo en un recipiente en lugar fresco y seco.

PREPARACIÓN Y SUGERENCIAS:
- Muchas de las formas no desnaturalizadas de proteína del suero de la leche suelen hacer espuma si se mezclan con mucho brío. Consejo: haz una pasta con el suero en polvo. Mezcla un poco de tu bebida favorita con el polvo hasta que se haga una pasta. Luego bátelo con un tenedor lentamente echando el líquido restante. Recuerda: lento pero seguro.
- Ideas para tomarlo: prueba con batidos de zumo, o como un ingrediente más en tu batido favorito usando leche desnatada, leche de soja, de almendras o de avena.

BATIDO DE PROTEÍNA DEL SUERO DE LA LECHE PARA MIS HIJAS
Por Chloe, Katie y Madison Grotto
Raciones: 2 • Tiempo de preparación: 5 minutos

Esta receta fue un salvavidas en aquellos tiempos en que mis hijas no querían comer nada, o cuando teníamos prisa y había que darles algo rápido y nutritivo. Contiene cinco alimentos poderosos.

Ingredientes:

1 cucharadita de extracto de vainilla • 225 g de leche desnatada, o de soja, arroz, almendras o avena • 1 paquete de pulpa de açaí congelada • ½ taza de mango congelado o de mezcla de frutas tropicales • 1 medida (el cacito que viene en el paquete) de proteína del suero de la leche no desnaturalizado • 2 cucharadas de néctar de agave

Instrucciones:

Pon todos los ingredientes y bátelos hasta que se hayan mezclado bien. Condiméntalos con trozos de frutas.

Desglose...

Calorías: 220; grasas totales: 3,5 g; grasas saturadas: 1 g; colesterol: 0 mg; sodio: 105 mg; hidratos de carbono totales: 35 g; fibra: 1 g; azúcar: 29 g; proteínas: 16 g.

Té (Camellia sinensis)

¡EMBÓLSALO!

¿Sabías que... el té que viene en bolsitas puede ser más saludable que el que se vende suelto? El té en bolsita suele estar molido más fino, lo que proporciona una mayor superficie para extraer más polifenoles (antioxidantes) cuando se sumerge en el agua.

Ficha técnica

En inglés, «té» puede hacer referencia a una serie de infusiones, incluidas hierbas como la menta o la manzanilla. Pero el *verdadero* té está hecho de hojas, tallos y capullos de la planta *Camellia sinensis*. La diferencia entre los diversos tés se encuentra en su procesamiento. El «té verde» está hecho de hojas que se ponen a secar después de haber sido recolectadas, y las hojas que se usan para el «té negro» son fermentadas después de su recolección. Las hojas del «té oolong» se fermentan durante un breve periodo de tiempo. Las hojas del «té blanco» no sufren ninguna oxidación y son protegidas del sol para que no produzcan clorofila.

Una ración de historia...

La *Camellia sinensis* se cree que se originó en el norte de China hace unos 5.000 años. Desde allí, el té se abrió camino hacia el nordeste de India hasta llegar al sudoeste de China. El té llegó al Japón a través de China alrededor del 805. Llegó a Rusia en 1618, después de que el emperador de la dinastía Ming de China se lo ofreciera como presente al zar Miguel I. A Inglaterra llegó en 1650, donde se convirtió en un signo de clase y de riqueza. Los colonos lo llevaron a Norteamérica, y en 1904 se introdujo el té frío (con hielo) en la Feria Mundial que se celebró en San Luis, y desde entonces ha sido una bebida popular.

Los principales productores son India, China, Kenya, Sri Lanka, Indonesia, Turquía, Taiwán, Japón, Nepal y Bangladesh.

¿Qué me aporta?

El té es una buena fuente de flavonoides, catequinas, que son grandes antioxidantes que pueden ayudar a prevenir algunas enfermedades. Las principales catequinas, que se encuentran en el té verde son: epigalocatequina-3-galato (EGCG), epigalocatequina (EGC), epicatequina-3-galato (ECG), y epicatequina (EC). El polifenol EGCG es el más abundante y el más estudiado de los polifenoles del té, y el EGCG y el ECG son los que tienen la mayor actividad contra los radicales libres. Los niveles de cafeína suelen ser más altos en las bolsitas de té (cuanto más fino es, más cafeína), pero lo habitual es entre 20 y 90 mg de cafeína por taza (225 ml), en comparación con el café que contiene entre 60 y 120 mg.

Remedios caseros

Los antiguos textos médicos de China y Japón hablan de las cualidades medicinales del té, entre las que se incluyen propiedades estimulantes, curar manchas, calmar la sed, favorecer la digestión, curar el beriberi, evitar la fatiga y mejorar la función urinaria y la del cerebro.

¡Lánzame un salvavidas!

PREVENCIÓN DEL CÁNCER: Los polifenoles del té son importantes antioxidantes que pueden ayudar a prevenir ciertos tipos de cáncer, como el cáncer de boca, de piel, del aparato digestivo, de ovarios y del pulmón.

SALUD CARDIOVASCULAR: Aunque varios estudios sugieren que el consumo de té tanto verde como negro puede ayudar a reducir el riesgo de padecer enfermedades cardiacas mejorando la función endotelial (manteniendo las paredes de las arterias abiertas para que haya mayor flujo), bajando la presión, reduciendo el colesterol total y evitando que el colesterol LDL adopte otra forma más perjudicial, la FDA [Depto. para el control de alimentos y fármacos] todavía no le ha concedido un reconocimiento como alimento funcional a ningunode los dos. Puede que se trate sólo de una cuestión de tiempo, ya que nuevas investigaciones pueden proporcionar buenas razones para que beber té sea literalmente para mantener contento a tu corazón.

OBESIDAD: Existen varios estudios, principalmente realizados en Japón, que han demostrado resultados prometedores para reducir la grasa corporal tomando té verde o las catequinas que éste contiene. ¡Sin embargo, la cantidad de catequinas que se utilizaron en estos estudios equivaldrían a más de 10 tazas de té verde al día! El té verde podría ser una buena herramienta para conseguir un peso saludable, pero ciertamente no es toda la solución.

OSTEOPORIS: Aunque demasiada cafeína es problemática para la salud ósea, en un estudio se descubrió que las mujeres mayores que bebían té tenían una mayor densidad ósea que las que no lo tomaban.

FOMENTA LA ACTIVIDAD DE LA INSULINA: En un estudio llevado a cabo por investigadores del Departamento de Agricultura de Estados Unidos se descubrió que los tés verde, negro y oolong aumentaban la actividad de la insulina aproximadamente unas 15 veces, en pruebas que se realizaron con células grasas obtenidas de ratas.

Consejos
ELECCIÓN Y CONSERVACIÓN:
• Todas las variedades de la *Camellia sinensis* se venden a granel, envasadas o en bolsitas.
• De todas las formas de té, el instantáneo es el que tiene menos cantidad de catequinas.
• Los tés en botella tienen niveles bajos de flavonoides y suelen perder potencia con el tiempo.
• El té descafeinado es una buena opción, aunque tiene un 10 por ciento menos de fitoquímicos que el té con cafeína.
• Guarda el té en un armario fresco y oscuro en un recipiente hermético, como un tarro de vidrio.

PREPARACIÓN Y SUGERENCIAS:
• Los tés verde y blanco se hacen mejor a temperaturas más bajas (80 °C). Si el agua está demasiado caliente, las hojas se quemarán y desprenderán un sabor amargo.
• El té negro se ha de hacer a mayor temperatura, a 100 °C.
• El té negro ha de reposar al menos 30 segundos y como máximo 5 minutos para obtener el mejor sabor. El 80 por ciento de las catequinas se liberan en ese tiempo de 5 minutos.
• Se puede añadir miel, limón, azúcar o mermelada para endulzarlo o darle más sabor.
• ¿Leche en el té? La proteína de la leche denominada caseína puede reducir la absorción de las catequinas.

BIZCOCHOS DE TÉ, MIEL Y ALBARICOQUES
Adaptado de www.Lipton.com
**Raciones: 36 bizcochos • Tiempo de preparación y de horneado:
1 hora y 20 minutos**

Esta receta contiene cinco alimentos poderosos.

Ingredientes:
¾ de taza de leche de soja • 4 bolsitas de té negro Lipton de miel y limón • 1 ¾ de taza de harina de trigo integral • 1 taza de harina para cocinar • 1 ¼ tazas de azúcar • ¾ de cucharadita de bicarbonato de sodio • ¾ de cucharadita de levadura en polvo • ½ cucharadita de sal • 2 yemas de huevo • ⅓ de taza de almendras enteras un poco tostadas • ⅓ de taza de albaricoques troceados

Instrucciones:
Precalienta el horno a 180 °C. En una olla pequeña pon la leche a hervir. Sácala del fuego y echa las bolsitas de té Lipton con miel y limón; cúbrela y deja las bolsitas en infusión durante 5 minutos. Saca las bolsitas y estrújalas. Deja que la leche se enfríe. En un bol grande mezcla las harinas, el azúcar, el bicarbonato de soda, la levadura en polvo y la sal. Con una batidora bate la mezcla del té y las yemas de huevo hasta que se haga una masa. Echa las almendras y los albaricoques. Pon la masa sobre una superficie un poco enharinada, luego amásala un poco. Pártela por la mitad. En una bandeja engrasada y enharinada, con las manos enharinadas, dale forma a la masa y haz 2 cilindros de 30 × 5 cm cada uno. Hornéalos durante 35 minutos o hasta que estén ligeramente dorados. Sácalos del horno; déjalos enfriar durante 10 minutos. Con un cuchillo de sierra corta en diagonal lonjas de unos 2 cm de grosor. Ponlas boca abajo en la bandeja. Hornéalas durante 10 minutos o hasta que estén crujientes y doradas, y dales la vuelta una vez. Déjalas enfriar por completo en una rejilla fría.

Desglose...
Calorías: 80; grasas totales: 1 g; grasas saturadas: 0 g; colesterol: 10 mg; sodio: 70 mg; hidratos de carbono totales: 16 g; fibra: 1 g; azúcar: 8 g; proteínas: 2 g.

Teff *(Eragrostis teff)*

¡SI SE CAE, MALA SUERTE!

¿Sabías que... «teff» significa «perdido», porque si se te cae al suelo no lo encuentras? De hecho, ¡es el grano más pequeño del mundo, mide tan sólo 0,8 milímetros!

Ficha técnica

El teff es una gramínea anual de Etiopía que contiene semillas diminutas con un suave sabor a fruto seco. Hay tres tipos principales: el blanco, el rojo y el marrón.

El blanco tiene sabor a fruto seco y sólo se cultiva en la región de las tierras altas de Etiopía, donde se lo considera un símbolo de clase. La harina de teff blanco se utiliza para hacer el pan básico denominado *injera*, una especie de crepe (panqueque) plano y fermentado, típico de la cocina etíope.

El rojo es el más barato y el menos popular, aunque está alcanzando popularidad en Etiopía gracias a su alto contenido en hierro. En las poblaciones donde se consume el teff rojo ha habido un aumento de la hemoglobina, con su consecuente menor riesgo de anemia.

El teff marrón sabe parecido a las avellanas, es delicioso para hacerlo como papilla para desayunar; se suele usar en Etiopía como ingrediente para las bebidas alcohólicas caseras.

Una ración de historia...

Se cree que el teff proviene de Etiopía y que data de unos 4.000 años a.C.; otros hablan de 1.000 años a.C. Las semillas de teff se descubrieron en un ladrillo de la pirámide egipcia de Dassur construida en el 3359 a.C. Actualmente, la paja de teff todavía se usa en la confección de adobes en Etiopía, y en Kenya y Australia se lo cultiva para usarlo como heno.

Etiopía es el mayor productor de teff, donde supone el 31 por ciento de todo el cereal que se cultiva en el país, seguido de un 17 por ciento de maíz y un 13 por ciento de trigo. También se cultiva en otros países como Eritrea, Uganda, Australia, Canadá, Estados Unidos y Kenya. En Estados Unidos se cultiva principalmente en Idaho, y en menor escala en Dakota del Sur.

¿Qué me aporta?

El teff es una fuente excelente de aminoácidos esenciales, especialmente lisina, y contiene los ocho aminoácidos que se necesitan en la dieta humana. También contiene altos niveles de minerales. Onza a onza, aporta más fibra (15,3 gramos de fibra por 115 gramos de harina) que ningún otro cereal. El teff no tiene gluten, por lo tanto es apropiado para los celíacos. El pan etiope hecho de teff se denomina *injera* y pasa por un proceso de fermentación que potencia su contenido de aminoácidos y nutrientes.

Remedios caseros

Las variedades más oscuras de teff se reservaban para los soldados, sirvientes y campesinos. Según parece, eran los más sanos y vivían más que los ricos.

¡Lánzame un salvavidas!

CÁNCER DE ESÓFAGO: En un estudio con humanos se observó que de las personas que comían teff (que eran la gran mayoría), había menos casos de cáncer de esófago en comparación con los que comían trigo.

Consejos

ELECCIÓN Y CONSERVACIÓN:

- El teff se puede comprar como harina o como cereal. Lo encontrarás en la tienda de productos dietéticos, en Internet o en un supermercado étnico.
- Guarda la harina de teff y el cereal en un recipiente hermético y en un lugar seco. También se puede poner en la nevera para que se conserve más tiempo.
- El teff cocido se ha de consumir en pocos días.

PREPARACIÓN Y SUGERENCIAS:

- Para el pan con levadura, utiliza harina de trigo que tenga hasta un 20 por ciento de harina de teff.
- Para hacer el teff, pon 2 tazas de agua y ½ taza de teff (¼ de cucharadita de sal marina, opcional) en una olla. Ponla a hervir, baja el fuego y que se haga lentamente, con la olla cubierta, durante 15 a 20 minutos o hasta que se haya absorbido el agua. Saca la olla del fuego y déjala tapada durante 5 minutos más.
- El teff es un buen espesante para las salsas de carne, pudines, sopas o guisados.

- Usa teff en tus platos de preparación rápida, guisados, repostería y filloas (crepes, panqueques).
- Cuece el teff con hierbas, semillas, alubias o tofu, ajo y cebollas para hacer «hamburguesas».

PAN INJERA TRADICIONAL ETÍOPE
Adaptado de www.BobsRedMill.com
Raciones: 10 a 12 injeras • Tiempo de preparación: 2 a 3 días
Tiempo de cocción: 2 a 3 minutos

Esta receta contiene 1 alimento poderoso.

Ingredientes:
¾ de taza de harina de teff Bob's Red Mill • 3 ½ tazas de agua • Una pizca de sal • 1 cucharada de aceite de girasol, cacahuete o colza

Instrucciones:
Mezcla el teff molido y déjalo en un bol cubierto con un trapo a temperatura ambiente, hasta que salgan burbujas y se haya puesto ácido. Esto lleva de 2 a 3 días. La mezcla ha de tener la consistencia de una masa para filloas. Echa sal, poco a poco, hasta que puedas notar el sabor. Pon un poco de aceite en una sartén de 20 a 23 cm. Caliéntala a fuego medio. Echa suficiente mezcla como para cubrir todo el fondo de la sartén, aproximadamente ¼ de taza es la ración para hacer 1 filloa. Esparce la masa girando y moviendo la sartén. Este es el método francés clásico para hacer crepes muy finas. El injera no ha de ser demasiado fino, por lo que has de usar un poco más de masa que para las crepes, pero menos que para un *flapjack.** Cuécelo un poco, hasta que se hagan agujeros y los bordes se puedan levantar de la sartén. Sácalo y déjalo enfriar.

Desglose...
Calorías: 70; grasas totales: 1,5 g; grasas saturadas: 0 g; colesterol: 0 mg; sodio: 100 mg; hidratos de carbono totales: 14 g; fibra: 1 g; azúcar: 0 g; proteínas: 2 g.

---

* Panqueque o crepe más pequeño y grueso que los habituales, y con polvos para hornear en la masa. (*N. de la T.*)

Tomate *(Lycopersicon lycopersicum)*

¡GUERRA DE TOMATES!

¿Sabías que... en Buñol, provincia de Valencia, España, hay una fiesta anual de tirarse tomates por la calle que se llama La Tomatina?

Ficha técnica

El tomate pertenece a la familia de las *Solanáceas*, donde también se incluyen los pimientos, las patatas y las berenjenas. Existen más de 1.000 variedades de tomates de distintos tamaños y formas, y con colores que van desde el rojo, amarillo y naranja hasta el verde y el marrón.

Una ración de historia...

Se cree que los tomates proceden de Sudamérica, pero fue en México donde se cultivaron por primera vez. Fueron los españoles los que llevaron las semillas del tomate a Europa. El tomate fue introducido en Italia en el siglo XVI, pero los italianos tenían miedo de comérselo porque pertenecía a la familia de las solanáceas, que se consideraba venenosa. Los colonos que se asentaron en Virginia llevaron tomates, pero hasta el siglo XIX no cobró popularidad.

Los principales productores de tomates son Estados Unidos, Italia, Rusia, España, Turquía y China.

¿Qué me aporta?

El tomate es rico en vitamina C y potasio. Son una buena fuente de fitoquímicos como los fitoesteroles, betacarotenos y licopeno, potentes antioxidantes que son más abundantes cuando se cocina. Los estudios epidemiológicos han demostrado que el licopeno reduce el riesgo de cáncer de próstata, y que tiene propiedades cardioprotectoras, antimutagénicas, anticancerígenas y antiinflamatorias. El tomate contiene polifenoles que se sabe que son eficaces para frenar el crecimiento del cáncer de próstata y de hígado en estudios de laboratorio.

Remedios caseros

Beber zumo de tomate y darse un baño en él es uno de los tratamientos para los eccemas y problemas de la piel. Algunas personas encuentran alivio para las aftas bucales haciendo gárgaras con zumo de tomate. Aplicar durante media hora un brebaje con 2 cucharaditas de zumo de tomate y ¼ de taza de *buttermilk* (leche agria) sobre las quemaduras para aliviarlas.

¡Lánzame un salvavidas!

SALUD CARDIOVASCULAR: Hasta la fecha, la mayoría de los investigadores indican que el tomate puede ser mejor cardioprotector que el licopeno solo. En un estudio con animales donde se les dio zumo de tomate o licopeno como suplemento y luego se les provocó una lesión cardiaca, se observó que ambos reducían la perioxidación de lípidos; sin embargo, sólo el zumo de tomate redujo la muerte de las células cardiacas y el deterioro del corazón y mejoró su funcionamiento. En un estudio *in vitro* con extracto de tomate se descubrió que los tomates contenían compuestos que reducían la agregación plaquetaria (la aglomeración de las plaquetas que pueden conducir a un trombo).

CÁNCER: Un estudio de la Universidad Davis, de California, demostró que los productos del tomate tenían un efecto sinérgico entre el licopeno y otros nutrientes que se encontraban de forma natural en el tomate, que producían mejores resultados que el suplemento de licopeno solo, y que reducían los biomarcadores de estrés oxidativo y carcinogénesis.

CÁNCER COLORRECTAL: En un estudio de casos y controles con 1.953 casos se descubrió que comer tomate tenía un gran efecto protector contra el cáncer colorrectal.

CÁNCER DE OVARIOS: En un estudio prospectivo con 71 mujeres a las que se les había diagnosticado cáncer de ovario se observó una significativa reducción del riesgo de cáncer de ovarios al ingerir más tomate.

CÁNCER DE PRÓSTATA: Los sujetos que tomaron salsa de tomate a diario durante 3 semanas antes de una prostatectomía experimentaron un significativo descenso en el deterioro del ADN en los tejidos de la próstata y un aumento de la muerte de las células carcinógenas. En un estudio de casos y controles se descubrió una significativa asociación inversa entre un nivel alto de licopeno en el plasma derivado de fuentes vegetales como el tomate y un menor riesgo de cáncer de próstata.

Consejos

ELECCIÓN Y CONSERVACIÓN:

- Elige los tomates rojos, gordos y pesados con piel suave.
- Han de tener una suave fragancia (sin olor significa que está verde y que nunca madurará).
- Ponlos en una bolsa de papel con el tallo boca abajo y con un plátano o manzana para acelerar su maduración.
- Guárdalos a temperatura ambiente.
- Los tomates maduros sólo duran 2 o 3 días.

PREPARACIÓN Y SUGERENCIAS:

- No cuezas los tomates en instrumentos de aluminio porque su acidez interactuaría con el metal y podría provocar que el aluminio se desprendiera en la comida.
- Pon rodajas de tomate en tus bocadillos y ensaladas.
- Haz salsa, sopa o echa salsa de tomate al arroz para hacer arroz a la española.

SALSA MARINARA DE NONI
Por Arthur Grotto
Raciones: 8 para raciones de 115 g • Tiempo de preparación: 20 minutos Tiempo de cocción: al menos 1 hora. Más tiempo para una salsa más espesa

Mi padre dice que has de dejar que la salsa para la pasta se cueza al menos durante 1 hora para que se adhiera a la pasta. Esta receta contiene siete alimentos poderosos.

Ingredientes:

2 cucharadas de aceite de oliva • 2 cucharadas de perejil, lavado y bien seco, cortado fino • 2 cucharadas de hojas de apio, lavadas y bien secas, cortadas finas • 2 cucharadas de cebolla amarilla, escurrida y bien seca, cortada fina • 1 diente de ajo grande cortado en cuartos • 1 cucharadita de pasta de tomate • 1,200 kg de tomates enlatados enteros al estilo italiano • 450 g de salsa de tomate • ½ taza de vino blanco seco • ½ cucharadita de bicarbonato de sosa • Una pizca de cayena o pimienta negra • Sal al gusto

Instrucciones:

Pon los tomates en un colador. Exprime el jugo a mano hasta que estén algo secos. No tires el jugo. Corta los tomates en trozos grandes o más finos si lo deseas. Cuando hayas cortado los tomates, échalos al jugo que habías guardado. Calienta una sartén grande y profunda durante 1 minuto y medio. Echa aceite de oliva a la olla. Echa enseguida las cebollas, el ajo, el perejil y las hojas de apio y saltea las cebollas hasta que estén transparentes, removiendo de vez en cuando. Echa el vino, remueve y cuécelo hasta que se evapore. Echa una pizca de cayena y sube el fuego a temperatura media. Echa los tomates con su jugo, salsa de tomate y pasta de tomate; sube el fuego a temperatura máxima casi hasta que hierva. Baja el fuego y déjalo hervir lentamente, hasta que el ajo esté tierno, unos 50 minutos o 1 hora; comprueba de vez en cuando presionando los trozos de ajo contra los lados de la olla. Cuando el ajo esté blando sácalo y córtalo fino. Vuelve a echarlo en la salsa. Que siga cociendo a fuego lento durante 15 minutos más. Prueba la salsa mientras se hace, rectifica la sal si fuere necesario. Añade el bicarbonato de soda al final de la cocción, hasta que se deshaga, para bajar la acidez. Ya puedes servir.

Desglose...

Calorías: 78; grasas totales: 4 g; grasas saturadas: 0 g; colesterol: 0 mg; sodio: 498 mg; hidratos de carbono totales: 7 g; fibra: 1 g; azúcar: 4 g; proteínas: 2 g.

Trigo (*Triticum spp.*)

TODA LA VERDAD

¿Sabías que... los estadounidenses consumen sólo la mitad de la cantidad mínima de cereales integrales recomendada en las directrices dietéticas para Estados Unidos?

Ficha técnica

El trigo es una hierba que contiene una semilla comestible, y es el segundo cereal más cultivado en el mundo después del maíz. Algunos productos proceden del trigo integral como el bulgur, trigo partido, copos de trigo, bayas de trigo, germen de trigo y salvado de trigo. Para que sea considerado «trigo integral», el grano se ha de moler con todas sus partes intactas: el germen, endoesperma y salvado. Antes de que hubiera molinos mecánicos, los granos se molían entre dos piedras grandes, lo que producía la harina que contenía los tres componentes del trigo integral.

Una ración de historia...

Hace más de 12.000 años que se consume el trigo, y se cree que procede del sudoeste de Asia. En las mitologías romana, griega y sumeria existían dioses y diosas del trigo. Actualmente, en algunas partes de China el trigo todavía se considera sagrado. Se introdujo en el hemisferio occidental en el siglo XV, cuando Colón llegó al Nuevo Mundo. En Estados Unidos no se cultivó hasta finales del siglo XIX. Casi un tercio de la población mundial depende del trigo para nutrirse.

Con la nueva tecnología floreció el refinamiento de la harina integral. El pan blanco se convirtió en un símbolo de clase alta entre los griegos y romanos. En el 50 d.C., la harina tamizada se producía a gran escala en la mayor parte de los países mediterráneos. El pan de trigo integral se convirtió en el alimento de los campesinos, esclavos y atletas. En Roma se conoció como el *panis sordidus* (pan sucio o despreciable). En 1873 se introdujo el triturador de rodillo en la Feria Mundial. La harina se podía refinar mejor y era más económico, ¡pero muchos dicen que el precio que se ha pagado por ello ha sido muy alto!

Los mayores productores son Estados Unidos, la Federación Rusa, China, Francia, Canadá e India.

¿Qué me aporta el trigo integral?

Sin punto de comparación, el trigo integral tiene un número mucho mayor de antioxidantes que el procesado, incluidos fenoles y lectinas; por lo que se ha observado en estudios de casos humanos, estos últimos no se pueden digerir y se unen a las membranas de las células cancerígenas, inhibiendo el crecimiento tumoral y provocando la apoptosis de esas células.

Remedios caseros

Hipócrates recomendó la harina de trigo integral para promover la regulación intestinal. Incluir germen de trigo en la dieta es bueno para tratar el acné. La vitamina E del germen de trigo puede aliviar la frecuencia y gravedad de los sofocos. El zumo de hierba de trigo como colutorio alivia el dolor de dientes.

¡Lánzame un salvavidas!

LONGEVIDAD: Comer trigo integral dicen que proporciona longevidad, y en la mujer reduce el riesgo de padecer varias enfermedades.

SALUD CARDIOVASCULAR: Hay varios estudios que revelan la reducción del colesterol y de los triglicéridos cuando se toman alimentos integrales en la dieta.

ARTRITIS REUMATOIDEA: En un estudio sobre la artritis reumatoidea, los pacientes que tomaron extracto de germen de trigo fermentado, además de sus terapias de esteroides, experimentaron una notable mejoría respecto a los que sólo tomaron los esteroides.

CÁNCER: Un metaanálisis reveló que existía una relación inversa entre el consumo de cereal integral y los cánceres colorrectal, gástrico y endometrial.

DIABETES: Las personas que consumen al menos 3 raciones de cereales integrales al día tienen menos probabilidad de desarrollar la diabetes del tipo 2 que los que consumen menos. En un estudio con casi 3.000 adultos de edad mediana, se asoció el consumo de cereal integral a los niveles bajos de colesterol total y LDL, y a una mejoría de la sensibilidad a la insulina. La insulina en ayunas era un 10 por ciento menor que cuando se consumían cereales integrales en lugar de cereales refinados.

OBESIDAD: Según un estudio del *American Journal of Clinical Nutrition*, las personas que consumían más cereales integrales tenían un índice de masa corporal (IMC) más bajo.

Consejos
ELECCIÓN Y CONSERVACIÓN:
- Hay básicamente seis clases de trigo:
  - *Durum* (trigo duro): que se utiliza para hacer la harina de sémola para la pasta.
  - *Hard Red Spring:* trigo con mucha proteína empleado para repostería y panes.
  - *Hard Red Winter:* trigo rico en proteína para reposterías y pan, que también se utiliza con otras harinas para aumentar la proteína de la harina para hacer tartas.
  - *Soft Red Winter:* trigo bajo en proteína que se utiliza para pasteles, tartas, galletas y magdalenas.
  - *Hard White:* trigo con cantidad media de proteína que se utiliza para el pan y para hacer cerveza.
  - *Soft White:* blando, muy bajo en proteína que se utiliza para tartas y pasteles.
- Las bayas de trigo se han de guardar en un recipiente hermético en un lugar oscuro, fresco y seco.
- La harina, el bulgur, el salvado y el germen se han de guardar en un recipiente hermético en la nevera para evitar que se pongan rancios.

PREPARACIÓN Y SUGERENCIAS:
- Enjuaga el trigo bajo el agua antes de consumirlo.
- Compra productos de trigo integral siempre que puedas, como el pan, la pasta o las galletas.
- Utiliza trigo germinado en la ensalada.

ENSALADA DE CUSCÚS DE VERANO
Por Sharon Grotto
Raciones: 8 (1 taza) • Tiempo de preparación y de cocción: 20 minutos

Esta ensalada de cuscús es ligera, sencilla de hacer y sabe aún mejor al día siguiente. Contiene diez alimentos poderosos.

Ingredientes:

3 tazas de cuscús integral preparado • ½ taza de albahaca fresca, cortada al estilo chiffonade • ½ cucharadita de sal • ½ cucharadita de pimienta negra • ½ taza de cebolletas cortadas finas • ½ taza de pimiento rojo troceado • ½ taza de pimiento verde troceado • 2 dientes de ajo picado • 1 tomate grande sin semillas, troceado • 1 pepino pequeño sin semillas, troceado • 1 cucharadita de zumo de limón recién hecho • 2 cucharaditas de aceite de oliva virgen extra • Opcional: 8 aceitunas negras

Instrucciones:

Pon el cuscús cocido en un bol grande. Mezcla todos los demás ingredientes y remuévelos junto con el cuscús. Tápalo y ponlo en la nevera durante al menos una hora, o preferiblemente toda la noche. Espónjalo con un tenedor y adórnalo con rodajitas de aceitunas negras, si lo deseas.

Desglose...

Calorías: 120; grasas totales: 4 g; grasas saturadas: 0,5 g; colesterol: 0 mg; sodio: 150 mg; hidratos de carbono totales: 20 g; fibra: 4 g; azúcar: 1 g; proteínas: 4 g.

Uva (Vitis)

ME LO DIJO UN PAJARITO

¿Sabías que... la uva es la fruta que más se cultiva en el mundo?

Ficha técnica

Las uvas varían en su forma desde ovaladas a redondas, con semillas y sin semillas. Pueden ser verdes, rojas, ámbar, púrpura o azul oscuro. La piel y las semillas también son comestibles, aunque muchas personas creen que masticar las semillas es perjudicial. ¡Nada de eso! Pero sí has de evitarlo si tienes una enfermedad que se denomina diverticulitis (inflamación de los divertículos del intestino). De entre los miles de tipos de uvas, sólo una veintena suponen la gran mayoría de las que consumimos hoy.

Las uvas europeas, las norteamericanas y las francesas híbridas dominan el mercado, desde las uvas para comer de postre hasta las uvas pasas o las uvas para hacer vino.

Una ración de historia...

Las uvas se cultivaban en Caucasia, la región entre el mar Negro y el mar Caspio, cerca del norte de Irán, ya en el año 6000 a.c. Su cultivo se difundió por Asia alrededor del 5000 a.c., y desde allí llegaron a Egipto y Fenicia, unos 2.000 años después. Se utilizaban para hacer vino en los tiempos de los griegos y los romanos, y los múltiples usos de esta fruta se extendieron por toda Europa. En el siglo XVI se plantaron en Estados Unidos en una misión española de Nuevo México, y desde allí llegaron al valle central de California.

¿Dónde se cultivan?

Actualmente, lo principales productores son Italia, España, Francia, México, Estados Unidos y Chile. Casi el 90 por ciento de las uvas de mesa que se producen en Estados Unidos proceden de California.

¿Qué me aporta?

La uva contiene vitamina C y potasio, y una pequeña dosis de fibra. Las semillas de uva son muy ricas en antioxidantes. Los estudios demuestran que el antioxidante principal, proantocianidina, tiene 20 veces más poder antioxidante que la vitamina E, y 50 veces más que la vitamina C. El resveratrol, un fitonutriente básico que se encuentra en la piel de la uva, tiene propiedades antiinflamatorias y anticancerígenas. Las uvas también son ricas en flavonoides. Las uvas rojas contienen el carotenoide licopeno, que ayuda a combatir el cáncer de próstata y de mama.

Remedios caseros

Se dice que el zumo de uvas verdes combinado con agua, alumbre y sal, reduce las cicatrices del acné cuando se aplica en la cara. Para el estreñimiento, se recomienda tomar una taza y media de uvas cada día.

¡Lánzame un salvavidas!

SALUD CARDIOVASCULAR: En un estudio con ratones alimentados con uva congelada y seca en polvo, se observó que el colesterol LDL quedaba protegido de manera que se evitaba el riesgo de que adoptara la forma que conduce a las enfermedades cardiovasculares. Los investigadores descubrieron que el extracto de la pulpa de las uvas era tan eficaz como el extracto de la piel. Además de la importancia para la salud cardiovascular del resveratrol, que se encuentra en abundancia en las uvas, también hay concentraciones importantes de otros antioxidantes como los ácidos cafeicos, caftárico, curmárico y cutárico, en la piel y en la pulpa de las uvas rojas y blancas. Beber zumo de uva Concord aumentó significativamente el colesterol bueno (HDL) y bajó de forma considerable los marcadores de la inflamación en personas con enfermedades coronarias estacionarias.

CÁNCER: En una serie de estudios se ha demostrado el vínculo entre las uvas y la prevención del cáncer, incluida su capacidad para inhibir el crecimiento de las células cancerígenas. Las pruebas incluían células de cánceres específicos como el de mama, colon, estómago y leucemia. En un estudio con ratas que consumieron zumo de uva Concord se observó una reducción importante en el crecimiento del tumor del cáncer de mama.

En un estudio con células humanas de cáncer de próstata en estado avanzado, se observó que el tratamiento con extracto de semillas de uva inhibía el crecimiento celular y las aniquilaba. En otro estudio se demostró que beber 4 o más vasos de vino tinto a la semana reducía a la mitad el riesgo de cáncer de próstata.

FUNCIÓN COGNITIVA: El zumo de uva Concord mejoró significativamente la memoria a corto plazo de los animales, en una prueba realizada en un laberinto de agua, así como su coordinación, equilibrio y fuerza.

CONTROL DEL PESO: En un estudio se observó que el extracto de semilla de uva podía ser útil para limitar la absorción y acumulación de la grasa dietética en células observadas a través del microscopio.

Consejos
- Busca uvas intactas, gruesas y que no estén arrugadas.
- Las uvas rojas han de ser rojas, las verdes han de tener un tono amarillento, y las azul oscuro y púrpura han de tener un color fuerte.
- Envuelve las uvas sin lavarlas en papel de cocina, ponlas en la nevera en una bolsa de plástico para que se mantengan más tiempo.
- Las uvas se mantendrán frescas durante varios días a temperatura ambiente.

PREPARACIÓN Y SUGERENCIAS:
- Lávalas con agua fría y sécalas antes de comerlas.
- Utiliza tijeras para cortarlas del tallo, lo cual evita que se sequen y conserva las uvas restantes en buen estado.
- Añade uvas a tus ensaladas de frutas, de verduras, de pollo o de atún.
- Congela las uvas para que estén a punto para un tentempié refrescante.

Uvas como relleno
Por Sharon Grotto
Raciones: 6 • Tiempo de preparación: 10 minutos

Esta receta contiene ocho alimentos poderosos.

Ingredientes:
¾ de taza de uvas rojas, troceadas • 2 latas de atún o de pollo escurrido • ½ taza de apio cortado en trozos grandes • ⅓ de taza de cebolla roja cortada en trozos grandes • 1 cucharadita de eneldo cortado fino • ¼ de taza de mayonesa de aceite de colza • ½ cucharadita de pimienta negra • 2 cucharaditas de miel • 1 cucharadita de zumo de limón recién exprimido • ¼ de cucharadita de aceite de sésamo tostado (opcional) • ½ cucharadita de mostaza en polvo seca • 6 tortitas de trigo integral

Instrucciones:
Mezcla bien todos los ingredientes. Distribuye la ensalada en cada una de las tortitas. Adórnalas con lechuga y tomate, ciérralas con un palillo y sírvelas.

Desglose...
Calorías: 190; grasas totales: 4,5 g; grasas saturadas: 0 g; colesterol: 20 mg; sodio: 460 mg; hidratos de carbono totales: 26 g; fibra: 2 g; azúcar: 4 g; proteínas: 18 g.

Yogur

¡YOGUR: ALIENTO FRESCO!

¿Sabías que... en un estudio japonés se descubrió que los voluntarios que consumían 170 g de yogur natural cada día con las bacterias *Streptococcus thermophilus* y *Lactobacillus bulgaricus* redujeron las bacterias que provocan el mal aliento?

Ficha técnica

Según la FDA (Administración para el control de alimentos y Fármacos) de Estados Unidos, para que un producto se pueda considerar yogur, se ha de hacer con leche que haya sido fermentada con las bacterias específicas *Streptococcus thermophilus* y *Lactobacillus bulgaricus*, que son las que crean el producto semisólido y espeso.

Una ración de historia...

El yogur puede que sea uno de los alimentos más antiguos de la historia escrita. Se cree que tiene 10.000 años, siendo su lugar de origen Turquía o Irán. Es posible que el primer yogur se hiciera por accidente, quizá cuando se almacenaba la leche en bolsas de piel de cabra o en urnas para su posterior uso. Luego, las civilizaciones reconocieron los beneficios digestivos para la salud y hablaron de los atributos de «limpieza» del yogur y de su contribución a la longevidad. No fue hasta casi el siglo XX que los cultivos empleados para hacer el yogur fueron aislados por el Premio Nobel Elie Metchnikoff, del Instituto Pasteur.

¿Dónde se hace el yogur?

Actualmente, el yogur se hace en todo el mundo. La mayor planta de yogur del mundo se encuentra en Minster, Ohio.

¿Qué me aporta?

¡El yogur es el rey supremo del calcio!

Muchas personas con intolerancia a la lactosa pueden tolerar el yogur debido a su reducido contenido en lactosa. Al igual que con otros productos lácteos, otro de los beneficios principales del yogur es que es una buena fuente de calcio, vitaminas y otros minerales. El yogur se considera un probiótico porque contiene bacterias que producen ácido láctico. El consumo de estas bacterias es bueno para reforzar el sistema inmunitario, mejorar la salud del tracto intestinal, reducir los problemas de intolerancia a la lactosa y reducir el riesgo de desarrollar ciertos tipos de cáncer.

Las 5 principales fuentes de calcio diarias

Alimento	Cantidad	Calcio (mg)
Yogur, con sabor	1 taza	389
Ricotta, parcialmente descremada	1 taza	334
Leche descremada	1 taza	302
Leche baja en grasa al 1%	1 taza	300
Leche baja en grasa al 2%	1 taza	297

Remedios caseros

Comer yogur que contenga cepas viva de *Lactobacillus acidophilus* diariamente aportará bacterias buenas y servirá para tratar las infecciones por levaduras.

¡Lánzame un salvavidas!

ARTRITIS: En un estudio con ratas se ha descubierto que las ratas con artritis que fueron alimentadas con yogur que contenía la bacteria *Lactobacillus GG* tenían sólo una inflamación leve.

SALUD CARDIOVASCULAR: En un estudio con seres humanos que incluía a 33 mujeres voluntarias que consumían yogur convencional durante 4 semanas, el yogur mejoró su proporción de LDL/HDL. Los investigadores descubrieron que el yogur era uno de los principales alimentos que tenían una relación inversa con los niveles de homocisteína en el suero de la sangre.

CÁNCER DE COLON: En un estudio con ratones a los que se les había inducido el cáncer colorrectal, se descubrió que cuando se incluía el yogur en la dieta aumentaba la apoptosis (muerte celular) y la actividad anticancerígena.

SALUD INTESTINAL: En un estudio de intervención con 50 voluntarios infectados con la *Helicobacter pylori* (*H. pylori*) a los que se les dio yogur con *Lactobacillus* y *Bifidobacterium* 2 veces al día durante 6 semanas, se descubrió que la *H. pylori* desaparecía. En un estudio con distribución al azar con 160 sujetos que recibían la terapia con antibióticos, cuando se les dio el suplemento de yogur con *Lactobacillus* y *Bifidobacterium*, experimentaron un descenso en el número de *H. pylori*.

Consejos
ELECCIÓN Y CONSERVACIÓN:
* Elige yogur que lleve algún distintivo que ponga «Cultivos vivos y activos» en la etiqueta.
* Fíjate en la fecha de caducidad para asegurarte de que está fresco.
* Guárdalo en la nevera y sin abrir; te durará al menos una semana más después de la fecha de caducidad.

PREPARACIÓN Y SUGERENCIAS:
* Échale granola o cereales y fruta fresca o seca.
* Haz una refrescante ensalada añadiendo eneldo y pepino troceado al yogur natural. También es un excelente acompañamiento para el pollo o el cordero.

POSTRE DE YOGUR CON FRUTOS DEL BOSQUE Y GRANOLA
Por Mary Corlett
Raciones: 8 • Tiempo de preparación y de cocción: 1 hora

Esta receta contiene ocho alimentos poderosos.

Ingredientes para la granola:
1 ½ tazas de miel • ¾ de taza de sirope de savia de arce puro • ⅛ de cucharadita de canela en polvo • ⅛ de cucharadita de jengibre en polvo • Una pizca de nuez moscada • Una pizca de clavos molidos • ¼ de taza de semillas de sésamo blanco • ¼ de taza de trocitos de nuez • ½ taza de pepitas de girasol • ½ taza de nueces pecanas • ½ taza de pistachos sin cáscara • 1 ½ tazas de almendras laminadas • 1 ½ tazas de copos de coco • 3 tazas de avena al estilo antiguo

En un bol pequeño combina:

¼ de taza de cerezas frescas • ¼ de taza de arándanos rojos secos •
¼ de taza de albaricoques secos troceados • ¼ de taza de pasas

Condimento:

2 tazas de frutos del bosque frescos

Yogur:

2 tazas de yogur de vainilla bajo en grasa

Instrucciones:

Precalienta el horno a 180 °C. Echa la miel, el sirope de arce, la canela, el jengibre, la nuez moscada y el clavo a la olla. Caliéntala a temperatura media sobre la cocina hasta que la miel y el sirope se aclaren y se vuelvan líquidos; sácala del fuego. Echa el resto de los ingredientes (salvo la mezcla de frutas) en un bol grande y echa la miel y el sirope sobre los ingredientes. Remuévelo con una cuchara de madera hasta que la mezcla de miel y sirope cubra todos los ingredientes. Divide el contenido del bol en dos bandejas para galletas o media bandeja de horno. Esparce la mezcla formando una capa fina y colócala en el horno. Hornéala durante 15 a 20 minutos, o hasta que la avena, nueces y semillas estén doradas y tostadas. Remueve la mezcla de vez en cuando con una espátula de metal para que quede el color más homogéneo. Despega con cuidado la granola caliente y ponla de nuevo en el bol. Echa los frutos secos y remueve bien. Deja enfriar la granola por completo y rómpela con una cuchara de madera. Alterna capas de granola y de yogur de vainilla con los frutos del bosque frescos en una copa de postre y sírvelo.

Desglose...

Calorías: 190; grasas totales: 8 g; grasas saturadas: 1,5 g; colesterol: 0 mg; sodio: 20 mg; hidratos de carbono totales: 29 g; fibra: 3 g; azúcar: 20 g; proteínas: 5 g.

Zanahoria

¡VAYA BEBÉ!

¿Sabías que... la mayoría de las zanahorias «baby» son zanahorias grandes que han sido recortadas para darles ese tamaño? Las verdaderas baby son las que se recolectan temprano.

Ficha técnica

Las zanahorias pertenecen al grupo de las «raíces». Son únicas puesto que crecen hacia abajo en la tierra, en lugar de alzarse hacia el sol. Hay zanahorias de muchas formas y tamaños, pero la más popular es la naranja, y el tamaño más corriente es entre 18 y 23 cm de largo. Existen más de 40 variedades de pigmentación, que varían también en sus componentes fitoquímicos. Pero las más cultivadas son las naranja, moradas, amarillas o blancas. Todas entran dentro de dos categorías básicas: orientales (asiáticas) y occidentales (caroteno).

Una ración de historia...

El cultivo de la zanahoria se remonta a miles de años. Originarias de Asia Central y Oriente Próximo, pronto se expandieron por el Mediterráneo. India, China y Japón las cultivaron a partir del siglo XIII. En Europa, sin embargo, no se hicieron populares hasta el Renacimiento. Durante el siglo XVII, los agricultores empezaron a cultivar distintas variedades, entre las que se encontraba la de color naranja que conocemos en la actualidad.

¿Dónde se cultivan?

China es el principal productor de zanahorias, seguida de Estados Unidos, Rusia, Francia, Inglaterra, Polonia y Japón.

¿Qué me aporta?

La zanahoria es una fuente excelente de carotenos, especialmente de betacarotenos. Una taza de zanahorias cortada en cubos proporciona aproximadamente un 690 por ciento de la CDR de vitamina A. También son una buena fuente de fibra, manganeso, niacina, potasio, vitamina B_6 y vitamina C.

Remedios caseros

Hace mucho tiempo, los griegos las utilizaban para tratar los trastornos digestivos, y los romanos las comían para mejorar su vida amorosa. También tienen otras «raíces» tradicionales: durante el Rosh Hashanah, el Año Nuevo judío, por ejemplo se sirven en forma de monedas, como símbolo de prosperidad para el futuro.

¡Lánzame un salvavidas!

ENFERMEDADES CARDIOVASCULARES: En muchos estudios se ha examinado la relación entre las dietas ricas en carotenoides y la reducción del riesgo de padecer enfermedades cardiovasculares. En uno de esos estudios, que fue publicado hace diez años en un diario de prestigio, se hizo un seguimiento de 1.300 personas mayores que comían al menos 1 ración de zanahorias o de calabaza al día. Los resultados demostraron que las personas cuyas dietas eran ricas en carotenoides tenían un 60 por ciento menos de riesgo de padecer un ataque al corazón en comparación con las que comían menos de 1 ración al día.

CÁNCER: Se ha observado que una dosis alta de carotenoides reduce hasta en un 20 por ciento el cáncer de mama postmenopáusico, y hasta en un 50 por ciento los cánceres de vejiga, cuello del útero, próstata, colon, laringe y esófago. Los múltiples estudios realizados con seres humanos sugieren que una dieta que incluya al menos 1 zanahoria al día puede reducir a la mitad la incidencia de cáncer de pulmón. Las lesiones precancerosas de colon en los animales a los que se les dieron dietas que contenían zanahorias o falcarinol (un fitoquímico natural en las zanahorias) eran mucho menores que las del grupo de control, y el número de esas lesiones que evolucionaron en tumores se redujo considerablemente.

Aunque un estudio denominado CAROT, realizado sobre un gran número de población, demostraba que los fumadores que ingerían suplementos de betacarotenos tenían más probabilidades de contraer cáncer de pulmón, otro estudio del National Cancer Institute demostró que este tipo de cáncer tenía una mayor incidencia en hombres cuyas dietas no proporcionaban una dosis saludable de alfacaroteno.

DIABETES: Las investigaciones con seres humanos indican que los alimentos ricos en carotenoides, como las zanahorias, pueden favorecer el funcionamiento de la insulina, mejorando el control de la glucosa en sangre.

ENFISEMA: Las investigaciones con animales realizadas en la Universidad Estatal de Kansas demostraron que las dietas ricas en vitamina A reducían la inflamación de los pulmones y el riesgo de enfisema.

VISTA: El betacaroteno favorece la visión, especialmente la visión nocturna. Es un poderoso antioxidante que protege de la degeneración macular y del desarrollo de cataratas, la principal causa de ceguera en las personas mayores.

Consejos
ELECCIÓN Y CONSERVACIÓN:
- Las zanahorias de color naranja fuerte son las que tienen más betacaroteno.
- Evita las que están abiertas, marchitas, blandas o mustias.
- Se conservan mejor en la sección de verduras de la nevera, pero no las guardes con otras frutas. Las frutas emanan gas de etileno cuando maduran. Este gas reduce el tiempo de conservación de las zanahorias.

PREPARACIÓN Y SUGERENCIAS:
- Pelar las zanahorias puede darles mejor aspecto, pero en general es innecesario. Además, las zanahorias peladas pierden parte de sus vitaminas.
- Al vapor, guisadas, asadas y a la parrilla son los métodos preferidos de prepararlas. Cuando se hierven se pierden más nutrientes. Aunque hacerlas en el microondas puede ahorrarnos tiempo, se pierde mucho betacaroteno cuando lo hacemos.
- Adereza las zanahorias crudas o cocidas con eneldo, estragón, jengibre, miel, azúcar integral, perejil, limón y zumo de naranja.

SOPA DE ZANAHORIAS Y CALABAZA ASADAS
Por el chef J. Hugh McEvoy
Raciones: 12 • Tiempo de preparación: 60 minutos

Esta receta contiene siete alimentos poderosos.

Ingredientes:
450 g de zanahorias baby frescas • 450 g de calabaza fresca cortada en dados • 1 ½ tazas de cebollas Vidalia, troceada • 4 tazas de cal-

do de pollo bajo en sodio • 3 cucharadas de aceite de oliva • 1 diente de ajo fresco • 12 ramitas de canela • ½ cucharadita de tomillo fresco • ¼ de cucharadita de nuez moscada rallada • 12 hojas de menta piperita fresca • 1 cucharadita de hojas de laurel secas

Instrucciones:

Precalentar el horno a 190 ºC. Asar las zanahorias y la calabaza hasta que queden tiernas, durante unos 20 minutos. En una olla grande, saltea la cebolla y el ajo en el aceite de oliva hasta que se reblandezcan. Añade la calabaza, las zanahorias, el caldo de pollo, el laurel y el tomillo. Ponlo a fuego alto para que hierva; cuando empiece a hervir, baja el fuego y déjalo cocer durante 15 minutos. Saca las hojas de laurel y el tomillo. Utiliza una batidora y bate bien la mezcla. Aderézalo al gusto con sal y pimienta. Sírvelo en boles grandes. Adórnalo con las ramitas de canela, la nuez moscada rallada y las hojas de menta.

Desglose...

Calorías: 80; grasas totales: 3 g; grasas saturadas: 2 g; colesterol: 8 mg; sodio: 56 mg; hidratos de carbono totales: 12 g; fibra: 2 g; azúcar: 4 g; proteínas: 3 g.

Apéndice A

DOMINGO
Desayuno:
2 crepes de avena y trigo integral de Ina (240)
1 taza de leche desnatada (90)
½ plátano (60)
1 taza de café (5)
Comida:
1 taza de ensalada de cuscús de verano (120)
1 taza de sopa de frijoles con lima y comino (255)
2 caquis (60)
Tentempié:
Kebabs de fruta (150)
Cena:
3 tacos de acelga Swiss Chard (360)
1 taza de ensalada de mango (126)
1 taza de ensalada sencilla de cebolla, tomate y albahaca del sur de
     Italia (110)
Tentempié:
½ pizza de frutos del bosque y almendras (280)
1 taza de leche de soja (100)
Total 1.956 calorías

LUNES
Desayuno:
2 gofres de trigo integral tostadas con ½ taza de «la sencilla receta de
     salsa de frutos del bosque de Sharon» (305)
1 taza de leche de soja (100)

1 taza de té negro (0)
Comida:
1 taza de ensalada de cebada y orzo (140)
1 taza de espaguetis al queso de Elisa con berenjena y tomate
(370)
Ensalada de pomelo asado (110)
Tentempié:
¼ de taza de guacamole de lujo (120)
12 tortitas de maíz
Cena:
6 Langostinos con tequila y clavo de olor (258)
½ taza de fideos con menta y especias al estilo japonés (180)
¾ de taza de espárragos con aderezo de zumo de cítricos frescos y almendras tostadas (90)
Tentempié:
½ taza de chips de boniato (114)
1 taza de leche desnatada (90)
Total 2.017 calorías

MARTES
Desayuno:
Bol de açaí al estilo brasileño con ¼ de taza de granola de canela y
nueces (307)
1 taza de café (5)
Comida:
Sopa de frijoles con lima y comino (221)
Hamburguesa de espelta (190)
1 panecillo de espelta integral (240)
Tentempié:
¾ de taza de macedonia de frutas con manzanas y arándanos rojos
(150)
Cena:
1 ½ tazas de ensalada de sandía asada (270)
1 taza de pollo con higos al estilo marroquí (370)
¾ de taza de patatas Vesubio del Art (180)
Tentempié:
3 tazas de palomitas de maíz (80)
Total 2.013 calorías

MIÉRCOLES

Desayuno:
1 rodaja de pan de plátano y arándano (132)
170 g de yogur con frutas (180)
Revuelto de espárragos con queso y setas (190)
1 taza de té verde (0)

Comida:
1 taza de gazpacho de nueces y pepino (275)
1 rodaja de quiche sin masa con salchichas BOCA y verduras (150)
1 panecillo de centeno

Tentempié:
60 g de pasta siciliana para untar (80)
Triángulos de pan pita de trigo integral (140)

Cena:
1 taza de tofu frito en salsa curry (210)
¾ de taza de ensalada de kamut y arándanos (261)

Tentempié:
½ taza de crujiente de moras (220)
Total 2.040 calorías

JUEVES

Desayuno:
¾ de taza de horneado de avena y cerezas (210)
½ taza de pudín para el desayuno (230)
1 taza de café (5)

Comida:
1 taza de rehogado de lechuga romana con sésamo (112)
1 taza de buey con setas y sésamo (200)
⅔ de taza de arroz integral (160)

Tentempié:
¼ de taza de hummus de pimiento rojo con ¼ de pan pita integral
Zahtar (210)

Cena:
1 rollo de col vegetariano polaco (360)
½ alcachofa al vapor con cilantro y alioli (147)
1 rodaja de pudín de pan y arándanos (230)

Tentempié:
¾ de taza de helado de albaricoques, arándanos rojos y mangos (150)
Total 2.014 calorías

VIERNES

Desayuno:

1 taza de batido de proteína de suero de mis hijas (220)

Magdalenas de sorgo y mermelada de naranja con arándanos rojos (230)

1 taza de té negro (0)

Comida:

Uvas para relleno (190)

1 taza de sopa de zanahorias y calabaza asadas (80)

¾ de taza de ensalada de peras y arándanos rojos con avellanas al curry (210)

1 taza de café (5)

Tentempié:

1 rebanada de pastel de algarrobas y nueces (160)

1 taza de leche de soja (100)

Cena:

115 g de salmón a la parrilla con salsa de arándanos rojos y cerezas (260)

1 taza de fideos asiáticos con wasabi (275)

1 taza de espinacas salteadas (100)

Tentempié:

¼ de taza de hummus de pimiento rojo con ¼ de pan pita (210)

Total 2.040 calorías

SÁBADO

Desayuno:

1 ración de la frittata de brécoles favorita de mi familia (200)

1 tarta de frambuesas y melocotón en almíbar (220)

1 taza de leche descremada (90)

1 taza de café (5)

Comida:

1 taza de pasta de fagioli sencilla (273)

¾ de taza de quinoa caribeña (190)

Shortcake de fresa (170)

Tentempié:

30 g de cacahuetes aztecas con chocolate asados (160)

1 bollito de pipas de girasol (80)

Cena:

170 g de pescado asado con boniatos al comino (300)

1 taza de sopa de lentejas y col reconstituyente (130)
Tentempié:
Tostada francesa con plátano y canela (155)
Total 1.973 calorías

Apéndice B

Clase/Componentes	Fuente*	Beneficio potencial
Carotenoides		
Betacaroteno	Zanahorias, calabaza, boniato	Neutraliza los radicales libres que pueden dañar las células; impulsan las defensas antioxidantes; se pueden convertir en vitamina A en el cuerpo
Luteína, zeaxantina	Col rizada, espinaca, maíz, huevos y cítricos	Pueden contribuir a mantener una buena vista.
Licopeno	Tomates y productos procesados del tomate, sandía, pomelo rojo y rosa	Pueden contribuir a una buena salud de la próstata.
Fibra dietética (funcional y total)		
Betaglucano†	Salvado de avena, avena, harina de avena, cebada, centeno	Puede reducir el riesgo de enfermedades coronarias (EC).

Clase/Componentes	Fuente*	Beneficio potencial
Fibra indisoluble	Salvado de trigo, salvado de maíz, piel de fruta	Puede contribuir a conservar la salud del tracto digestivo; puede reducir el riesgo de ciertos tipos de cáncer.
Fibra soluble†	Guisantes, alubias, manzanas, cítricos	Puede reducir el riesgo de EC y algunos tipos de cáncer.
Cereales integrales†	Cereales, trigo integral, pan, avena, arroz integral	Puede reducir el riesgo de EC y algunos tipos de cáncer, puede contribuir al mantenimiento de unos niveles saludables de glucosa.
Ácidos grasos		
Ácidos grasos monoinsaturados (AGMI)†	Frutos secos, aceite de oliva, aceite de colza	Puede reducir el riesgo de EC.
Ácidos grasos poliinsaturados (AGPI); ácidos grasos omega-3; ALA	Nueces, lino	Pueden contribuir a una buena salud cardiovascular, y al mantenimiento del buen funcionamiento del cerebro y de la vista.
AGMI; ácidos grasos omega-3; DHA/EPA†	Salmón, atún, aceites de pescado	Pueden reducir el riesgo de EC; pueden contribuir al buen funcionamiento del cerebro y de la vista.

Clase/Componentes	Fuente*	Beneficio potencial
Flavonoides		
Antocianinas: cianidina, delfinina, malvidina	Frutos del bosque, cerezas y uvas rojas	Fortalecen las defensas antioxidantes; pueden contribuir al buen funcionamiento del cerebro.
Flavonoles: catequinas, epicatequinas, procianidinas	Té, cacao, manzanas, uvas	Pueden contribuir al mantenimiento de la salud cardiovascular.
Flavanoles: hesperetina, selenio	Cítricos, pescado, cereales, ajo, huevos	Neutralizan los radicales libres, que pueden dañar las células; pueden contribuir al buen funcionamiento del sistema inmunitario.
Ácido cafeico, ácido ferúlico	Manzanas, peras, cítricos, algunas verduras, café	Pueden potenciar las defensas antioxidantes; pueden contribuir al buen funcionamiento del cerebro y de la vista.
Estanoles/esteroles vegetales		
Estanoles/esteroles† libres	Maíz, soja, trigo, semillas de girasol	Pueden reducir el riesgo de EC.
Prebióticos		
Inulina, fructooligosacáridos (FOS), polidextrosa	Cereales integrales, cebollas, algunas frutas, ajo, miel, puerros	Pueden mejorar la salud gastrointestinal; pueden mejorar la absorción del calcio.

Clase/Componentes	Fuente*	Beneficio potencial
Probióticos		
Levaduras, *Lactobacilli, Bifidobacteria,* y otras cepas específicas de bacterias buenas	Yogur y otros productos lácteos fermentados, miso no pasteurizado, chucrut	Pueden mejorar la salud gastrointestinal y del sistema inmunitario; los beneficios dependerán de la cepa.
Fitoestrógenos		
Isoflavonas: daidzeína, genisteína	Habas de soja y productos de soja	Pueden contribuir a la buena salud de los huesos, a la salud del cerebro y al buen funcionamiento del sistema inmunitario; en las mujeres, pueden contribuir a una buena salud en la menopausia.
Lignanos	Lino, centeno y algunas verduras	Pueden contribuir a una buena salud cardiovascular y al buen funcionamiento del sistema inmunitario.
Sulfidos/tioles		
Dialilsulfido, alilmetiltrisulfide	Ajo, cebolla, puerro, cebolleta	Pueden contribuir a la desintoxicación de compuestos no deseados; a la buena salud cardiovascular y a la salud del sistema inmunitario.

Clase/Componentes	Fuente*	Beneficio potencial
Ditioltiones	Verduras crucíferas	Pueden contribuir a la desintoxicación de compuestos no deseados y a la salud del sistema inmunitario.
Vitaminas		
A‡	Leche, huevos, zanahorias, boniato, espinacas	Puede contribuir a la salud de la vista, al funcionamiento del sistema inmunitario y a la salud ósea, así como a la integridad de las células.
B$_1$ (tiamina)	Lentejas, guisantes, arroz integral de grano largo	Puede contribuir a la buena salud del cerebro, ayuda a regular el metabolismo.
B$_2$ (riboflavina)	Carnes magras, huevos, verduras de hoja verde	Favorece el crecimiento celular y regula el metabolismo.
B$_3$ (niacina)	Productos lácteos, aves, pescado, frutos secos, huevos	Regula el metabolismo y la síntesis hormonal.
B$_5$ (ácido pantoténico)	Habas de soja, lentejas	Contribuye al buen funcionamiento del sistema inmunitario; ayuda a regular el metabolismo.

Clase/Componentes	Fuente*	Beneficio potencial
B_6 (piroxidina)	Alubias, frutos secos, legumbres, pescado, carne, cereales integrales	Puede reducir el riesgo de concebir un hijo con una anomalía cerebral o de la médula espinal.
B_9 (folato)†	Alubias, legumbres, cítricos, verduras de hoja verde, panes y cereales enriquecidos	Puede contribuir a la buena salud mental; ayuda a regular el metabolismo y favorece la formación de células sanguíneas.
B_{12} (cobalamina)	Huevos, carne, aves, leche	Ayuda a regular el metabolismo y la síntesis hormonal.
Biotina	Salmón, productos lácteos, huevos	Neutraliza los radicales libres que pueden dañar las células; puede contribuir a la salud de los huesos y a la función del sistema inmunitario.
C	Guayaba, pimientos dulces verdes y rojos, kiwi, cítricos, fresas	Ayuda a regular el calcio y el fósforo, favorece la salud de los huesos; contribuye a un buen funcionamiento del sistema inmunitario; favorece el crecimiento celular.

Clase/Componentes	Fuente*	Beneficio potencial
D	Luz solar, leche enriquecida y cereales	Neutraliza los radicales libres, que pueden dañar las células; contribuye al buen funcionamiento del sistema inmunitario y a la salud cardiovascular.
E	Semillas de girasol, almendras, avellanas, hojas del nabo	

* Los ejemplos no son en modo alguno una lista exhaustiva.

† Componente cuyas propiedades han sido reconocidas por la FDA.

‡ La vitamina A preformada se encuentra en alimentos procedentes de animales. Los carotenoides de la provitamina A se encuentran principalmente en muchas frutas y verduras de color oscuro y son una fuente principal de vitamina A para los vegetarianos.

Adaptado del *International Food Information Council Foundation*

Agradecimientos por las recetas

Quiero expresar mi más sincero agradecimiento a todas aqullas personas, organizaciones y empresas que han contribuido a las 101 recetas. ¡Su tiempo y su talento sin duda han conseguido que los alimentos buenos para ti sepan de maravilla!

Christine M. Palumbo, MBA, RD; www.christinepalumbo.com

Rick Bayless, autor de muchos libros de cocina y chef y propietario de Frontera Grill and Topolobampo, Chicago, Illinois; www.rickbayless.com

Dave Hamlin, chef director ejecutivo de Price Chopper supermarkets; www.pricechopper.com

Cheryl Bell, MS, RD, LDN, CHE; chef ejecutiva y experta en nutrición de Meijer Foods; www.meijer.com

Allen Susser, autor de *The Great Mango Book* (Ten Speed Press, 2001); www.chefallens.com

Kyle Shadix, CCC, MS, RD; www.chefkyle.com

Steven Raichlen, autor de *Healthy Latin Cooking* (Rodale, 1998) e invitado de la Barbeque University; www.barbequebible.com

Mary Corlett, propietario de Chow en Elmhurst, Illinois; www.chowtogo.com

Cynthia Sass, MPH, MA, RD, CSSD, LD/N; directora de nutrición de la revista *Prevention*; www.prevention.com

Elisa Zied, MS, RD, autor de *Feed Your Family Right!* (Wiley, 2007); www.elisazied.com

Lisa Dorfman, MS, RD, autora de *The Tropical Diet* (Food Fitness International, 2004); www.runningnutritionist.com

Jane Reinhardt-Martin, RD, LD, autora de *The Amazing Flax Cookbook* (TSA Press, 2004); www.FlaxRD.com

Ina Pinkney; www.breakfastqueen.com

Rosalie Gaziano, autora de *Mothers Speak...for Love of Family* (Durban House, 2006

Produce for Better Health Foundation: www.fruitsandveggiesmorematters.org

Georgia Pecan Commission: www.georgiapecans.org

Nick Spinelli, chef ejecutivo, Kraft Foods

Nicki Anderson, autor, *Reality Fitness: Inspiration for Your Health and Well-Being* (New World Library, 2000); www.reality fitness.com

Royce Gracie, estrella del arte marcial jujitsu; www.roycegracie.tv

The Cranberry Marketing Committee: www.uscranberries.com

The Cherry Marketing Institute: www.choosecherries.com

The Cranberry Institute: www.cranberryinstitute.org

The Almond Board of California: www.almondsarein.com

The Hazelnut Council: www.hazelnutcouncil.org

www.cooks.com

www.purityfoods.com

Bob's Red Mill: www.BobsRedMill.com

Lipton Tea: www.liptontea.com

Folgers: www.folgers.com

Heather Jose, superviviente de un cáncer de mama en fase IV y autora de *Letters to Sydney: Hope, Faith, and Cancer* (Author House, 2004); www.heatherjose.com

Arthur P. Grotto, "Noni"

Evelyn Tribole, MS, RD, autora de *Stealth Health* (Viking, 2000); www.evelyntribole.com

Michel Nischan y Mary Goodbody, autores de *Homegrown Pure and Simple: Great Healthy Food from Garden to Table* (Chronicle Books, 2005); www.michelnischan.com

Duskie Estes y John Stewart, Zazu y Bovolo Restaurants en Sonoma County, California; www.zazurestaurant.com

Dawn Jackson Blatner, RD, LDN, portavoz nacional de la American Dietetic Association; www.dawnjacksonblatner.com

Michel Stroot, autor de *The Golden Door Cooks Light and Easy* (Gibbs Smith, 2003)

Carol Fenster, PhD, autora de *Gluten-Free 101* (Savory Palate, 2006); www. savorypalate.com

Sandy Tomich, "Ma"

Giselle Ruecking, ahijada extraordinaria

Treena y Graham Kerr, autores; www.grahamkerr.com

Michael Sena y Kirsten Straughan RD, LD, autores de *Lean Mom, Fit Family: The 6-Week Plan for a Slimmer You and a Healthier Family* (Rodale, 2005)

Mi especial agradecimiento a mi buen amigo J. Hugh McEvoy, CRC, CEC, aka "Chef J," que ha contribuido amablemente con 21 de las 101 deliciosas recetas; y a mi maravillosa esposa, Sharon, que ha aportado un cargamento de platos deliciosos que mantienen a nuestra familia bien alimentada.

Referencias

Las referencias que vienen a continuación son sobre las múltiples investigaciones realizadas y están incluidas en el apartado *¡Lánzame un salvavidas!* No es una lista completa de todos los estudios y fuentes incluidos en este libro. Encontrarás todas las fuentes en www.101FoodsThatCouldSaveYourLife.com. También incluyo los *websites* que me han parecido especialmente útiles en mis investigaciones sobre el origen, la historia y los beneficios de los 101 alimentos.

Açaí www.acaifacts.com/main
Del Pozo-Insfran, D., S. S. Percival, St. J. Talcott, «Açaí *(Euterpe oleracea Mart.)* polyphenolics in their glycoside and aglycone forms induce apoptosis of HL-60 leukemia cells», *J. Agric. Food Chem.*, 22 feb. 2006, 54 (4), pp.1222–1229.
Hong W., G. Cao, P. Prior, «Oxygen radical absorbance capacity of anthocyanins», *J. Agric. Food Chem.*, 1997, 45, pp. 304–309.
Schauss, A. G., y cols., «Antioxidant capacity and other bioactivities of the freeze-dried Amazonian palm berry, *Euterpe oleraceae Mart.*(Açaí)», *J. Agric. Food Chem.*, 1 nov. 2006, 54 (22), pp. 8604–8610.

Aceitunas www.calolive.org
Bondia-Pons, I., y cols., «Moderate consumption of olive oil by healthy European men reduces systolic blood pressure in non-Mediterranean participants», *J. Nutr.*, enero 2007, 137 (1), pp. 84–87.
Covas, M. I., y cols., «The effect of polyphenols in olive oil on heart disease risk factors: a randomized trial», *Ann. Intern. Med.*, 5 sep. 2006, 145 (5), pp. 333–341.
Juan, M. E., y cols., «Olive fruit extracts inhibit proliferation and induce apoptosis in HT-29 human colon cancer cells», *J. Nutr.*, oct. 2006, 136 (10), pp. 2553–2557.

Lee, A., D. I. Thurnham, C. Chopra, «Consumption of tomato products with olive oil but not sunflower oil increases the antioxidant activity of plasma», *Free Radical Biology & Medicine,* 2000, 29, pp. 1051–1055.

Owen, R. W., y cols., «Olives and olive oil in cancer prevention», ago. 2004, *Eur. J. Cancer Prev.*, 13 (4), pp. 319–326.

Acelga   http://food.oregonstate.edu/faq/uffva/swisschard2.html

Ayanoglu-Dulger, G., O. Sacan, G. Sener, R. Yanardaq, «Effects of chard *(Beta vulgaris L. var. cicla)* extract on oxidative injury in the aorta and heart of streptozotocin-diabetic rats», *J. Med. Food*, primavera 2002, 5 (1), pp. 37–42.

Bobek, P., S. Galbavy, M. Mariassyova, «The effect of red beet *(Beta vulgaris var. rubra)* fiber on alimentary hypercholesterolemia and chemically induced colon carcinogenesis in rats», *Nahrung*, jun. 2000, 44 (3), pp. 184–187.

Senner, G., y cols., «Effects of chard *(Beta vulgaris L. var. cicla)* extract on oxidative injury in the aorta and heart of streptozotocin-diabetic rats», *J. Med. Food.*, primavera 2002, 5 (1), pp. 37–42.

Yanardag, R., S. Bolkent, O. Ozsoy-Sacan, y cols., «The effects of chard *(Beta vulgaris L. var. cicla)* extract on the kidney tissue, serum urea and creatinine levels of diabetic rats», *Phytother. Res.*, dic. 2002, 16 (8), pp. 758–761.

Agave   www.succulent-plant.com/agave.html

Da Silva, B. P., A. C. De Sousa, G. M. Silva, T. P. Mendes, J. P. Parente, «A new bioactive steroidal saponin from *Agave attenuata*», *Z. Naturforsch.*, may.-jun. 2002, 57 (5–6), pp. 423–428.

Davidson, J. R., B. R. Ortiz de Montellano, «The antibacterial properties of an Aztec wound remedy», *J. Ethnopharmacol.*, agosto 1983, 8 (2), pp. 149–161.

García, M. D., A. M. Quilez, M. T. Sáenz, M. E. Martínez-Domínguez, T. De la Puerta, «Anti-inflammatory activity of *Agave intermixta Trel.* and *Cissus sicyoides L.*, species used in the Caribbean traditional medicine», *J. Ethnopharmacol.*, agosto 2000, 71 (3), pp. 395–400.

Ohtsuki, T., y cols., «New chlorogenin hexasaccharide isolated from *Agave fourcroydes* with cytotoxic and cell cycle inhibitory activities», *Bioorganic & Medicinal Chemistry*, jul. 2004, 12 (14), pp. 3841–3845.

Peana, A. T. y cols., «Anti-inflammatory activity of aqueous extracts and steroidal sapogenins of *Agave americana*», *Planta Med.*, jun. 1997, 63 (3), pp. 199–202.

Saenz, M. T., M. D. García, A. Quílez, M. C. Ahumada, «Cytotoxic activity of *Agave intermixta L. (agavaceae)* and *Cissus sicyoides L. (vitaceae)*», *Pytother. Res.*, nov. 2000, 14 (7), pp. 552–554.

Verastegui, M. A., C. A. Sánchez, N. L. Heredia, J. S. García-Alvarado, «Antimicrobial activity of extracts of three major plants from the Chihuahuan desert», *J. Ethnopharmacol.*, 5 jul. 1996, 52 (3), pp. 175–177.

Yokosuka, A., Y. Mimaki, M. Kuroda, Y. Sashida, «A new steroidal saponin from the leaves of *Agave Americana*», *Planta Med.*, mayo 2000, 66 (4), pp. 393–396.

Aguacate California Avocado Commission: www.avocado.org; Chilean Avocado Importers Association: www.chileanavocados.org

Angermann, P., «Avocado/soybean unsaponifiables in the treatment of knee and hip osteoarthritis», *Ugeskr. Laeger.*, 15 agosto 2005, 167 (33), pp. 3023–3025.

Kut-Lassere, C., C. C. Miller, y cols., «Effect of avocado and soybean unsaponifiables on gelatinase A (MMP-2), stromelysin (MMP-3), and tissue inhibitors of matrix metalloproteinase (TIMP-1 and TIMP-2) secretion by human fibroblasts in culture», *J. Periodontal.*, dic. 2001, 72 (12), pp. 1685–1694.

Lerman-Garber, I., y cols., «Effect of a high-monounsaturated fat diet enriched with avocado in NIDDM patients», *Diabetes Care*, abr. 1994, 17 (4), pp. 311–315.

López, R., A. C. Frati, y cols., «Monounsaturated fatty acid (avocado) rich diet for mild hypercholesterolemia», *Arch. Med. Res.*, invierno 1996, 27 (4), pp. 519–523.

Lu, Q. Y., J. R. Arteaga, y cols., «Inhibition of prostate cancer cell growth by an avocado extract: role of lipid-soluble bioactive substances», *J. Nutr. Biochem.*, enero 2005, 16 (1), pp. 23–30.

Stucker, M., U. Memmel, y cols., «Vitamin B_{12} cream containing avocado oil in the therapy of plaque psoriasis», *Dermatology*, 2001, 203 (2), pp. 141–147.

Ajo http://anrcatalog.ucdavis.edu/pdf/7231.pdf
Garlic: Effects on Cardiovascular Risks and Disease, Proliferative Effects

Against Cancer, and Clinical Adverse Effects. http://ahrq.gov/clinic/epcsums/garlicsum.htm. Consultado el 2 de junio 2007.

Allium Vegetables and Organosulfur Compounds: Do They Help Prevent Cancerfi http://ehpnet1.niehs.nih.gov/members/2001/109 p893-902 bianchini/bianchinifull.html.Consultado el 3 de junio 2007.

Efendy, J. L., y cols., «The effect of the aged garlic extract, "Kyolic", on the development of experimental atherosclerosis», *Arterosclerosis*, 1997, 132, pp. 37–42.

Fleischauer, A. T., y L. Arab, «Garlic and cancer: a critical review of the epidemiologic literature», *J. Nutrition*, 2001, 131, pp. 1032S–1040S.

González, C., y cols., «Fruit and vegetable intake and the risk of stomach and oesophagus adenocarcinoma in the European Prospective Investigation into Cancer and Nutrition (EPIC-EURGAST)», *Int. J. Cancer*, 15 mayo 2006, 118 (10), pp. 2559–2566.

Hsing, A. W., A. P. Chokkalingam, Y. T. Gao, y cols., «Allium vegetables and risk of prostate cancer: a population-based study», *J. Natl. Cancer Inst.*, 2002, 94 (21), pp. 1648–1651.

Jain, A. K., «Can garlic reduce levels of serum lipids? A controlled clinical study», *American Journal of Medicine*, 1993, 94, pp. 632–635.

Johnston, N., «Garlic: A natural antibiotic. Modern Drug Discovery», 2002, (5), p. 12.

Mader, F. H., «Treatment of hyperlipidemia with garlic-powder tablets», *ArzneimittelForschung/Drug Research*, 1990, 40, pp. 3–8.

Milner, J. A., «Mechanisms by which garlic and allyl sulfur compounds suppress carcinogen bioactivation. Garlic and carcinogenesis», *Adv. Exp. Med. Biol.*, 2001, 492, pp. 69–81.

Milner, J. A., «A historical perspective on garlic and cancer. J.», *Nutrition*, 2001, 131, pp. 1027S–1031S.

Steiner, M., R. S. Lin, «Changes in platelet function and susceptibility of lipoproteins to oxidation associated with administration of aged garlic extract», *J. Cardiovasc Pharmacol.*, 1998, 31, pp. 904–908.

Albahaca www.basil.com

Geetha, R. K., D. M. Vasudevan, «Inhibition of lipid peroxidation by botanical extracts of *Ociumem sanctum*: in vivo and in vitro studies», *Life Sci.*, 19 nov. 2004, 76 (1), pp. 21–28.

Mediratta, P. K., K. K. Sharma, S. Singh, «Evaluation of immunomodulatory potential of *Ocimum sanctum* seed oil and its possible mechanism of action», *J. Ethnopharmacol.*, abr. 2002 80 (1), pp. 15–20.

Opalchenova, G., D. Obreshkova, «Comparative studies on the activity of basil —an essential oil from *Ocimum basilicum L.*— against multidrug resistant clinical isolates of the genera *Staphylococcus, Enterocuccus* and *Pseudomonas* by using different test methods», *J. Microbiol. Methods*, julio 2003, 54 (1), pp. 105-110.

Sharma, M., K. Kishore, y cols., «Cardioprotective potential of *Ocimum sanctum* in isoproterenol induced myocardial infarction in rats», *Mol. Cell. Biochem.*, sept. 2001, 225 (1), pp. 75-83.

Tohti, I., M. Tursun, y cols., «Aqueous extracts of *Ocimum basilicum L.* (sweet basil) decrease platelet aggregation induced by ADP and thrombin *in vitro* and rats arterio-venous shunt thrombosis *in vivo*», *Thromb. Res.*, 7 febr. 2006, 118 (6), pp. 733-739.

Albaricoques California Fresh Apricot Council: www.califapricot. com

American Cancer Society. Available at www.cancer.org. Consultado el 16 de mayo 2006.

Hankinson, S. E., M. J. Stampfer, y cols., «Nutrient intake and cataract extraction in women: a prospective study», *B. M. J.*, 1992, 305 (6849), pp. 335-339.

Jacques, P. F., L. T. Chylack, «Epidemiologic evidence of a role for the antioxidant vitamins and carotenoids in cataract prevention», *Am. J. Clin. Nutr.*, 1991.

Otsuka, T., y cols., «Suppressive effects of fruit-juice concentrate of *Prunus mume Sieb. et Zucc.* (Japanese apricot, Ume) on *Helicobacter pylori*-induced glandular stomach lesions in Mongolian gerbils», *Asian Pac. J. Cancer Prev.*, 2005, 6 (3), pp. 337-341.

Yusuf, S., y cols., «Effect of potentially modifiable risk factors associated with myocardial infarction in 52 countries (the INTERHEART study): case-control study», *Lancet*, sept. 2004, 364 (9438),, pp. 937-952.

Alcachofas California Artichoke Advisory Board: www.artichokes. org

Bundy, R., A. F. Walker, y cols., «Artichoke leaf extract reduces symptoms of irritable bowel syndrome and improves quality of life in otherwise healthy volunteers suffering from concomitant dyspepsia: a subset analysis», *J. Altern. Compl. Med.*, agosto 2004, 10 (4), pp. 667-669.

Emendorfer, F., F. Emendorfer, y cols., «Antispasmodic activity of fraction and cynaropicrin from *Cynara scolymus* on guinea-pig ileum», *Bil. Pharm. Bull.*, mayo 2005, 28 (5), pp. 902-904.

Gebhardt, R., «Inhibition of Cholesterol Biosynthesis in Primary Cultured Rat Hepatocytes by Artichoke Extracts», *J. Pharmacol. Exp. Ther.*, sept. 1998, (286), pp. 1122–1128.

Pittler, M. H., C. O. Thonpson, E. Ernst, «Artichoke leaf extract for treating hypercholesterolaemia», *Cochrane Database Syst Rev.*, 2002, (3) p. CD003335.

Rossoni, G., S. Grande, C. Galli, F. Visioli, «Wild artichoke prevents the age-associated loss of vasomotor function», *J. Agric. Food Chem.*, 28 dic. 2005, 53 (26), pp. 10291–10296.

Alforfón o trigo sarraceno www.hort.purdue.edu/newcrop/crops/Buc kwheat.html

Álvarez, P., C. Alvarado, y cols., «Improvement of leukocyte functions in prematurely aging mice after five weeks of diet supplementation with polyphenol-rich cereals», *Nutrition*, 27 junio 2006.

Berti, C., A. Brusamolino, M. Porrini, P. Riso, «Effect on appetite control of minor cereal and pseudocereal products», *Br. J. Nutr.*, nov. 2005, 94 (5), pp. 850–858.

Kato, N., J. Kayashita, y cols., «High protein buckwheat flour suppresses hypercholesterolemia in rats and gallstone formation in mice by hypercholesterolemic diet and body fat in rats because of its low protein digestibility», *Nutrition*, febr. 2006, 22 (2), pp. 166–173.

Kawa, J. M., R. Przybylski, C. G. Taylor, «Buckwheat concentrate reduces serum glucose in streptozotocin-diabetic rats», *J. Agric. Food Chem.*, 3 dic. 2003, 51 (25), pp. 7287–7291.

Algarrobas www.gilead.net/health/carob.html

García, A. L., S. Gruendel, y cols., «Carob pulp preparation rich in insoluble dietary fiber and polyphernols enhances lipid oxidation and lowers postprandial acylated ghrelin in humans», *J. Nutr.*, jun. 2006, 136 (6), pp. 1533–1538.

Graubaum, H. J., J. Grunwald, y cols., «Carob pulp preparation rich in insoluble fibre lowers total and LDL cholesterol in hypercholesterolemic patients», *Eur. J. Nutr.*, oct. 2003, 42 (5), pp. 235–242.

Peng, G., A. C. Tsai, «Effects of locust bean gum on glucose tolerance, sugar digestion, and gastric motility in rats», *J. Nutr.*, dic. 1981, 111 (12), pp. 2152–2156.

Almendras www.almondsarein.com
Burton-Freeman, B., P. A. Davis, B. O. Schneeman, «Interaction of fat availability and sex on postprandial satiety and cholecystokinin after mixed-food meals», *Am. J. Clin. Nutr.*, nov. 2004, 80 (5), pp. 1207–1214.

Davis, P. A., C. K. Iwahashi, «Whole almonds and almond fractions reduce aberrant crypt foci in a rat model of colon carcinogenesis», *Cancer Lett.*, 10 abril 2001, 165 (1), pp. 27–33.

Ellis, P. R., C. W. Kendall, y cols., «Role of cell walls in the bioaccessibility of lipids in almond seeds», *Am. J. Clin. Nutr.*, sept. 2004, 80 (3), pp. 604–613.

Fraser, G. E., H. W. Bennett, K. B. Jaceldo, J. M. Sabate, «Effect on body weight of a free 76 kilojoule (320 calorie) daily supplement of almonds for six months», *Journal of the American College of Nutrition*, 2002, vol. 21, n° 3, pp. 275–283.

Jenkins, D. J., y cols., «Assessment of the longer-term effects of a dietary portfolio of cholesterol-lowering foods in hypercholesterolemia», *Am. J. Clin. Nutr.*, marzo 2006, 83 (3), pp. 582–591.

Jenkins, D. J., y cols., «Direct comparison of dietary portfolio vs statin on C-reactive protein», *Eur. J. Clin. Nutr.*, jul. 2005, 59 (7), pp. 851–860.

Sabate, J., E. Haddad, y cols., «Serum lipid response to a graded enrichment of a Step 1 diet with almonds: A randomized feeding trial», *Amer. J. of Clin. Nutr.*, 2003, 77, pp. 1379–1384.

Wien, M. A., J. M. Sabate, y cols., «Almonds vs complex carbohydrates in a weight reduction program», *Int. J. Obes. Relat. Metab. Disord.*, nov. 2003, 27 (11), pp. 1365–1372.

Alubias www.americanbean.org; www.vegetablewithmore.com
Azevedo, L., J. C. Gomes, y cols., «Black bean (*Phaseolus vulgaris L.*) as a protective agent against DNA damage in mice», *Food Chem. Toxicol.*, dic. 2003, 41 (12), pp. 1671–1676.

Bazzano, L. A., J. He, y cols., «Dietary fiber intake and reduced risk of coronary heart disease in US men and women: the National Health and Nutrition Examination Survey I Epidemiologic Follow-up Study», *Arch. Intern. Med.*, 8 sept. 2003,163 (16), pp. 1897–1904.

Darmadi-Blackberry, y cols., «Legumes: the most important dietary predictor of survival in older people of different ethnicities», *Asia Pac. J. Clin. Nutr.*, 2004, 13 (2), pp. 217–220.

McIntosh, M., C. Miller C., «A diet containing food rich in soluble and insoluble fiber improves glycemic control and reduces hyperlipidemia among patients with type 2 diabetes mellitus», *Nutr. Rev.*, 2001, 59 (2), pp. 52–55.

Menotti, A., D. Kromhout, H. Blackburn, y cols., «Food intake patterns and 25-year mortality from coronary heart disease: cross-cultural correlations in the Seven Countries Study. The Seven Countries Study Research Group», *Eur. J. Epidemiol.*, jul. 1999, 15 (6), pp. 507–515.

Sacks, F. M., American Heart Association's annual meeting in Dallas, 2005.

Velie, E.M., C. Schairer, y cols., «Empirically derived dietary patterns and risk of postmenopausal breast cancer in a large prospective cohort study», *Am. J. Clin. Nutr.*, dic. 2005, 82 (6), pp. 1308–1319.

Amaranto www.jeffersoninstitute.org/pubs/amaranth.shtml

Gorenstein, S., E. Katrich, y cols., «Oat *(Avena sativa L.)* and amaranth *(Amaranthus hypochondriacus)* meals positively affect plasma lipid profile in rats fed cholesterol-containing diets», *J. Nutr. Biochem.*, oct. 2004, 15 (10), pp. 622–629.

Kim, H. K., M. J. Kim, y cols., «Antioxidative and anti-diabetic effects of amaranth *(Amaranthus esculantus)* in streptozotocin-induced diabetic rats», *Cell. Biochem. Funct.*, mayo-junio 2006, 24 (3), pp. 195–199.

Kim, H. K., M. J. Kim, D. H. Shin, «Improvement of lipid profile by amaranth *(Amaranthus esculantus)* supplementation in streptozoto-cin-induced diabetic rats», *Ann. Nutr. Metab.*, 2006, 50 (3), pp. 277–281.

Shin, D. H., H. J. Heo, Y. J. Lee, H. K. Kim, «Amaranth squalene reduces serum and liver lipid levels in rats fed with a cholesterol diet», *Br. J. Biomed. Sci.*, 2004, 61 (1), pp. 11–14.

Silvia-Sánchez, C., J. González Castañeda, A. de León-Rodríguez A., B. de la Rosa, «Functional and rheological properties of amaranth albumins extracted from two Mexican varieties», *Plant Foods Hum. Nutr.*, otoño 2004, 59 (4), pp. 169–174.

Apio www.michigancelery.com/celeryinfo.htm

Belanger, J. T., «Perillyl alcohol: applications in oncology», *Altern. Med. Rev.*, dic. 1998, 3 (6), pp. 448–457.

Sultana, S., S. Ahmed, T. Jahangir, S. Sharma S., «Inhibitory effect of ce-lery seeds extract on chemically induced hepatocarcinogenesis: modulation of cell proliferation, metabolism and altered hepatic foci development», *Cancer Lett.*, 18 abril 2005, 221 (1), pp. 11–20.

Tsi, D., N. P. Das, B. K. Tan, «Effects of aqueous celery *(Apium graveolens)* extract on lipid parameters of rats fed a high fat diet», *Planta Med.*, febr. 1995, 61 (1), pp. 18–21.

Tsi, D., B. K. Tan, «The mechanism underlying the hypocholesterolaemic activity of aqueous celery extract, its butanol and aqueous fractions in genetically hypercholesterolaemic RICO rats», *Life Sci.*, 2000, 66 (8), pp. 755–767.

Arándano negro www.wildblueberries.com; www.blueberry.org

Goyarzu, O., y cols., «Blueberry supplemented diet: Effects on object recognition memory and nuclear factor-kappa B levels in aged rats», *Nutritional Neuroscience*, 2004, 7, pp.75–83.

Joseph, J. A., y cols., «Blueberry supplementation enhances signaling and prevents behavioral deficits in an Alzheimer disease model», *Nutritional Neuroscience*, 2003, 6, pp. 153–162.

Joseph, J. A., y cols., «Reversals of age-related declines in neuronal signal transduction, cognitive, and motor behavioral deficits with blueberry, spinach, or strawberry dietary supplementation», *Journal of Neuroscience*, 15 sept., 1999, 19 (18); pp. 8114–8121.

Kalea, A. Z., y cols., «Wild blueberry *(Vaccinium angustifolium)* consumption affects the composition and structure of glycosaminoglycans in Sprague-Dawley rat aorta», *J. Nutr. Biochem.*, feb. 2006, 17 (2), pp. 109–116.

Schmidt, B. M., y cols., «Effective separation of potent antiproliferation and antiadhesion components from wild blueberry *(Vaccinium angustifolium Ait.)* fruits», *J. Agric. Food Chem.*, 20 oct. 2004, 52 (21), pp. 6433–6442.

Schmidt, B.M., J. W. Erdman Jr., M. A. Lila, «Differential effects of blueberry proanthocyanidins on androgen sensitive and insensitive human prostate cancer cell lines», *Cancer Lett.*, 18 enero 2006, 231 (2), pp. 240–246.

Sweeney, M. I., W. Kalt, y cols., «Feeding rats diets enriched in lowbush blueberries for six weeks decreases ischemia-induced brain damage», *Nutri. Neuroscience*, dic. 2002, 5 (6), pp. 427–431.

United States National Institute of Health, National Institute on Aging. Puede consultarse en: www.alzheimers.org/nianews23.html. Consultado el 2 de mayo 2006.

**Arándanos rojos www.cranberryinstitute.com; http://nccam.nih.gov/
health/cranberry/**
«Antioxidant and antiproliferative activities of common fruits», *J. Agric.
Food Chem.*, 4 dic. 2002, 50 (25), pp. 7449–7454.
Crews, W. D., y cols., «A double-blinded, placebo-controlled, randomized trial of the neuropsychologic efficacy of cranberry juice in a sam-
ple of cognitively intact older adults: pilot study findings», *J. Altern.
Compl. Med.*, abril 2005, 11 (2), pp. 305–309.
Labrecque, J., C. Bodet, F. Chandad, D. Grenier, «Effects of a high-mole-
cular-weight cranberry fraction on growth, biofilm formation and ad-
herence of *Porphyromonas gingivalis*», *J. Antimicrob. Chemother.*, agosto 2006, 58 (2), pp. 439–443.
Ruel, G., y cols., «Changes in plasma antioxidant capacity and oxidi-
zed low-density lipoprotein levels in men after short-term cranberry juice consumption», *Metabolism*, julio 2005, 54 (7), pp.
856–861.
Ruel, G., y cols., «Favourable impact of low-calorie cranberry juice consumption on plasma HDL-cholesterol concentrations in men», *Br. J.
Nutr.*, agosto 2006, 96 (2), pp. 357–364.
Turner, A., «Inhibition of uropathogenic *Escherichia coli* by cranberry juice: a new antiadherence assay», *J. Agric. Food Chem.*, 16 nov. 2005, 53
(23), pp. 8940–8947.
Weiss, E. I., y cols., «Inhibiting interspecies coaggregation of plaque
bacteria with a cranberry juice constituent» [published errata ap-
pear in *J. Am. Dent. Assoc.*, enero 1999, 130 (1), p. 36, y marzo
1999, 130 (3), p. 332], *J. Am. Dent. Assoc.*, dic. 1998, 129 (12),
pp. 1719–1723.
Yan, X., B. T. Murphy, y cols., «Antioxidant activities and antitumor screening of extracts from cranberry fruit *(Vaccinium macrocarpon)*», *J.
Agric. Food Chem.* 9 oct. 2002, 50 (21), pp. 5844–5849.
Zhang, L., «Efficacy of cranberry juice on *Helicobacter pylori* infection: a
double-blind, randomized placebo-controlled trial», *Helicobacter*,
abril 2005, 10 (2), pp.139–145.

Arroz integral www.usarice.com
Anderson, J. W., T. J. Hanna, X. Peng, R. J. Kryscio, «Whole grain foods
and heart disease risk», *J. Am. Coll. Nutr.*, jun. 2000,19 (3 Suppl), pp.
291S–299S.
Jensen, M. K., P. Koh-Banerjee, y cols., «Intakes of whole grains, bran,

and germ and the risk of coronary heart disease in men», *Am. J. Clin. Nutr.*, 2004, 80 (6), pp. 1492–1499.

Johnsen, N. F., H. Hausner, y cols., «Intake of whole grains and vegetables determines the plasma enterolactone concentration of Danish women», *J. Nutr.*, oct. 2004, 134 (10), pp. 2691–2697.

Mamiya, T., y cols., «Effects of pre-germinated brown rice on beta-amyloid proteininduced learning and memory deficits in mice», *Biol. Pharm. Bull.*, jul. 2004, 27 (7), pp. 1041–1045.

Most, M. M., R. Tulley, y cols., «Rice bran oil, not fiber, lowers cholesterol in humans», *Am. J. Clin. Nutr.*, enero 2005, 81 (1), pp. 64–68.

Avellanas www.hazelnutcouncil.org

Bayer, A., y cols., «Doxorubicin-induced cataract formation in rats and the inhibitory effects of hazelnut, a natural antioxidant: a histopathological study», *Med. Sci. Monit.*, agosto 2005, 11 (8), pp. BR300–304.

Mercanligil, S. M., P. Arslan, y cols., «Effects of hazelnut-enriched diet on plasma cholesterol and lipoprotein profiles in hypercholesterolemic adult men», *Eur. J. Clin. Nutri.*, 13 sept. 2006.

Avena www.namamillers.org

Pins, J. J., D. Geleva, «Do whole-grain oat cereals reduce the need for antihypertensive medications and improve blood pressure control?», *J. Fam. Pract.*, 2002, 51, pp. 353–359.

Pomeroy, S., R. Tupper, Cehun-Anders, P. Nestel, «Oat beta-glucan lowers total and LDL cholesterol», *Aust. J. Nut. Diet.*, 2001, 58, pp. 51–54.

Queenan, K.L., y cols., «Concentrated oat beta-glucan, a fermentable fiber, lowers serum cholesterol in hypercholesterolemic adults in a randomized controlled trial», *Nutr. J.*, 26 marzo 2007, 6, p. 6.

Reyna-Villasmil, N., y cols., «Oat-derived beta-glucan significantly improves HDLC and diminishes LDLC and non-HDL cholesterol in overweight individuals with mild hypercholesterolemia», *Am. J. Ther.*, marzo-abril 2007, 14 (2), pp. 203–212.

Slavin, J.L., D. Jacobs, L. Marquart, K. Wiemer, «The role of whole grains in disease prevention», *J. Am. Diet. Assoc.*, 2001, 101, pp. 780–785.

Berenjena asiafood.org

Baek, E. J., E. Y. Chang, y cols., «Glycoalkaloids and metabolites inhibit the growth of human colon (HT29) and liver (HepG2) cancer cells», *J. Agric. Food Chem.*, 19 mayo 2004, 52 (10), pp. 2832–2839.

Bragagnoio, N., E. de Almeida, y cols., «Effect of eggplant on plasma lipid levels, lipidic peroxidation and reversion of endothelial dysfunction in experimental hypercholesterolemia», *Arg. Bras. Cardiol.*, febr. 1998, 70 (2), pp. 87–91.

Kaneyuki, T., K. Matsubara, T. Miyake, M. Mori, «Antiangiogenic activity of nasunin, an antioxidant anthocyanin, in eggplant peels», *J. Agric. Food Chem.*, 10 agosto 2005, 53 (16), pp. 6272–6275.

Yeh, C. T., G. C. Yen, «Effect of vegetables on human phenolsulfotransferases in relation to their antioxidant activity and total phenolics», *Free Radic. Res.*, agosto 2005, 39 (8), pp. 893–904.

Brécol www.answers.com/topic/broccoli
Fahey, J. W., y cols., «Sulforaphane inhibits extracellular, intracellular, and antibioticresistant strains of *Helicobacter pylori* and prevents benzo[a]pyrene-induced stomach tumors», *Proc. Natl. Acad. Sci. USA*, 28 mayo 2002, 99 (11), pp. 7610–7615.

Fahey, J. W., Y. Zhang Y, P. Talalay, «Broccoli sprouts: an exceptionally rich source of inducers of enzymes that protect against chemical carcinogens», *Proc. Natl. Acad. Sci. USA*, 16 sept. 1997, 94 (19), pp.10367–10372.

Jackson, S. J., K. W. Singletary, «Sulforaphane inhibits human MCF-7 mammary cancer cell mitotic progression and tubulin polymerization», *J. Nutr.*, sept. 2004, 134 (9), pp. 2229–2236.

Le, H. T., C. M. Schaldach, G. L. Firestone, L. F. Bjeldanes, «Plant-derived 3,3'-Diindolylmethane is a strong androgen antagonist in human prostate cancer cells», *J. Biol. Chem.*, 6 jun. 2003, 278 (23), pp. 21.136–21.145.

Matusheski, N. V., J. A. Juvik, E. H. Jeffery, «Heating decreases epithiospecifier protein activity and increases sulforaphane formation in broccoli», *Phytochemistry*, mayo 2004, 65 (9), pp. 1273–1281.

McGuire, K. P., N. Ngoubilly, M. Neavyn, S. Lanza-Jacoby, «3,3'-Diindolylmethane and paclitaxel act synergistically to promote apoptosis in HER2/Neu human breast cancer cells», *J. Surg. Res.*, 15 mayo 2006, 132 (2), pp. 208–213.

Myzak, M. C., K. Hardin, R. Wang, R. H. Dashwood, E. Ho, «Sulforaphane inhibits histone deacetylase activity in BPH-1, LnCaP and PC-3 prostate epithelial cells», *Carcinogenesis*, abril 2006, 27 (4), pp. 811–819.

Tadi, K., Y. Chang, y cols., «3,3'-Diindolylmethane, a cruciferous vegetable derived synthetic anti-proliferative compound in thyroid disease», *Biochem. Biophys. Res. Commun.*, 25 nov. 2005, 337 (3), pp. 1019–1025.

Takai, M., H. Suido, y cols., «LDL-cholesterol-lowering effect of a mixed green vegetable and fruit beverage containing broccoli and cabbage in hypercholesterolemic subjects», *Rinsho Byori*, nov. 2003, 51 (11), pp. 1073–1083.

Boniato www.sweetpotato.org; www.cayam.com; www.ncsweetpotato.org

Bohle, K; Spiegelman, D; Trichopoulou, A; Katsouyanni, K; Trichopoulos, D; Vitamins A, C and E and the risk of breast cancer: results from a case-control study in Greece. British Journal of Cancer. 1999 Jan;79(1):23–27.

Cho J, Kang JS, Long PH, Jing J, Back Y, Chung KS. Antioxidant and memory enhancing effects of purple sweet potato anthocyanin and cordyceps mushroom extract. Arch Pharm Res. 2003 Oct;26(10): 821–825.

Hagiwara A et al. Prevention by natural food anthocyanins, purple sweet potato color and red cabbage color, of 2-amino-1-methyl-6-phenylimidazo [4,5-b]pyridine (PhIP)-associated colorectal carcinogenesis in rats initiated with 1,2-dimethlyhydrazine. J Toxicol Sci. 2002 Feb;27(1):57–68.

Kusano S, Abe H. Antidiabetic activity of white skinned sweet potato (Ipomoea batatas L.) in obese Zucker fatty rats. Biol Pharm Bull 2000;23(1):23–26.

Ludvik B, Waldhausl W, Prager R, Kautzky-Willer A, Pacini G. Mode of action of ipomoea batatas (Caiapo) in type 2 diabetic patients. Metabolism 2003;52(7):875–880.

Pandey M, Shukla VK. Diet and gallbladder cancer: a case-control study. Eur J Cancer Prev. 2002 Aug;11(4):365–372.

Rabah IO, Hou DX, Komine S, Fujii M. Potential chemopreventive properties of extract from baked sweet potato (Ipomoea batatas Lam. Cv. Koganesengan.). J Agric Food Chem. 2004 Nov;52(23):7152–7159.

Washio M et al. Risk factors for kidney cancer in a Japanese population: findings from the JACC study. J Epidemol. 2005 Jun;15(2):203–211.

Cacahuetes www.peanut-institute.org; www.peanutusa.com

Awad AB, Chan KC, Downie AC, Fink CS. Peanuts as a source of B-sitosterol, a sterol with anticancer properties. Nutrition and Cancer. 2000; 36(2):238–241.

Jiang R et al. Nut and peanut butter consumption and risk of type 2 diabetes in women. JAMA. 2002;288:2554–2560.

Kris-Etherton et al. Improved diet quality with peanut consumption. JADA. 2004;23(6):660–668.

Sanders TH, McMichael RW, Hendrix KW. Occurrence or resveratrol in edible peanuts. Journal of Agricultural and Food Chemistry. 2000;48(4):1243–1246. April 2003 AJCN.

Yeh CC, You SL, Chen CJ, Sung FC. Peanut consumption and reduced risk of colorectal cancer in women: a prospective study in Taiwan. World J Gastroenterol. 2006 Jan 14;12(2):222–227.

Café www.ncausa.org

Andersen LF, Jacobs DR Jr, Carlsen MH, Blomhoff R. Consumption of coffee is associated with reduced risk of death attributed to in?ammatory and cardiovascular diseases in the Iowa Women's Health Study. Am J Clin Nutr. 2006 May;83(5):1039–1046.

Ascherio A et al. Coffee consumption, gender, and Parkinson's disease mortality in the cancer prevention study II cohort: the modifying effects of estrogen. Am J Epidemiol. 2004 Nov 15;160(10):977–984.

Buijsse B, Giampaoli S, Kalmijn S, Kromhout D, Nissinen A, Tijhuis M, van Gelder BM. Coffee consumption is inversely associated with cognitive decline in elderly European men: the FINE study. Eur J Clin Nutr. 2006 Aug 16.

Folsom AR, Parker ED, Pereira MA. Coffee consumption and risk of type 2 diabetes mellitus: an 11-year prospective study of 28,812 postmenopausal women. Arch Intern Med. 2006 Jun 26;166(12): 1311–1316.

Klatsky AL, Morton C, Udaltsova N, Friedman GD. Coffee, cirrhosis, and transaminase enzymes. Arch Intern Med. 2006 Jun 12;166(11): 1190–1195.

Lee WJ, Zhu BT. Inhibition of DNA methylation by caffeic acid and chlorogenic acid, two common catechol-containing coffee polyphenols. Carcinogenesis. 2006 Feb; 27(2):269–277.

Paluska SA. Caffeine and exercise. Curr Sports Med Rep. 2003 Aug;2(4):213–219.

Van Dam RM, Hu FB. Coffee consumption and risk of type 2 diabetes: a systematic review. JAMA. 2005 Jul 6;294(1):97–104.

Calabaza www.urbanext.uiuc.edu/pumpkins/history.html

Binns CW, Jian L. & Lee, AH. The relationship between dietary carotenoids and prostate cancer risk in Southeast Chinese men. Asia Pac J Clin Nutr. 2004;13:S117.

Huang XE, Hirose K, Wakai K, Matsuo K, Ito H, Xiang J, Takezaki T, Tajima K. Comparison of lifestyle risk factors by family history of gastric, breast, lung and colo-rectal cancer. Asian Pac J Cancer Prev. 2004 Oct;5(4):419–427.

Jaber R. Respiratory and allergic diseases: from upper respiratory tract infections to asthma. Prim Care. 2002 June;29(2):231–261.

Schleich S, Papaioannou M, Baniahmad A, Matusch R. Extracts from Pygeum africanum and other ethnobotanical species with antiandrogenic activity. Planta Med. 2006 Jul;72(9):807–13.

Suzuki K, Ito Y, Nakamura S, Ochiai J, Aoki K. Relationship between serum carotenoids and hyperglycemia: a population-based cross-sectional study. J Epidemiol. 2002 Sep;12(5):357–366.

Zuhair HA, Abd El-Fattah AA, El-Sayed MI. Pumpkin-seed oil modulates the effect of felodipine and captropril in spontaneously hypertensive rats. Pharmacol Res. 2000 May;41(5):555–563.

Canela www.ars.usda.gov/is/video/vnr/cinnamon.htm

Anderson R, Echard B, Polansky MM, Preuss HG. Whole cinnamon and aqueous extracts ameliorate sucrose-induced blood pressure elevations in spontaneously hypertensive rats. J Am Coll Nutr. 2006 Apr; 25(2):144–150.

Hahn A, Kelb K, Lichtinghagen R, Mang B, Schmitt B, Stichtenoth DO, Wolters M. Effects of a cinnamon extract on plasma glucose, HbA, and serum lipids in diabetes mellitus type 2. Eur J Clin Invest. 2006 May;36(5): 340–344.

Kahn A et al. Cinnamon improves glucose and lipids of people with type 2 diabetes. *Diabetes Care*. 2003 Dec;26(12):3215–3218.

Kam SL, Li Y, Ooi LS, Ooi VE, Wang H, Wong EY. Antimicrobial activities of cinnamon oil and cinnamaldehyde from the Chinese medicinal herb Cinnamomum cassia Blume. Am J Chin Med. 2006;34(3): 511–522.

Kim W et al. Naphthalenemethyl ester derivative of dihydroxyhydrocinnamic acid, a component of cinnamon, increases glucose disposal by enhancing translocation of glucose transporter 4. Diabetologia. 2006 Aug 9.

Kong LD, Cai Y, Huang WW, Cheng CH, Tan RX. Inhibition of xanthine oxidase by some Chinese medicinal plants used to treat gout. J Ethnopharmacol. 2000 Nov;73(1–2):199–207.

Mang B et al. Effects of a cinnamon extract on plasma glucose, HbA, and serum lipids in diabetes mellitus type 2. Eur J Clin Invest. 2006 May;36(5):340–344.

Caquis www.crfg.org/pubs/ff/persimmon.html

Achiwa Y, Hibasami H, Katsuzaki H, Imai K, Komiya T. Inhibitory effects of persimmon (Diospyros kaki) extract and related polyphenol compounds on growth of human lymphoid leukemia cells. Biosci Biotechnol Biochem. 1997 Jul;61(7): 1099–1101.

Goreinstein S et al. Comparative contents of dietary fiber, total phenolics, and minerals in persimmons and apples. J Agric Food Chem. 2001 Feb;49(2):952–957.

Gorinstein S, Bartnikowska E, Kulasek G, Zemser M, Trakhtenberg S. Dietary persimmon improves lipid metabolism in rats fed diets containing cholesterol. J Nutr. 1998, 128:2023–2027.

Hibasami H, Achiwa Y, Fujikawa T, Komiya T. Induction of programmed cell death (apoptosis) in human lymphoid leukemia cells by catechin compounds. Anticancer Res. 1996 Jul–Aug;16(4A): 1943–1946.

Cardamomo www.cardamom.com

al-Zuhair H, el-Sayeh B, Ameen HA, al-Shoora H. Pharmacological studies of cardamom oil in animals. Pharmacol Res. 1996 Jul–Aug;34(1–2): 79–82.

Jamal A, Javed K, Aslam M, Jafri MA. Gastroprotective effect of cardamom, Elettaria cardamomum Maton. fruits in rats. J Ethnopharmacol. 2006 Jan 16;103(2):149–153.

Mahady GB et al. In vitro susceptibility of Helicobacter pylori to botanical extracts used traditionally for the treatment of gastrointestinal disorders. Phytother Res. 2005 Nov;19(11):988–991.

Sengupta A, Ghosh S, Bhattacharjee S. Dietary cardamom inhibits the formation of azoxymethane-induced aberrant crypt foci in mice and reduces COX-2 and iNOS expression in the colon. Asian Pac J Cancer Prev. 2005 Apr–Jun;6(2):118–122.

Suneetha WJ, Krishnakantha TP. Cardamom extract as inhibitor of human platelet aggregation. Phytother Res. 2005 May;19(5):437–440.

Cebada Barley Foods Council: www.barleyfoods.com

Behall KM, Scholfield DJ, Hallfrisch J. Diets containing barley significantly reduce lipids in mildly hypercholesterolemic men and women. Am J Clin Nutr. 2004 Nov;80(5):1185–1193.

Behall KM, Scholfield DJ, Hallfrisch J. Lipids significantly reduced by diets containing barley in moderately hypercholesterolemic men. J Am Coll Nutr. 2004 Feb;23(1): 55–62.

Kanauchi O, Hitomi Y, Agata K, Nakamura T, Fushiki T. Germinated barley foodstuff improves constipation induced by lopermide in rats. Biosci Biotechnol Biochem. 1998 Sep;62(9):1788–1790.

McIntosh GH, Jorgensen L, Royle P. The potential of an insoluble dietary fiber-rich source from barley to protect from DMH-induced intestinal tumors in rats. Nutr Cancer. 1993;19(2):213–221.

Pick M, Hawrysh Z, Gee M, Toth E. Barley bread products improve glycemic control of Type 2 subjects. Int J Food Sci Nutr.1998;49(1): 71–78.

Yu YM, Wu CH, Tseng YH, Tsai CE, Chang WC. Antioxidative and hypolipemic effects of barley leaf essence in a rabbit model of atherosclerosis. Jpn J Pharmacol. 2002 Jun;89(2):142–148.

Cebolla www.onions-usa.org

Arai Y, Watanabe S, Kimira M, Shimoi K, Mochizuki R, Kinae N. Dietary intakes of flavonols, flavones and isoflavones by Japanese women and the inverse correlation between quercetin intake and plasma LDL cholesterol concentration. J Nutr. 2000 Sep;130(9):2243–2250.

Chu YF, Sun J, Wu X, Liu RH. Antioxidant and antiproliferative activities of common vegetables. J Agric Food Chem. 2002 Nov 6;50(23): 6910–6916.

Craig WJ. Phytochemicals: Guardians of our health. J Am Diet Assoc. 1997;97: S199–S204.

Dole Nutrition Institute. "Onions Boost Bone Health." 2005. Available at: www.dolenutrition.com. Accessed 5/18/06.

Grant WB. A multicountry ecologic study of risk and risk reduction factors for prostate cancer mortality. Eur Urol. 2004 Mar;45(3): 271–279.

Knekt P et al. Flavonoid intake and risk of chronic diseases. Am J Clin Nutr. 2002 Sep;76(3):560–568.

Le Marchand L, Murphy SP, Hankin JH, Wilkens LR, Kolonel LN. Intake of flavonoids and lung cancer. J Natl Cancer Inst. 2000 Jan 19; 92(2): 154–160.

Onion extract gel versus petrolatum emollient on new surgical scars: prospective double-blinded study. Dermatol Surg. 2006 Feb;32(2): 193–197.

Osmont KS, Arnt CR, Goldman IL. Temporal aspects of onion-induced antiplatelet activity. Plant Foods Hum Nutr. 2003 Winter;58(1) :27–40.

Yang J, Meyers KJ, van der Heide J, Liu RH. Varietal differences in phenolic content and antioxidant and antiproliferative activities of onions. J Agric Food Chem. 2004 Nov 3;52(22):6787–6793.

Centeno www.wholegrainscouncil.org

Davies MJ, Bowey EA, Adlercreutz H, Rowland IR, Rumsby PC. Effects of soy or rye supplementation of high-fat diets on colon tumour development in azoxymethanetreated rats. Carcinogenesis. 1999 June;20(6):927–931.

Matscheski A, Richter DU, Hartmann AM, Effmert U, Jeschke U, Kupka MS, Abarzua S, Briese V, Ruth W, Kragl U, Piechulla B. Effects of phytoestrogen extracts isolated from rye, green and yellow pea seeds on hormone production and proliferation of trophoblast tumor cells Jeg3. Horm Res. 2006;65(6):276–288.

McIntosh GH et al. Whole-grain rye and wheat foods and markers of bowel health in overweight middle-aged men. Am J Clin Nutr. 2003 Apr;77(4):967–974.

Mozaffarian D, Kumanyika SK, Lemaitre RN, Olson JL, Burke GL, Siscovick DS. Cereal, fruit, and vegetable fiber intake and the risk of cardiovascular disease in elderly individuals. JAMA. 2003 Apr 2;289(13):1659–1666.

Pietinen P, Stumpf K, Mannisto S, Kataja V, Uusitupa M, Adlercreutz H. Serum enterolactone and risk of breast cancer: a case-control study in eastern Finland. Cancer Epidemiol Biomarkers Prev. 2001 Apr;10(4): 339–344.

Wikstrom P et al. Rye bran diet increases epithelial cell apoptosis and decreases epithelial cell volume in TRAMP (transgenic adenocarcinoma of the mouse prostate) tumors. Nutr Cancer. 2005;53(1):111–116.

Zhang JX, Lundin E, Reuterving CO, Hallmans G, Stenling R, Westerlund E, Aman P. Effects of rye bran, oat bran and soya-bean fibre on bile composition, gallstone formation, gall-bladder morphology and serum cholesterol in Syrian golden hamsters (Mesocricetus auratus). Br J Nutr. 1994 Jun;71(6):861–870.

Cerezas www.usacherries.com; www.calcherry.com

Bourquin LD, Kang SY, Nair MG, Seeram NP. Tart cherry anthocyanins inhibit tumor development in Apc (Min) mice and reduce proliferation of human colon cancer cells. Cancer Lett. 2003 May 8;194(1):13–19.

Carlson L, Connolly DA, McHugh MP, Padilla-Zakour OI, Sayers S. Efficacy of a tart cherry juice blend in preventing the symptoms of muscle damage. Br J Sports Med. 2006 Aug;40(8):679–683.

He YH et al. Antioxidant and anti-inflammatory effects of cyanidin from cherries on rat adjuvant-induced arthritis. Zhongguo Zhong Yao Za Zhi. 2005 Oct;30(20):1602–1605.

Heo H, Kim D, Kim Y, Lee C, Yang H. Sweet and sour cherry phenolics and their protective effects on neuronal cells. J Agric Food Chem. 2005 Oct. 53(26).

Jacob RA, Kader AA, Kelley DS, Mackey BE, Rasooly R. Consumption of bing sweet cherries lowers circulating concentrations of inflammation markers in healthy men and women. J Nutr. 2006 Apr;136(4):981–986.

Jacob RA, Spinozzi GM, Simon VA, Kelley DS, Prior RL, Hess-Pierce B, Kader AA. Consumption of cherries lowers plasma urate in healthy women. J Nutr. 2003 Jun;133(6):1826–1829.

Kelley DS, Rasooly R, Jacob RA, Kader AA, Mackey BE. Consumption of bing sweet cherries lowers circulating concentrations of inflammation markers in healthy men and women. J Nutr. 136:981–986, April 2006.

Kim DO et al. Sweet and sour cherry phenolics and their protective effects on neuronal cells. J Agric Food Chem. 2005 Dec 28;53(26): 9921–9927.

Meyer RA, Nair MG, Raja SN, Seeram NP, Tall JM, Zhao C. Tart cherry anthocyanins suppress inflammation-induced pain behavior in rats. Behav Brain Res. 2004 Aug 12;153(1):181–188.

Schlesinger N. Dietary factors and hyperuricaemia. Curr Pharm Des. 2005;11(32):4133–4138.

Chocolate/Cacao www.icco.org

Buijsse B, Feskens EJ, Kok FJ, Kromhout D. Cocoa intake, blood pressure, and cardiovascular mortality: the Zutphen Elderly Study. Arch Intern Med. 2006;166:411–417.

Engler MB et al. Flavonoid-rich dark chocolate improves endothelial function and in-creases plasma epicatechin concentrations in healthy adults. J Am Coll Nutr. 2004 Jun;23(3):197–204.

Grassi D et al. Cocoa reduces blood pressure and insulin resistance and improves endothelium-dependent vasodilation in hypertensives. Hypertension. 2005 Aug; 46(2):398–405.

Grassi D et al. Short-term administration of dark chocolate is followed by a significant increase in insulin sensitivity and a decrease in blood pressure in healthy persons. Am J Clin Nutr. 2005 Mar;81(3):611–614.

Heinrich U, Neukam K, Tronnier H, Sies H, Wilhelm S. Long-term ingestion of high flavanol cocoa provides photoprotection against UV-induced erythema and improves skin condition in women. Journal of Nutrition. 2006;136:1–5.

Noe V et al. Epicatechin and a cocoa polyphenolic extract modulate gene expression in human Caco-2 cells. J Nutr. 2004 Oct;134(10): 2509–2516.

Schuier M, Sies H, Illek B, Fischer H. Cocoa-related flavonoids inhibit CFTRmediated chloride transport across T84 human colon epithelia. J Nutr. 2005 Oct;135(10):2320–2325.

Taubert D, Berkels R, Roesen R, Klaus W. Chocolate and blood pressure in elderly individuals with isolated systolic hypertension. JAMA. 2003 Aug 27;290(8):1029–1030.

Usmani OS et al. Theobromine inhibits sensory nerve activation and cough. FASEB J. 2005 Feb;19(2):231–233.

Vlachopoulos C et al. Effect of dark chocolate on arterial function in healthy individuals. Am J Hypertens. 2005 Jun;18(6):785–791.

Cilantro/Coriandro http://whatscookingamerica.net/cilantro.htm
Chithra V, Leelamma S. Coriandrum sativum changes the levels of lipid peroxides and activity of antioxidant enzymes in experimental animals. Indian J Biochem Biophys. 1999 Feb;36(1):59–61.

Chithra V, Leelamma S. Hypolipidemic effect of coriander seeds (Coriandrum sativum): mechanism of action. Plant Foods Hum Nutr. 1997;51(2):167–172.

Delaquis PJ, Stanich K, Girard B et al. Antimicrobial activity of individual and mixed fractions of dill, cilantro, coriander and eucalyptus essential oils. Int J Food Microbiol. 2002 Mar 25;74(1–2):101–109.

Gray AM, Flatt PR. Insulin-releasing and insulin-like activity of the traditional antidiabetic plant Coriandrum sativum (coriander). Br J Nutr. 1999 Mar;81(3):203–209.

Kubo I, Fujita K, Kubo A, Nihei K, Ogura T. Antibacterial activity of co-riander volatile compounds against salmonella choleraesuis. J Agric Food Chem. 2004 Jun 2;52(11):3329–3332.

Platel K, Rao A, Saraswathi G, Srinivasan K. Digestive stimulant action of three Indian spice mixes in experimental rats. Department of Bioche-mistry and Nutrition, Central Food Technological Research Institute, Mysore 570 013, India.

Ciruela (prunas) www.californiadriedplums.org

Aggarwal BB, Shishodia S. Molecular targets of dietary agents for pre-vention and therapy of cancer. Biochemical Pharmacology. 2007 May;71(10):1397–1421.

Arjmandi BH et al. Dried plums improve indices of bone formation in postmenopausal women. J Womens Health Gend Based Med. 2002 Jan–Feb;11(1):61–68.

Franklin M, Bu SY, Lerner MR, Lancaster EA, Bellmer D, Marlow D, Lightfoot SA, Arjmandi BH, Brackett DJ, Lucas EA, Smith BJ. Dried plum prevents bone loss in a male osteoporosis model via IGF-I and the RANK pathway. Bone. 2006 October.

Kayano S, Kikuzaki H, Yamada NK, Aoki A, Kasamatsu K, Yamasaki Y, Ikami T, Suzuki T, Mitani T, Nakatani N. Antioxidant properties of prunes (Prunus domestica L.) and their constituents. Biofactors. 2004;21(1–4):309–313.

Muller-Lissner S, Kaatz, V, Brandt W, Keller J, Layer P. The perceived ef-fect of various foods and beverages on stool consistency. Eur J Gastro Hep. 2005 Jan;17(1):109–112.

Mühlbauer RC, Lozano A, Reinli A, Wetli H. Various selected vegetables, fruits, mushrooms and red wine residue inhibit bone resorption in rats. J of Nutr. 2003 Nov; 133(11):3592–3597.

Piga A, Del Caro A, Corda G. From plums to prunes: influence of drying parameters on polyphenols and antioxidant activity. J Agric Food Chem. 2003 June;51(12):3675–3681.

Tinker LF, Schneeman BO, Davis PA, Gallaher DD, Waggoner CR. Con-sumption of prunes as a source of dietary fiber in men with mild hypercholesterolemia. Am J Clin Nutr. 1991 May;53(5): 1259–1265.

Yuqing Y, Gallaher DD. Effect of dried plums on colon cancer risk factors in rats. Nutr Cancer. 2005;53(1):117–125.

Clavo www.intelihealth.com

Ahmad N, Alam MK, Bisht D, Hakim SR, Khan A, Mannan A, Owais M, Shehbaz A. Antimicrobial activity of clove oil and its potential in the treatment of vaginal candidiasis. J Drug Target. 2005 Dec;13(10):555–561.

Algareer A, Alyhaya A, Andersson L. The effect of clove and benzocaine versus placebo as topical anesthetics. J Dent. 2006 Mar 10.

Banerjee S, Das S, Panda CK. Clove (Syzgium aromaticum L.), a potential chemopreventive agent for lung cancer. Carcinogenesis. 2006 Aug; 27(8):1645–1654.

Choi HK, Jung GW, Moon KH, et al. Clinical study of SS-cream in patients with lifelong premature ejaculation. Urology. 2000;55(2): 257–261.

Diwakr BT, Lokesh BR, Naidu KA, Raghavenra H. Eugenol—the active principle from cloves inhibits 5-lipoxygenase activity and leukotriene-C4 in human PMNL cells. Prostaglandins Leukot Essent Fatty Acids. 2006 Jan;74(1):23–27.

Col blanca www.answers.com/topic/sauerkraut

Beecher C. Cancer preventive properties of varieties of Brassica oleracea: a review. Am J Clin Nutr. 1994;59:1166S–1170S.

Caragay AB. Cancer-preventative foods and ingredients. Food Tech. 1992;46(4):65–68.

Cheney G. Rapid healing of peptic ulcers in patients receiving fresh cabbage juice. Cal Med. 70 (1949):10–14.

Cohen JH, Kristal AR, et al. Fruit and vegetable intakes and prostate cancer risk. J Natl Cancer Inst. 2000;92(1):61–68.

Fowke JH, Chung FL, Jin F, Qi D, Cai Q, Conaway C, Cheng JR, Shu XO, Gao YT, Zheng W. Urinary isothiocyanate levels, brassica, and human breast cancer. Cancer Res. Jul 15;63(14):3980–3986.

Pathak DR et al. Joint association of high cabbage/sauerkraut intake at 12–13 years of age and adulthood with reduced breast cancer risk in Polish migrant women: results from the US component of the Polish women's health study. Abstract number 3697. Presented at the AACR 4th Annual Conference on Frontiers in Cancer Prevention Research, October 30–November 2, 2005, Baltimore, Maryland.

Qi M, Anderson AE, Chen DZ, Sun S, Auborn KJ. Indole-3-carbinol prevents PTEN loss in cervical cancer in vivo. Mol Med. 2005;11(1–12): 59–63.

Col rizada http://plantanswers.tamu.edu/publications/vegetabletra-velers/ kale.html

Brown L et al. A prospective study of carotenoid intake and risk of cataract extraction in US men. Am J Clin Nutr. 1999 Oct;70(4):517–524.

Kopsell DE et al. Kale carotenoids remain stable while flavor compounds respond to changes in sulfur fertility. J Agric Food Chem. 2003 Aug 27;51(18):5319–5325.

Radosavljevic V, Jankovic S, Marinkovic J, Dokic M. Diet and bladder cancer: a case-control study. Int Urol Nephrol. 2005;37(2):283–289.

Van Duyn MA, Pivonka E. Overview of the health benefits of fruit and vegetable consumption for the dietetics professional: Selected literature. J Am Diet Assoc. 2000;100:1511–1521.

Coliflor www.dole5aday.com/ReferenceCenter/ Encyclopedia/Cauliflower

Anand R, Biedebach M, Jevning R. Cruciferous vegetables and human breast cancer: An important interdisciplinary hypothesis in the field of diet and cancer. Family Economics and Nutrition Review. 1999; 12(2).

Brandi G et al. Mechanisms of action and antiproliferative properties of Brassica oleracea juice in human breast cancer cell lines. J Nutr. 2005 Jun;135(6):1503–1509.

Cerhan J, Criswell L, Merlino L, Mikuls T, Saag K. Antioxidant micronutrients and risk of rheumatoid arthritis in a cohort of older women. Am J Epidemiol. 2003; 157:345–354.

Fan S, Meng Q, Auborn K, Carter T, Rosen EM. BRCA1 and BRCA2 as molecular targets for phytochemicals indole-3-carbinol and genistein in breast and prostate cancer cells. Br J Cancer. 2006 Feb 13;94(3):407–426.

Herman-Antosiewicz A, Johnson DE, Singh SV. Sulforaphane causes autophagy to inhibit release of cytochrome C and apotosis in human prostate cancer cells. Cancer Res. 2006 Jun 1; 66(11):5828–5835.

Kuttan G, Thejass P. Antimetastatic activity of sulforaphane. Life Sci. 2006 May 22; 78(26):3043–3050.

Comino http://www.hort.purdue.edu/newcrop.med-aro/factsheets/CU-MIN.html

Ensminger AH, Esminger M et al. Food for Health: A Nutrition Encyclopedia. Clovis, California: Pegus Press, 1986. Hypolipidemic effect of

Cuminum cyminum L. on alloxan-induced diabetic rats. Pharmacol Res. 2002 Sep;46(3):251–255.

Lee HS. Cuminaldehyde: Aldose reductase and alpha-glucosidase inhibitor derived from Cuminum cyminum L. seeds. J Agric Food Chem. 2005; 53(7):2446–2450.

Martinez-Tome M, Jimenez AM, Ruggieri S, et al. Antioxidant properties of Mediterranean spices compared with common food additives. J Food Prot. 2001 Sep;64(9):1412–1419.

Nalini N, Manju V, Menon VP. Effect of spices on lipid metabolism in 1,2-dimethylhydrazine-induced rat colon carcinogenesis. J Med Food. 2006 Summer; 9(2):237–245.

O'Mahoney R et al. Bactericidal and anti-adhesive properties of culinary and medicinal plants against Helicobacter pylori. World J Gastroenterol. 2005 Dec 21;11(47):7499–7507.

Tekeoglu I, Dogan A, Demiralp L. Effects of thymoquinone (volatile oil of black cumin) on rheumatoid arthritis in rat models. Phytother Res. July 11, 2006.

Cúrcuma http://nccqm.nih.gov/health/turmeric/

Aggarwal BB et al. Curcumin suppresses the paclitaxel-induced nuclear factorkappaB pathway in breast cancer cells and inhibits lung metastasis of human breast cancer in nude mice. Clin Cancer Res. 2005 Oct 15;11(20):7490–7498.

Asai A, Miyazawa T. Dietary curcuminoids prevent high-fat diet-induced lipid accumulation in rat liver and epididymal adipose tissue. J Nutr. 2001;131:2932–2935.

Cruz-Correa M et al. Combination treatment with curcumin and quercetin of adenomas in familial adenomatous polyposis. Clin Gastroenterol Hepatol. 2006 Aug;4(8):1035–1038.

Hong JH. The effects of curcumin on the invasiveness of prostate cancer in vitro and in vivo. Prostate Cancer Prostatic Dis. 2006;9(2):147–152.

Lim GP, Chu T, Yang F, Beech W, Frautschy SA, Cole GM. The curry spice curcumin reduces oxidative damage and amyloid pathology in an Alzheimer transgenic mouse. J Neuro Sci. 2001;21:8370–8377.

Ng TP et al. Curry consumption and cognitive function in the elderly. Am J Epidemiol. 2006 Nov 1;164(9):898–906.

Peschel D, Koerting R, Nass N. Curcumin induces changes in expression of genes in-volved in cholesterol homeostasis. J Nutr Biochem. 2007 Feb; 18(2):113–119.

Singletary K. Inhibition of 7,12-dimethylbenz[a] anthracene (DMBA)-induced mammary turmorigenisis and DMA-DNA adduct formation by curcumin. Cancer Letters. 1996;103:137–141.

Swiak DR et al. Curcumin-induced antiproliferative and proapoptotic effects in melanoma cells are associated with suppression of IkappaB kinase and nuclear factor kappaB activity and are independent of the B-Raf/mitogen-activated/extracellular signal-regulated protein kinase pathway and the Akt pathway. Cancer. 2005 Aug 15;104(4):879–890.

Villasenor IM, Simon MKB, Villanueva AMA. Comparative potencies of nutraceuticals in chemically induced skin tumor prevention. Nutr Cancer. 2002;44:66–70.

Wu A, Ying Z, Gomez-Pinilla F. Dietary curcumin counteracts the outcome of traumatic brain injury on oxidative stress, synaptic plasticity, and cognition. Exp Neurol., 2006; 197(2):309–317.

Espárrago Michigan Asparagus Advisory Board: www.asparagus.org; California Asparagus Commission: www.calasparagus.com

Clarke R, et al. Hyperhomocystenemia: an independent risk factor for. New Eng J Med 324 (1991):1149–55.

Mathews JN, Flatt PR, Abdel-Wahab YH. Asparagus adscendens (Shweta musali) stimulates insulin secretion, insulin action and inhibits starch digestion. Br J Nutr. 2006 Mar;95(3):576–581.

Espelta www.agmrc.org/agmrc/commodity/grainsoilseeds/spelt/

Erkkila AT, Herrington DM, Mozaffarian D, Lichtenstein AH. Cereal fiber and wholegrain intake are associated with reduced progression of coronary-artery atherosclerosis in postmenopausal women with coronary artery disease. Am Heart J. 2005; 150:94–101.

Ruibal-Mendieta NL et al. Spelt (Triticum aestivum ssp. spelta) as a source of breadmaking flours and bran naturally enriched in oleic acid and minerals but not phytic acid. J Agric Food Chem. 2005 Apr 6;53(7):2751–2759.

Ruibal-Mendieta NL et al. Spelt (Triticum spelta L.) and winter wheat (Triticum aestivum L.) wholemeals have similar sterol profiles, as determined by quantitative liquid chromatography and mass spectrometry analysis. J Agric Food Chem. 2004 Jul 28;52(15):4802–4807.

Espinaca www.uga.edu/vegetable/spinach.html

Abu J, Batuwangala M, Herbert K, Symonds P. Retinoic acid and retinoid receptors: potential chemopreventive and therapeutic role in cervical cancer. Lancet Oncol. 2005 Sep;6(9):712–720.

Brown L, Rimm EB, Seddon JM, Giovannucci EL, Chasan-Taber L, Spiegelman D, Willett WC, Hankinson SE. A prospective study of carotenoid intake and risk of cataract extraction in US men. Am J Clin Nutr. 1999 Oct;70(4):431–432.

Chu YF, Sun J, Wu X, Liu RH. Antioxidant and antiproliferative activities of common vegetables. J Agric Food Chem. 2002 Nov 6;50(23): 6910–6916.

Kelemen et al. Vegetables, fruit, and antioxidant-related nutrients and risk of non-Hodgkin lymphoma: a National Cancer Institute—surveillance, epidemiology, and end results population-based case-control study. Am J Clin Nutr. 2006 Jun;83(6): 1401–1410.

Kuriyama I et al. Inhibitory effects of glycolipids fraction from spinach on mammalian DNA polymerase activity and human cancer cell proliferation. Journal of Nutritional Biochemistry. 2005 Oct;16(10): 594–601.

Nyska A et al. Slowing tumorigenic progression in TRAMP mice and prostatic carcinoma cell lines using natural anti-oxidant from spinach, NAO—A comparative study of three anti-oxidants. Toxicologic Pathology. 2003 Jan/Feb;31(1):39–51.

Rai A, Mohapatra SC, Shukla HS. Correlates between vegetable consumption and gallbladder cancer. Eur J Cancer Prev. 2006 Apr;15(2):134–137.

Sani HA, Rahmat A, Ismail M, Rosli R, Endrini S. Potential anticancer effect of red spinach (Amaranthus gangeticus) extract. Asia Pacific Journal of Clinical Nutrition. 2004;13(4):396–400.

Seddon JM et al. Dietary carotenoids, vitamins A, C, and E, and advanced age-related macular degeneration. Eye disease case-control study group. JAMA. 1994 Nov 9; 272(18):1413–1420.

Wang Y, Chang C, Chou J, Chen H, Deng X, Harvey B, Cadet JL, Bickford PC. Dietary supplementation with blueberries, spinach, or spirulina reduces ischemic brain damage. Experimental Neurology. 2005 May;193(1):75–84.

Frambuesa www.raspberries.us; www.raspberryblackberry.com

Casto, BC et al. Chemoprevention of oral cancer by black raspberries. Anticancer Res. 2002 Nov–Dec;22(6C):4005–4015.

Chen T, Hwang H, Rose ME, Nines RG, Stoner GD. Chemopreventive properties of black raspberries in N-nitrosomethylbenzylamine-induced rat esophageal tumorigenesis: down-regulation of cyclooxygenase-2, inducible nitric oxide synthase, and c-Jun. Cancer Res. 2006 Mar;66(5):2853–2859.

Han C, Ding H, Casto B, Stoner GD, D'Ambrosio SM. Inhibition of the growth of premalignant and malignant human oral cell lines by extracts and components of black raspberries. Nutr Cancer. 2005:51(2): 207–217.

Larrosa M, Tomas-Barberan FA, Espin JC. The dietary hydrolysable tannin punicalagin releases ellagic acid that induces apoptosis in human colon adenocarcinoma Caco-2 cells by using the mitochondrial pathway. J Nutri Biochem. 2005 Oct (Epub ahead of print).

Liu M, Li XQ, Weber C, Lee CY, Brown J, Liu RH. Antioxidant and antiproliferative activities of raspberries. J Agric Food Chem. 2002 May; 50(10):2926–2930.

McDougall GJ, Stewart D. The inhibitory effects of berry polyphenols on digestive enzymes. Biofactors. 2005;23(4):189–195.

Morimoto C, Satoh Y, Hara M, Inoue S, Tsujita T, Okuda H. Anti-obese action of raspberry ketone. Life Sciences. 2005 May;77(2):194–204.

Fresas www.calstrawberry.com; www.urbanext.uiuc.edu/strawberries/

Hannum SM. Potential impact of strawberries on human health: a review of the science. Crit Rev Food Sci Nutr. 2004;44(1):1–17.

McDougall GJ, Stewart D. The inhibitory effects of berry polyphenols on digestive enzymes. Biofactors. 2005;23(4):189–195.

Naemura A et al. Anti-thrombotic effect of strawberries. Blood Coagul Fibrinolysis. 2005 Oct;16(7):501–509.

Olsson ME, Andersson CS, Oredsson S, Berglund RH, Gustavsson KE. Antioxidant levels and inhibition of cancer cell proliferation in vitro by extracts from organically and conventionally cultivated strawberries. J Agric Food Chem. 2006 Feb 22;54(4):1248–1255.

Papoutsi Z et al. Evaluation of estrogenic/anti-estrogenic activity of ellagic acid via the estrogen receptor subtypes ER alpha and ER beta. J Agric Food Chem. 2005;53:7715–7720.

Rampersaud GC, Kauwell GP, Bailey LB. Folate: a key to optimizing health and reducing disease risk in the elderly. J Am Coll Nutr. 2003 Feb;22(1):1–8.

Skupien K, Oszmianski J, Kostrzewa-Nowak D, Tarasiuk J. In vitro antileukaemic activity of extracts from berry plant leaves against sensitive and multidrug resistant HL60 cells. Cancer Lett. 2006 May 18;236(2): 282–291.

Spiller GA et al. Health Research Studies Center. Los Altos, CA. Unpublished, 2003 & 2005.

Stoner GD, Chen T, Kresty LA, Aziz RM, Reinemann T, Nines R. Protection against esophageal cancer in rodents with lyophilized berries: potential mechanisms. Nutr Cancer. 2006;54(1):33–46.

Fruto de la pasión www.crfg.org/pubs/ff/passionfruit.html

Chau CF, Huang YL. Effects of the insoluble fiber derived from Passiflora edulis seed on plasma and hepatic lipids and fecal output. Mol Nutr Food Res. 2005 Aug;49(8): 786–790.

Ichimura T et al. Antihypertensive effect of an extract of Passiflora edulis rind in spontaneously hypertensive rats. Biosci Biotechnol Biochem. 2006 Mar;70(3):718–721.

Talcott ST, Percival SS, Pittet-Moore J, Celoria C. Phytochemical composition and antioxidant stability of fortified yellow passion fruit (Passiflora edulis). J Agric Food Chem. 2003 Feb 12;51(4):935–941.

Rowe CA, Nantz MP, Deniera C, Green K, Talcott ST, Percival SS. Inhibition of neoplastic transformation of benzo[alpha]pyrene-treated BALB/c 3T3 murine cells by a phytochemical extract of passionfruit juice. J Med Food. 2004 Winter;7(4):402–407.

Semillas de girasol www.sunflowerusa.org

Allman-Farinelli MA, Gomes K, Favaloro EJ, Petocz P. A diet rich in high-oleic-acid sunflower oil favorably alters low-density lipoprotein cholesterol, triglycerides, and factor VII coagulant activity. J Am Diet Assoc. 2005 Jul;105(7):1071–1079.

Binkoski AE, Kris-Etherton PM, Wilson TA, Mountain ML, Nicolosi RJ. Balance of unsaturated fatty acids is important to a cholesterol-lowering diet: comparison of mid-oleic sunflower oil and olive oil on cardiovascular disease risk factors. J Am Diet Assoc. 2005 Jul;105(7): 1080–1086.

Kapadia, GJ et al. Chemopreventive effect of resveratrol, sesamol, sesame oil and sunflower oil in the Epstein-Barr virus early antigen activation assay and the mouse skin two-stage carcinogenesis. Pharmacol Res. 2002 Jun;45(6):499–505.

Bayas de goji http://www.mbhs.org/healthgate/GetHGContent.aspx?
token=9C315661-83b7-472d-a7ab-bc8582171f86&chun-
kiid=146769

Breithaupt DE, Weller P, Wolters M, Hahn A. Comparison of plasma responses in human subjects after the ingestion of 3R,3R'-zeaxanthin di-
palmitate from wolfberry (Lycium barbarum) and non-esterified
3R,3R'-zeaxanthin using chiral highperformance liquid chromatography. Br J Nutr. 2004 May;91(5):707–713.

Chao JC et al. Hot water-extracted Lycium barbarum and Rehmannia glu-
tinosa inhibit proliferation and induce apoptosis of hepatocellular carcinoma cells. World J Gastroenterol. 2006 Jul 28;12(28):4478–4484.

Gan L, Wang J, Zhang S. Inhibition of the growth of human leukemia
cells by Lycium barbarum polysaccharide. Wei Sheng Yan Jiu.
2001;30:333–335.

Gan L, Zhang SH, Liu Q, Xu HB. A polysaccharide-protein complex from
Lycium barbarum upregulates cytokine expression in human perip-
heral blood mononuclear cells. Eur J Pharmacol. 2003;471:217–222.

Lu CX, Cheng BQ. Radiosensitizing effects of Lycium barbarum polysaccharide for Lewis lung cancer. Zhong Xi Yi Jie He Za Zhi. 1991;11:
611–612, 582.

Luo Q et al. Hypoglycemic and hypolipidemic effects and antioxidant
activity of fruit extracts from Lycium barbarum. Life Sci. 2004 Nov
26:76(2):137–149.

Wu X, Beecher GR, Holden JM, Haytowitz DB, Gebhardt SE, Prior RL. Lipophilic and hydrophilic antioxidant capacities of common foods in
the United States. Journal of Agricultural Food Chemistry. 2004;52:
4026–4037.

Zhao R, Li Q, Xiao B. Effect of Lycium barbarum polysaccharide on the
improvement of insulin resistance in NIDDM rats. Yakugaku Zasshi.
2005 Dec;125(12):981–988.

Granada www.pomegranates.org

Adams LS, Seeram NP, Aggarwal BB, Takada Y, Sand D, Heber D. Pomegranate juice, total pomegranate ellagitannins, and punicalagin suppress inflammatory cell signaling in colon cancer cells. J Agric Food
Chem. 2006 Feb 8;54(3):980–985.

Aviram M, Dornfeld L. Pomegranate juice consumption inhibits serum
angiotensin converting enzyme activity and reduces systolic blood
pressure. Atherosclerosis. 2001 Sep;158(1):195–198.

Aviram M, Dornfeld L, Kaplan M, Coleman R, Gaitini D, Nitecki S, Hofman A, Rosenblat M, Volkova N, Presser D, Attias J, Hayek T, Fuhrman B. Pomegranate juice flavonoids inhibit low-density lipoprotein oxidation and cardiovascular diseases: studies in atherosclerotic mice and in humans. Drugs Exp Clin Res. 2002;28(2–3):49–62.

Azadzoi KM, Schulman RN, Aviram M, Siroky MB. Oxidative stress in arteriogenic erectile dysfunction: prophylactic role of antioxidants. J Urol. 2005 Jul;174(1):386–393.

De M, Krishna De A, Banerjee AB. Antimicrobial screening of some Indian spices. Phytother Res. 1999 Nov;13(7):616–623.

Jeune MA, Kumi-Diaka J, Brown J. Anticancer activities of pomegranate extracts and genistein in human breast cancer cells. J Med Food. 2005;8(4):469–475.

Loren DJ, Seeram NP, Schulman RN, Holtzman DM. Maternal dietary supplementation with pomegranate juice is neuroprotective in an animal model of neonatal hypoxic-ischemic brain injury. Pediatr Res. 2005 June;57(6):858–864.

Malik A, Afaq F, Sarfaraz S, Adhami VM, Syed DN, Hukhtar H. Pomegranate fruit juice for chemoprevention and chemotherapy of prostate cancer. Proc Natl Acad Sci USA. 2005 Oct 11;102(41):14813–14818.

Mori-Okamoto J, Otawara-Hamamoto Y, Yamato H, Yoshimura H. Pomegranate extract improves a depressive state and bone properties in menopausal syndrome model ovariectomized mice. J Ethnopharmacol. 2004 May;92(1):93–101.

Pantuck AJ, Leppert JT, Zomorodian N, Aronson W, Hong J, Barnard RJ, Seeram N, Liker H, Wang H, Elashoff R, Heber D, Aviram M, Ignarro L, Belldegrun A. Phase II study of pomegranate juice for men with rising prostate-specific antigen following surgery or radiation for prostate cancer. Clin Cancer Res. 2006 Jul 1;12(13):4018–4026.

Sumner MD, Elliott-Eller M, Weidner G, Daubenmier JJ, Chew MH, Marlin R, Raisin CJ, Ornish D. Effects of pomegranate juice consumption on myocardial perfusion in patients with coronary heart disease. Am J Cardiol. 2005 Sep 15;96(6):810–813.

Grosella http://asktheberryman.com

Carey AN, Fisher DR, Joseph JA. Fruit extracts antagonize A beta- or DA-induced deficits in Ca2+ flux in M1-transfected COS-7 cells. J Alzheimer's Dis. 2004 Aug; 6(4): 403–411.

Deferne JL, Leeds AR. Resting blood pressure and cardiovascular reactivity to mental arithmetic in mild hypertensive males supplemented with black currant seed oil. J Hum Hypertens. 1996 Aug; 10(8): 531–537.

Konno O, Okubo T, Takata R, Yamamoto R, Yanai T. Immunostimulatory effects of a polysaccharide-rich substance with antitumor activity isolated from black currant (Ribes nigrum L.). Biosci Biotechnol Biochem. 2005 Nov; 69(11):2042–2050.

Guayaba www.hort.purdue.edu/newcrop/morton/guava.html

Abdelrahim, S. I., et al. Antimicrobial activity of Psidium guajava L. Fitoterapia. 2002; 73(7–8):713–715.

Arima H et al. Isolation of antimicrobial compounds from guava (Psidium guajava L.) and their structural elucidation. Biosci Biotechnol Biochem. 2002; 66(8):1727–1730.

Cheng JT et al. Hypoglycemic effect of guava juice in mice and human subjects. Am. J. Clin. Med. 1983; 11(1–4):74–76.

Conde Garcia EA et al. Inotropic effects of extracts of Psidium guajava L. (guava) leaves on the guinea pig atrium. Braz J of Med & Biol Res. 2003; 36:661–668.

Lozoya X et al. Intestinal anti-spasmodic effect of a phytodrug of Psidium guajava folia in the treatment of acute diarrheic disease. J Ethnopharmacol. 2002; 83(1–2):19–24.

Lozoya X et al. Quercetin glycosides in Psidium guajava L. leaves and determination of a spasmolytic principle. Arch Med Res. 1994;25(1): 11–15.

Lutterodt GD. Inhibition of gastrointestinal release of acetylcholine by quercetin as a possible mode of action of Psidium guajava leaf extracts in the treatment of acute diarrhoeal disease. J Ethnopharmcol. 1989; 25(3):235–247.

Morales MA et al. Calcium-antagonist effect of quercetin and its relation with the spasmolytic properties of Psidium guajava L. Arch Med Res. 1994; 25(1):17–21.

Mukhtar HM et al. Effect of water extract of Psidium guajava leaves on alloxaninduced diabetic rats. Pharmazie. 2004 Sep;59(9): 734–753.

Oh WK et al. Antidiabetic effects of extracts from Psidium guajava. J Ethnopharmacol. 2005 Jan 15;96(3):411–415.

Singh RB et al. Can guava fruit intake decrease blood pressure and blood lipids? J Hum Hypertens. 1993; 7(1):33–38.

Singh RB et al. Effects of guava intake on serum total and high-density lipoprotein cholesterol levels and on systemic blood pressure. Am J Cardiol. 1992; 70(15):1287–1291.

Wei L et al. Clinical study on treatment of infantile rotaviral enteritis with Psidium guajava L. Zhongguo Zhong Xi Yi Jie He Za Zhi 2000;20(12): 893–895.

Yamashiro S et al. Cardioprotective effects of extracts from Psidium guajava L. and Limonium wrigth II, Okinawan medicinal plants, against ischemia-reperfusion injury in perfused rat hearts. Pharmacology 2003;67(3):128–135.

Higos www.calfresh.figs.com; www.californiafigs.com; www.nafex. org/figs.htm

Brown L, Rosner B, Willet W, Sacks FM. Cholesterol lowering effects of dietary fiber: a meta-analysis. Amer J Clin Nutr. 1999;69:30–42.

Emenaker NJ. Short-chain fatty acids derived from dietary fiber may protect against invasive human colon cancer. On-line. 1999; 7(1):1, 4–9.

Ferguson LR, Chavan RR, Harris PJ. Changing concepts of dietary fiber: implications for carcinogenesis. Nutr & Cancer. 2001;39(2): 155–169.

Hosein S. Immunomodulators: psoralens. CATIE. 1994;48. Accessed On-line May 2006 at http://www.aegis.com/pubs/catie/1994/CATI4807. html

Lairon D, et al. Dietary fiber intake and risk factors for cardiovascular disease in French adults. Amer J Clin Nutr. 2005;82:1185–1194.

Lebwohl M. A clinician's paradigm in the treatment of psoriasis. J Am Acad Dermatol. 2005;53:S59–69.

Montonen J, et al. Whole-grain and fiber intake and the incidence of type 2 diabetes. Amer J Clin Nutr. 2003;77:622–629.

Rubnov S, Kashman Y, Rabinowitz R, Schlesinger M, Mechoulam R. Suppressors of cancer cell proliferation from fig (ficus carica) resin: isolation and structure elucidation. J Nat Prod. 64:993–996, 2001.

Slavin JL. Dietary fiber and body weight. Nutrition. 2005;21:411–418.

Streppel MT, et al. Dietary fiber and blood pressure. Arch Intern Med. 2005; 165:150–156.

Upton J. New roles for fiber focus on heart disease, diabetes, blood pressure. Environmental Nutrition. 2005;28(4): 1, 6.

Hinojo www.hort.purdue.edu/newcrop/NewCropsNews/ 93-3-1/fennel.html

Alexandrovich I, Rakovitskaya O, Kolmo E et al. The effect of fennel (Foeniculum vulgare) seed oil emulsion in infantile colic: a randomized, placebo-controlled study. Altern Ther Health Med. 2003;9:58–61.

Chainy GB, Manna SK, Chaturvedi MM, Aggarwal BB. Anethole blocks both early and late cellular responses transduced by tumor necrosis factor: effect on NF-kappaB, AP-1, JNK, MAPKK and apoptosis. Oncogene. 2000 Jun 8;19(25):2943–2950.

Forster HB, Niklas H, Lutz S. Antispasmodic effects of some medicinal plants. Plant Med. 1980;40:303–319.

Tanira MOM, Shah AH, Mohsin A et al. Pharmacological and toxicological investigations on Foeniculum vulgare dried fruit extract in experimental animals. Phytother Res. 1996;10:33–36.

Huevos www.aeb.org

Blumberg JB, Jacques PF, Moeller SM. The potential role of dietary xanthophylls in cataract and age-related macular degeneration. J Am Coll Nutr. 2000 Oct; 19(5): 522S–527S.

Colditz G, Frazier L, Rockett H, Tomeo Ryan C, Willett W. Adolescent diet and risk of breast cancer. Available at: http://breast-cancer-research.com/content/5/2/R59. Accessed on: June 2, 2007.

Dhurandhar N, Jen C, Khosla P, Marth JM, Vander Wal J. Short-term effect of eggs on satiety in overweight and obese subjects. Journal of the American College of Nutrition. 2005;24(6):510–515.

Jengibre www.mayoclinic.com/health/ginger/NS_patient-ginger; www.umm.edu/altmed/consherbs/gingerch.html#overview

Altman RD and Marcussen KC. Effects of ginger extract on knee pain in patients with osteoarthritis. Arthritis Rheum. 2001;44(11): 2461–2462.

American Association for Cancer Research 97th annual meeting, April 1–5, 2006, Washington, D.C. Study author J. Rebecca Liu, M.D., assistant professor of obstetrics and gynecology at the U-M Medical School and a member of the U-M Comprehensive Cancer Center.

Grontved A, Brask T, Kambskard J, Hentzer E. Ginger root against sea sickness: a controlled trial on the open sea. Otorhinolaryngol Relat Spec. 1986;48(5): 282–286.

Han-Chung L, et al. Effects of ginger on motion sickness and gastric slow-wave dysrythmias induced by circular vection. Am J Physiol Gastrintest Liver Physiol. 2003;283:G481–G489.

Manju V, Nalini N. Chemopreventive efficacy of ginger, a naturally occurring anticarcinogen during the initiation, post-initiation stages of 1,2 dimethylhydrazineinduced colon cancer. Clin Chim Acta. 2005 Aug; 358(1–2):60–67.

Phase II randomized study of ginger in patients with cancer and chemotherapyinduced nausea and vomiting (CCUM-0201). http://www.cancer.gov/clinicaltrials/ ft-CCUM-0201.

Phillips S, Ruggier R, Hutchinson SE. Zingiber officinale (ginger)1: an antiemetic for day case surgery. Anaesthesia. 1993;48(12):1118.

Smith C, et al. A randomized controlled trial of ginger to treat nausea and vomiting in pregnancy. Obstets & Gynecol. 2004;103:639–645.

Willets KE, Ekangaki A, Eden JA. Effect of ginger abstract on pregnancy-induced nausea: a randomized controlled trial. Australian and New Zealand J Obstetrics & Gyn. 2003;43:139–144.

Kiwi www.kiwifruit.org; www.crfg.org/pubs/ff/kiwifruit.html

Collins BH, Horska A, Hotten PM, Riddoch C, Collins AR. Kiwifruit protects against oxidative DNA damage in human cells and in vitro. Nutr Cancer. 2001;(1):148–153.

Duttaroy AK, Jorgensen A. Effects of kiwi fruit consumption on platelet aggregation and plasma lipids in healthy human volunteers. Platelets. 2004 Aug;15(5):287–292.

Kopsell D, Kopsell D, Curran-Celentano J. Carotenoid variability among kale and spinach cultivars. Hortscience. 2004;(2):34.

Motohashi N et al. Cancer prevention and therapy with kiwifruit in Chinese folklore medicine: a study of kiwifruit extracts. J Ethnopharmacol. 2002 Aug;81(3):357–364.

Rinzler CA. The New Complete Book of Food: A Nutritional, Medical, and Culinary Guide. New York: Checkmark Books, 1999.

Lechuga romana http://edis.ifas.ufl.edu/MV125

Ingster LM, Feinleib M. Could salicylates in food have contributed to the decline in cardiovascular disease mortality? A new hypothesis. Am J Public Health. 1997;87: 1554–1557.

Mozaffarieh M, Sacu S, Wedrich A. The role of carotenoids, lutein and zeaxanthin, in protecting against age-related macular degeneration: A review based on controversial evidence. Nut J. 2003;2:20–28.

Paterson JR, Lawrence JR. Salicylic acid: a link between aspirin, diet and the prevention of colorectal cancer. QJM. 2001;94:445–448.

Rolls BJ, Roe LS, Meengs JS. Salad and satiety: Energy density and portion size of a first-course salad affect energy intake at lunch. J Am Diet Assoc. 2004; 104: 1570–1576.

Scheier L. Salicylic Acid: One more reason to eat your fruits and vegetables. J Am Diet Assoc. 2001; 101:1406–1408.

Lima www.fruitsandveggiesmatter.gov

Gharagozloo M, Ghaderi A. Immunomodulatory effect of concentrated lime juice extract on activated human mononuclear cells. J Ethnopharmacol. 2001;77(1):85–90.

Kawaii S, Tomono Y, Katase E et al. Antiproliferative effects of the readily extractable fractions prepared from various citrus juices on several cancer cell lines. J Agric Food Chem. 1999;47(7):2509–2512.

Rodrigues A, Brun H, Sandstrom A. Risk factors for cholera infection in the initial phase of an epidemic in Guinea-Bissau: protection by lime juice. Am J Trop Med Hyg. 1997;57(5):601–604.

Limón www.hort.purdue.edu/newcrop/morton/lemon.html

Khaw KT, Day N, Symmons DP. Vitamin C and the risk of developing inflammatory polyarthritis: prospective nested case-control study. Ann Rheum Dis. 2004 Jul;63(7): 843–847.

Manners GD at al. Bioavailability of citrus limonoids in humans. J Agric Food Chem. 2003 Jul 2;51(14):4156–4161.

Pattison DJ, Silman AJ, Goodson NJ, Lunt M, Bunn D, Luben R, Welch A, Bingham S, Poulose SM, Harris ED, Patil BS. Citrus limonoids induce apoptosis in human neuroblastoma cells and have radical scavenging activity. J Nutr. 2005 Apr;135(4): 870–877.

Sun J, Chu YF, Wu X, Liu RH. Antioxidant and antiproliferative activities of common fruits. J Agric Food Chem. 2002 Dec 4;50(25): 7449–7454.

Lino www.flaxcouncil.ca; www.flaxrd.com

Bloedon LT, Szapary PO. Flaxseed and cardiovascular risk. Nutr Rev. 2004;62:18–27.

Chen J, Hui E, Thompson L. Proceedings of the AACR, Volume 44, 2nd ed., July 2003. Department of Nutritional Sciences, University of Toronto, Toronto, ON.

Dwivedi C, Natarajan K, Matthees DP. Chemopreventive effects of dietary flaxseed oil on colon tumor development. Drug News Perspect. 2000;13(2):99.

Johnson PV. Flaxseed oil and cancer: alpha-linolenic acid and carcinogenesis, in Flaxseed in Human Nutrition, eds. S.C. Cunnane and L.U. Thompson. AOCS Press, Champaign, IL. 1995. pp 207–218.

Joshi K et al. Supplementation with flax oil and vitamin C improves the outcome of Attention Deficit Hyperactivity Disorder (ADHD). Prostaglandins Leukot Essent Fatty Acids. 2006 Jan;74(1):17–21.

Piller RA, Chang-Claude JB, Linseisen, Jakob AB. Plasma enterolactone and genistein and the risk of premenopausal breast cancer. European Journal of Cancer Prevention. 2006 (Vol. 15, pp. 225–232).

Prasad K, Mantha SV, Muir AD, Wstcott ND. Reduction of hypercholesterolemic athersclerosis by CDC-flaxseed with very low alpha linolenic acid. Atherosclerosis. 1998;136:367–375.

Prasad K. Secoisolariciresinol diglucoside from flaxseed delays the development of type 2 diabetes in Zucker rat. J Lab Clin Med. 2001 Jul;138(1):32–39.

Velasquez MT et al. Dietary flaxseed meal reduces proteinuria and ameliorates nephropathy in an animal model of type II diabetes mellitus. Kidney Int. 2003 Dec;64(6):2100–2107.

Maíz www.resistantstarch.com; www.urbanext.uiuc.edu/corn

Adom KK, Liu RH. Antioxidant activity of grains. J Agric Food Chem. 2002;50: 6182–6187.

Bauer-Marinovic M, Florian S, Muller-Schmehl K, Glatt H, Jacobasch G. Dietary resistant starch type 3 prevents tumor induction by 1,2 dimethylhydrazine and alters proliferation, apoptosis and dedifferentiation in rat colon. Carcinogenesis. 2006 Apr 20.

Bazzano LA, He J, Odgen LG et al. Dietary intake of folate and risk of stroke in US men and women:NHANES I Epidemiologic Follow-up Study. Stroke. 2002 May; 33(5):1183–1189.

Behall KM, Scholfield DJ, Hallfrisch JG, Liljeberg-Elmstahl HG. Consumption of both resistant starch and beta-glucan improves postprandial plasma glucose and insulin in women. Diabetes Care. 2006 May;29(5):976–981.

Erichsen-Brown C. Medicinal and Other Uses of North American Plants. Mineola, NY: Courier Dover Publications, 1989.

Hylla S, Gostner A, Dusel G, Anger H, Bartram H-P, Christl S, Kasper H,

Scheppach W: Effects of resistant starch on the colon in healthy volunteers: possible implications for cancer prevention. Am J Clin Nutr. 1998, 67:136–142.

Maksimovic Z, Dobric S, Kovacevic N, Milovanovic Z. Diuretic activity of Maydis stigma extract in rats. Pharmazie. 2004;59:967–971.

Toden S, Bird AR, Topping DL, Conlon MA. Resistant starch prevents colonic DNA damage induced by high dietary cooked red meat or casein in rats. Cancer Biol Ther. 2006 Mar;5(3):267–272.

Velazquez DVO, Xavier HS, Batista JEM, de Castro-Chaves D. Zea mays L extracts modify glomerular function and potassium urinary excretion in conscious rats. Phytomedicine 2005; 12:363–369.

Yuan JM, Stram DO, Arakawa K, Lee HP, Yu MC. Dietary cryptoxanthin and reduced risk of lung cancer: the Singapore Chinese Health Study. Cancer Epidemiol Biomarkers Prev. 2003 Sep;12(9):890–898.

Manzanas US Apple Association: www.usapple.org

Conceicao M, Sichieri R, Sanchez Moura A. Weight loss associated with a daily intake of three apples or three pears among overweight women. Nutrition. 2003 Mar; 19(3):253–256.

Davis PA et al. Effect of apple extracts on NF-KB activation in human umbilical vein endothelial cells. Experimental Biology and Medicine. 2006;231:594–598.

Hertog MG, Feskens EJ, Hollman PC, Katan MB, Kromhout D. Dietary antioxidant flavinoids and risk of coronary heart disease: The Zutphen Elderly Study. Lancet. 1993 Oct 23; 342(8878):1007–1011.

Knekt P, Isotupa S, Rissanen H, Heliovaara M, Jarvinen R, Hakkinen S, Aromaa A, Reunanen A. Quercetin intake and the incidence of cerebrovascular disease. Eur J Clin Nutr. 2000 May;54(5):415–417.

Liu RH, Liu J, Chen B. Apples prevent mammary tumors in rats. J Agric Food Chem. 2005 Mar 23;53(6):2341–2343.

Marchand L, Murphy S, Hankin J, Wilkens L, Kolonel L. Intake of Flavonoids and Lung Cancer. Journal of the National Cancer Institute. 2000 Jan 19;92(2): 154–160.

Tchantchou F, Chan A, Kifle L, Ortiz D, Shea TB. Apple juice concentrate prevents oxidative damage and impaired maze performance in aged mice. J Alzheimer's Dis. 2005 Dec;8(3):283–287.

Tchantchou F, Graves M, Ortiz D, Rogers E, Shea TB. Dietary supplementation with apple juice concentrate alleviates the compensatory increase in glutathione synthase transcription and activity that accompanies dietary- and genetically-induced oxidative stress. J Nutr Health Aging. 2004;8(6):492–496.

Tirgoviste C, Poppa E, Sintu E, Mihalache N, Che D, Mincu I. Blood glucose and plasma insulin responses to various carbohydrates in type 2 (non-insulin dependent) diabetes. Diabetologia. 1983 Sept;24(2): 80–84.

Veeriah S, Kautenburger T, Habermann N, Sauer J, Dietrich H, Will F, Pool-Zobel BL. Apple flavonoids inhibit growth of HT29 human colon cancer cells and modulate expression of genes involved in the biotransformation of xenobiotics. Mol Carcinog. 2006 Mar;45(3):164–74.

Mango www.crfg.org/pubs/ff/mango.html; www.freshmangos.com

Monterrey-Rodriguez J. Interaction between warfarin and mango fruit. Ann Pharmacother. 2002;36(5):940–941.

Percival SS, Talcott ST, Chin ST, Mallak AC, Lounds-Singleton A, Pettit-Moore J. Neoplastic transformation of BALB/3T3 cells and cell cycle of HL-60 cells are inhibited by mango (Mangifera indica L.) juice and mango juice extracts. J Nutr. 2006 May;136(5):1300–1304.

Pott I, Marx M, Neidhart S, Muhlbauer W, Carle R. Quantitative determination of beta-carotene stereoisomers in fresh, dried, and solar-dried mangoes. J Agric Food Chem. 2003; 51:4527–4531.

Van Duyn MAS, Pivonka E. Overview of the health benefits of fruit and vegetable consumption for the dietetics professional: Selected literature. J Am Diet Assoc. 2000;100:1511–1521.

Menta www.herbsociety-stu.org/mint.htm

Kozan E, Kupeli E, Yesilada E. Evaluation of some plants used in Turkish folk medicine against parasitic infections for their in vivo anthelmintic activity. J Ethnopharmacol. 2006 May 16; 108(2):211–216.

McKay DL, Blumberg JB. A review of the bioactivity and potential health benefits of peppermint tea (Mentha piperita L.). Phytother Res. 2006 Aug;20(8):619–633.

Moreira MR, Ponce AG, del Valle CE, Roura SI. Inhibitory parameters of essential oils to reduce a foodborne pathogen. LWT. 2005;38: 565–570.

Salleh MN, Runnie I, Roach PD, Mohamed S, Abeywardena MY. Inhibition of lowdensity lipoprotein oxidation and up-regulation of low-density lipoprotein receptor in HepG2 cells by tropical plant extracts. J Agric Food Chem. 2002;50:3693–3697.

Samarth RM, Panwar M, Kumar M, Kumar A. Protective effects of Mentha piperita Linn on benzo[a]pyrene-induced lung carcinogenicity and mutagenicity in Swiss albino mice. Mutagenesis. 2006 Jan;21(1): 61–66.

Scheier L. Salicylic acid: One more reason to eat your fruits and vegetables. J Am Diet Assoc. 200; 101:1406–1408.

Spirling LI, Daniels IR. Botanical perspectives on health peppermint: more than just an after-dinner mint. J R Soc Health. 2001 Mar;121(1): 62–63.

Miel www.honey.com

Al-Waili NS. (2004, Spring). Natural honey lowers plasma glucose, C-reactive protein, homocysteine, and blood lipids in healthy, diabetic, and hyperlipidemic subjects: comparison with dextrose and sucrose. J Med Food. 7(1), 100–107.

Mahgoub AA, el-Medany AH, Hagar HH, Sabah DM. (2002, April–June). Protective effect of natural honey against acetic acid-induced colitis in rats. Trop Gastroenterol. 23(2), 82–87.

Osuagwu RC, Oladejo OW, Imosemi IO, Aiku A, Ekpos OE, Salami AA, Oyedele OO, Akang EU. (2004, April–June). Enhanced wound contraction in fresh wounds dressed with honey in Wistar rats (Rattus Novergicus). West Afr J Med. 23(2), 114–118.

Simon A et al. Wound care with antibacterial honey (Medihoney) in pediatric hematology-oncology. Support Care Cancer. 2006 Jan;14(1): 91–97.

Swellam T et al. Antineoplastic activity of honey in an experimental bladder cancer implantation model: in vivo and in vitro studies. Int J Urol. 2003 Apr;10(4):213–219.

Wilkinson JM, Cavanagh HM. (2005, Spring). Antibacterial activity of 13 honeys against Escherichia coli and Pseudomonas aeruginosa. J Med Food, 8(1), 100–103.

Worthington HV, Clarkson JE, Eden OB. Interventions for preventing oral mucositis for patients with cancer receiving treatment. Cochrane Database Syst Rev. 2006 Apr 19;(2):CD000978.

Mijo http://www.hort.purdue.edu/newcrop/afcm/millet.html

Choi YY et al. Effects of dietary protein of Korean foxtail millet on plasma adiponectin, HDL-cholesterol, and insulin levels in genetically type 2 diabetic mice. Biosci Biotechnol Biochem. 2005 Jan;69(1):31–37.

Nishizawa N. Proso millet protein elevates plasma level of high-density lipoprotein: a new food function of proso millet. Biomed Environ Sci. 1996 Sep;9(2–3):209–212.

Shimanuki S, Nagasawa T, Nishizawa N. Plasma HDL subfraction levels increase in rats fed proso-millet protein concentrate. Med Sci Monit. 2006 Jul;12(7):BR221–6.

Moras www.oregon-berries.com

Ding M et al. Cyanidin-3-glucoside, a natural product derived from blackberry, exhibits chemopreventive and chemotherapeutic activity. J Biol Chem. 2006 Jun 23;281(25):17359–17368.

Feng R, Bowman LL, Lu Y, Leonard SS, Shi X, Jiang BH, Castranova V, Vallyathan V, Ding M. Blackberry extracts inhibit activation protein 1 activation and cell transformation by perturbing mitogenic signaling pathway. Nutr Cancer. 2004;50(1):80–9.

Guerra MC, Galvano F, Bonsi L, Speroni E, Costa S, Renzulli C, Cervellati R. Cyanidin-3-O-beta-glucopyranoside, a natural free-radical scavenger against aflatoxin B1- and ochratoxin A-induced cell damage in a human hepatoma cell line and a human colonic adenocarcinoma cell line. Br J Nutr. 2005 Aug;94(2):211–220.

Stoner GD, Chen T, Kresty LA, Aziz RM, Reinemann T, Nines R. Protection against esophageal cancer in rodents with lyophilized berries: potential mechanisms. Nutr Cancer. 2006;54(1):33–46.

Naranja www.hort.purdue.edu/newcrop/morton/orange.html

Daher CF, Abou-Khalil J, Baroody GM. Effect of acute and chronic grapefruit, orange, and pineapple juice intake on blood lipid profile in normolipidemic rat. Med Sci Monit. 2005 Dec;11(12):BR465–472.

Lehrner J, Marwinski G, Lehr S, Johren P, Deecke L. Ambient odors of orange and lavender reduce anxiety and improve mood in a dental office. Physiol Behav. 2005 Sep 15;86(1–2):92–95.

Nyyssönen et al. Vitamin C deficiency and risk of myocardial infarction: prospective population study of men from Eastern Finland. Journal of American Dietetic Association, March 1997.

Rolls, Barbara. The Volumetrics Weight-Control Plan, HarperCollins, New York, 2005.

Tiwary, C.M., Ward, J.A., Jackson, B.A. Effect of pectin on satiety in healthy US Army adults. JACN. 1997;16(5):423–428.

Vitali F et al. Effect of a standardized extract of red orange juice on proliferation of human prostate cells in vitro. Fitoterapia. 2006 Apr;77(3):151–5. Epub 2006 Feb 23.

Nueces www.walnuts.org

Feldman, E.B. The scientific evidence for a beneficial health relationship between walnuts and coronary heart disease. J Nutr. 2002 May;132(5):1062S–1101S.

Griel AE, Kris-Etherton PM, Hilpert KF, Zhao G, West SG and Corwin RL. An in-crease in dietary n-3 fatty acids decreases a marker of bone resorption in humans. Nutrition Journal. January 2007, Volume 6, doi:10.1186/1475-2891-6-2.

Lavedrine F, Zmirou D, Ravel A, Balducci F, Alary J. Blood cholesterol and walnut consumption: a cross-sectional survey in France. Prev Med. 1999 Apr;28(4), 333–339.

Patel G. Essential fats in walnuts are good for the heart and diabetes. J Am Diet Assoc. 2005 Jul;105(7): 1096–1097.

Reiter et al. Melatonin in walnuts: Influence on levels of melatonin and total antioxidant capacity of blood. Inter J Appl Basic Nutr Sci. 2005; 21, 920–924.

Sabate et al. Does regular walnut consumption lead to weight gain? British Journal of Nutrition 2005; 94, 859–846.

Zibaeenezhad MJ, Shamsnia SJ, Khorasani M. Walnut consumption in hyperlipidemic patients. Angiology. 2005 Sep/Oct;56(5):581–583.

Pecanas www.georgiapecans.org; www.ilovepecans.org

Bes-Rastrollo M et al. Nut consumption and weight gain in a Mediterranean cohort: The SUN study. Obesity (Silver Spring). 2007 Jan;15(1): 107–116.

Halvorsen BL et al. Content of redox-active compounds (ie, antioxidants) in foods consumed in the United States. Am J Clin Nutr. 2006 Jul;84(1):95– 135.

Morgan et al. Pecans lower low-density lipoprotein cholesterol in people with normal lipid levels. JADA. 2000. 100: 312–318.

Rajaram et al. A monounsaturated fatty acid-rich pecan-enriched diet favorably alters the serum lipid profile of healthy men and women. J Nutr. 2001 Sep;131(9): 2275–2279.

Xianli W et al. Lipophilic and hydrophilic antioxidant capacities of common foods in the United States. Journal of Agricultural and Food Chemistry, 2004, 52: 4026–4037.

Orégano www.answers.com/topic/oregano
Burt SA, Reinders RD. Antibacterial activity of selected plant essential oils against Escherichia coli O157:H. Soc for Applied Microbio. 2003;36: 162–167.

Lin YT, Kwon YI, Labbe RG, Shetty K. Inhibition of Helicobacter pylori and associated urease by oregano and cranberry phytochemical synergies. Appl Environ Microbiol. 2005 Dec;71(12):8558–8564.

Oussalah M, Caillet S, Lacroix M. Mechanism of action of Spanish oregano, Chinese cinnamon, and savory essential oils against cell membranes and walls of Escherichia coli O157:H7 and Listeria monocytogenes. J Food Prot. 2006 May;69(5):1046–1055.

Rao BS et al. Antioxidant, anticlastogenic and radioprotective effect of Coleus aromaticus on Chinese hamster fibroblast cells (V79) exposed to gamma radiation. Mutagenesis. 2006 May 30.

Shan B, Cai YZ, Sun M, and Corke H. Antioxidant capacity of 26 spice extracts and characterization of their phenolic constitutes. J Agric Food Chem. 2005;53:7749–7759.

Talpur N, Echard B, Ingram C, Bagchi D, and Preuss H. Effects of a novel formulation of essential oils on glucose-insulin metabolism in diabetic and hypertensive rats: A pilot study. Doi. 2005;7:193–199.

Papaya www.crfg.org/pubs/ff/papaya.html
The General Practitioner. "The power of papaya could speed burn healing." GP. 2005;83.

Giuliano AR et al. Dietary intake and risk of persistent human papillomavirus (HPV) infection: The Ludwig-McGill HPV natural history study. JID. 2003;188:1508–1506.

Leclerc D et al. Proteasome-independent major histocompatibility complex class I cross-presentation mediated by papaya mosaic virus-like particles leads to expansion of specific human T cells. J Virol. 2007 Feb;81(3):1319–1326. Epub 2006 Nov 22.

Mozaffarieh M, Sacu S, and Wedrich A. The role of the carotenoids, lutein and zeaxanthin, in protecting against age-related macular degeneration. Nutr J. 2003;2:20–28.

Patatas www.healthypotato.com
Albert, NM. We are what we eat: women and diet for cardiovascular health. J of Cardiovas Nurs. 2005;20(6):451–460.

Betturer K. Better than a banana. Health. 1997 Apr;11(3):38. De Mejía

EG, Prisecaru V. Lectins as bioactive plant proteins: a potential in cancer treatment. Critical Reviews in Food Science & Nutrition. 2005 Nov;45(6):425–445.

Ruano-Ravina A, Figueiras A, Dosil-Diaz O, Barreiro-Carracedo A, Barros-Dios JM. A population-based case-control study on fruit and vegetable intake and lung cancer: a paradox effect? Nutrition and Cancer. 2002;43(1):47–51.

Russo P, Barba G, Venezia A, Siani A. Dietary potassium in cardiovascular prevention: nutritional and clinical implications. Current Medicinal Chemistry—Immunology, Endocrine & Metabolic Agents. 2005 Jan; 5(1):23–31.

Singh N, Kamath V, Rajini PS. Protective effect of potato peel powder in ameliorating oxidative stress in streptozotocin diabetic rats. Plant Foods Hum Nutr. 2005 Jun;60(2):49–54.

Peras www.usapears.com; www.calpear.com

Butler LM, Koh WP, Lee HP, Yu MC, London SJ. Dietary fiber and reduced cough with phlegm: A cohort study in Singapore. Am J Respir Crit Care Med. 2004;170: 279–287.

Conceicao de Oliveira M, Sichieri R, and Moura AS. Weight loss associated with a daily intake of three apples or three pears among overweight women. Nutrition. 2003;19:253–256.

Mink PJ. Flavonoid intake and cardiovascular disease mortality: a prospective study in postmenopausal women. Am J Clin Nutr. 2007 Mar;85(3):895–909.

Perejil www.health-topic.com/Dictionary-P.aspx

Bolkent S, Yanardag R, Ozsoy-Sacan O, Karabulut-Bulan O. Effects of parsley (Petroselinum crispum) on the liver of diabetic rats: a morphological and biochemical study. Phytother Res. 2004 Dec;18(12): 996–999.

Ozsoy-Sacan O, Yanardag R, Orak H, Ozgey Y, Yarat A, Tunali T. Effects of parsley (Petroselinum crispum) extract versus glibornuride on the liver of streptozotocininduced diabetic rats. J Ethnopharmacol. 2006 Mar 8;104(1–2):175–81.

Yoshikawa M et al. Medicinal foodstuffs. XVIII. Phytoestrogens from the aerial part of Petroselinum crispum MIll. (Parsley) and structures of 6"-acetylapiin and a new monoterpene glycoside, petroside. Chem Pharm Bull (Tokyo). 2000 Jul;48(7): 1039–1044.

Zheng GQ, Kenney PM, Zhang J, Lam LK. Inhibition of benzo[a]pyrene-induced tumorigenesis by myristicin, a volatile aroma constituent of parsley leaf oil. Carcinogenesis. 1992 Oct;13(10):1921–1923.

Pimiento www.fruitsandveggiesmatter.gov

Belza A, Frandsen E, Kondrup J. Body fat loss achieved by stimulation of thermogenesis by a combination of bioactive food ingredients: a placebo-controlled, doubleblind 8-week intervention in obese subjects. Int J Obes (Lond). 2006 Apr 25.

Diepvens K, Westerterp KR, Westerterp-Plantenga MS. Obesity and thermogenesis related to the consumption of caffeine, ephedrine, capsaicin and green tea. Am J Physiol Regul Integr Comp Physiol. 2007 Jan;292(1):R77–85.

Macho A et al. Non-pungent capsaicinoids from sweet pepper synthesis and evaluation of the chemopreventive and anticancer potential. Eur J Nutr. 2003 Jan;42(1):2–9.

Mori A et al. Capsaicin, a component of red peppers, inhibits the growth of androgen-independent, p53 mutant prostate cancer cells. Cancer Res. 2006 Mar 15; 66(6):3222–3229.

Sancho R et al. Immunosuppressive activity of capsaicinoids: capsiate derived from sweet peppers inhibits NF-kappaB activation and is a potent antiinflammatory compound in vivo. Eur J Immunol. 2002 Jun;32(6):1753–1763.

Tandan R et al. Topical capsaicin in painful diabetic neuropathy. Controlled study with long-term follow-up. Diabetes Care. 1992 Jan;15(1): 8–14.

Zhang W et al. Eular evidence based recommendations for the management of hand osteoarthritis-report of a task force of the Eular Standing Committee for International Clinical Studies Including Therapeutics (ESCISIT). Ann Rheum Dis. 2006 Oct 17.

Piña www.howtocutapineapple.com; www.crfg.org/pubs/ff/pineaple. html

Glaser D, Hilberg T. The influence of bromelain on platelet count and platelet activity in vitro. Platelets. 2006 Feb;17(1):37–41.

Helser MA, Hotchkiss JH, Roe DA. Influence of fruit and vegetable juices on the endogenous formation of N-nitrosoproline and N-nitrosothiazolidine-4-carboxylic acid in humans on controlled diets. Carcinogenesis. 1992 Dec;13(12):2277–2280.

Taussig SJ, Batkin S. Bromelain, the enzyme complex of pineapple (Ananas comosus) and its clinical application. An update. J Ethnopharmacol. 1988 Feb-Mar;22(2):191–203.

Pistacho www.pistachios.org

Awad AB, Chinnam M, Fink CS, Bradford PG. beta-Sitosterol activates Fas signaling in human breast cancer cells. Phytomedicine. 2007 Mar 9 [Epub ahead of print]. Kocyigit A, Koylu AA, Keles H. Effects of pistachio nuts consumption on plasma lipid profile and oxidative status in healthy volunteers. Nutr Metab Cardiovasc Dis. 2006 Apr;16(3):202–209.

Banana www.banana.com

Emery EA, Ahmad S, Koethe JD, Skipper A, Perlmutter S, Paskin DL. Banana flakes control diarrhea in enterally fed patients. Nutr Clin Pract. 1997 Apr;12(2):72–75.

Rabbani GH et al. Clinical studies in persistent diarrhea: dietary management with green banana or pectin in Bangladeshi children. Gastroenterology. 2001 Sep;121(3):554–560.

Rabbani GH et al. Green banana and pectin improve small intestinal permeability and reduce fluid loss in Bangladeshi children with persistent diarrhea. Dig Dis Sci. 2004 Mar;49(3):475–484.

Rao NM. Protease inhibitors from ripened and unripened bananas. Biochem Int. 1991;24(1):13–22.

Rashidkhani B, Lindblad P, Wolk A. Fruits, vegetables and risk of renal cell carcinoma: a prospective study of Swedish women. Int J Cancer. 2005;113(3):451–455.

Pomelo www.floridajuice.com

Fujioka K, Greenway F, Sheard J, Ying Y. The effects of grapefruit on weight and insulin resistance: relationship to the metabolic syndrome. J Med Food. 2006;9:49–54.

Gao K, Henning SM, Niu Y, Youssefian AA, Seeram NP, Xu A, Heber D. The citrus flavonoid naringenin stimulates DNA repair in prostate cancer cells. J Nutr Biochem. 2006;17:89–95.

Gorinstein S et al. Red grapefruit positively influences serum triglyceride level in patients suffering from coronary atherosclerosis: Studies in vitro and in humans. J Agric Food Chem. 2006;54:1887–1892.

Staudte H, Sigusch BW, Glockmann E. Grapefruit consumption improves vitamin C status in periodontitis patients. British Dental Journal. 2005;199:213–217.

Vanamala J et al. Suppression of colon carcinogenesis by bioactive compounds in grapefruit. Carcinogenesis. 2006 Jun;27(6): 1257–1265.

Quinoa www.quinoa.net

Berti C, Riso P, Brusamolino A, Porrini M. Effect on appetite control of minor cereal and pseudocereal products. Br J Nutr. 2005 Nov;94(5): 850–858.

Estrada A, Li B, Laarveld B. Adjuvant action of Chenopodium quinoa saponins on the induction of antibody responses to intragastric and intranasal administered antigens in mice. Comp Immunol Microbiol Infect Dis. 1998 Jul;21(3):225–36.

Rábano picante/Wasabi www.japan-guide.com/e/e2311.html; www. horseradish.org

Fuke Y et al. Preventive effect of oral administration of 6-(methylsulfinyl)hexyl isothiocyanate derived from wasabi (Wasabia japonica Matsum) against pulmonary metastasis of B16-BL6 mouse melanoma cells. Cancer Detect Prev. 2006;30(2): 174–179.

Kinae N et al. Functional properties of wasabi and horseradish. Biofactors. 2000; 13(1–4):265–269.

Morimitsu Y et al. Antiplatelet and anticancer isothiocyanates in Japanese domestic horseradish, wasabi. Biofactors. 2000;13(1–4):271–276.

Nomura T et al. Selective sensitivity to wasabi-derived 6-(methylsulfinyl)hexyl isothiocyanate of human breast cancer and melanoma cell lines studied in vitro. Cancer Detect Prev. 2005;29(2):155–160.

Ono H et al. 6-Methylsulfinylhexyl isothiocyanate and its homologues as foodoriginated compounds with antibacterial activity against Escherichia coli and Staphylococcus aureus. Biosci Biotechnol Biochem. 1998 Feb;62(2):363–365.

Shin IS, Masuda H, Naohide K. Bactericidal activity of wasabi (Wasabia japonica) against Helicobacter pylori. Int J Food Microbiol. 2004 Aug 1;94(3):255–261.

Weil MJ, Zhang Y, Nair MG. Colon cancer proliferating desulfosinigrin in wasabi (Wasabia japonica). Nutr Cancer. 2004;48(2):207–213.

Weil MJ, Zhang Y, Nair MG. Tumor cell proliferation and cyclooxygenase inhibitory constituents in horseradish (Armoracia rusticana) and Wasabi (Wasabia japonica). J Agric Food Chem. 2005 Mar 9;53(5): 1440–1444.

Romero www.botanical.com/botanical/mgmh/r/rosema17.html

Del Bano MJ, Castillo J, Benavente-Garcia O, Lorente J, Martin-Gil R, Aceve-do C, Alcaraz M. Radioprotective-antimutagenic effects of rosemary phe-nolics against chromosomal damage induced in human lymphocytes by gamma-rays. J Agric Food Chem. 2006;54: 2064–2068.

Inoue K et al. Effects of volatile constituents of rosemary extract on lung inflammation induced by diesel exhaust particles. Basic Clin Pharma-col Toxicol. 2006 Jul;99(1):52–57.

Moreira MR, Ponce AG, del Valle CE, Roura SI. Inhibitory parameters of essential oils to reduce a foodborne pathogen. LWT. 2005;38: 565–570.

Sancheti G, Goyal P. Modulatory influence of Rosemarinus officinalis on DMBAinduced mouse skin tumorigenesis. Asian Pac J Cancer Prev. 2006 Apr–Jun;7(2):331–335.

Sharaboni H. Cooperative antitumor effects of vitamin D3 derivatives and rosemary preparations in a mouse model of myeloid leukemia. Int J Cancer. 2006 Jun 15; 118(12):3012–3021.

Salmón www.great-salmon-recipes.com; www.salmonoftheamericas. com

De Lorgeril M, et al. Mediterranean diet, traditional risk factors, and the rate of cardiovascular complications after myocardial infarction. Cir-culation. 1999; 99: 779–785.

Harris WS, Isley WL. Clinical trial evidence for the cardioprotective ef-fects of omega3 acids. Curr Atheroscler Rep. 2001; 3(2):174–179.

Jho DH, Cole SM, Lee EM, Espat NJ. Role of omega-3 fatty acid supple-mentation in inflammation and malignancy. Integr Cancer Ther. 2004 Jun;3(2):98–111.

Kris-Etherton P, Harris WS, Appel LJ. Fish consumption, fish oil, omega-3 fatty acids, and cardiovascular disease. Am Heart Assoc Sci State-ment. 2002;2747–2757.

Marchioli R, Barzi F, Bomba E, et al. Early protection against sudden de-ath by n-3 polyunsaturated fatty acids after myocardial infarction. Circulation. 2002;105:1897–1903.

Singh RB, et al. Effect of an Indo-Mediterranean diet on progression of coronary artery disease in high risk patients. Lancet. 2002; 360: 1455–1461.

Surette ME, Koumenis IL, Edens MB, Trampposch KM, Clayton B, Bowton D, Chilton FH. Inhibition of leukotriene biosynthesis by a novel dietary fatty acid formulation in patients with atopic asthma: a randomized, placebo-controlled, parallel-group, prospective trial. Clin Ther Mar. 2003; 25(3):972–979.

Suzuki S et al. Daily omega-3 fatty acid intake and depression in Japanese patients with newly diagnosed lung cancer. Br J Cancer. 2004 Feb;23:90(4):787–793.

Von Schacky C, Angerer P, Kothny W, Thiesen K, Mudra H. The effect of dietary n-3 fatty acids on coronary atherosclerosis. Ann Intern Med. 1999; 130: 554–562.

Sandía www.watermelon.org

Ghazizadeh M, Razeghi A, Valaee N, Mirbagheri E, Tahbaz F, Motevallizadeh H, Seyedahmadian F, Mirzapour H. Watermelon juice concentrate. Asia Pac J Clin Nutr. 2004;13(Suppl):S162.

Jian L, Du CJ, Lee AH, Binns CW. Do dietary lycopene and other carotenoids protect against prostate cancer? Int J Cancer. 2005 Mar 1;113(6):1010–1014.

Lee SY, Choi KY, Kim MK, Kim KM, Lee JH, Meng KH, Lee WC. The relationship between intake of vegetables and fruits and colorectal adenoma-carcinoma sequence. Korean J Gastroenterol. 2005 Jan;45(1): 23–33.

Sardinas www.oceansalive.org

Patent RV et al. The influence of sardine consumption on the omega-3 fatty acid content of mature human milk. J Pediatr (Rio J). 2006 Jan–Feb;82(1):63–69.

Sanchez-Muniz FJ, Garcia-Linares MC, Garcia-Arias MT, Bastida S, Viejo J. Fat and protein from olive oil-fried sardines interact to normalize serum lipoproteins and reduce liver lipids in hypercholesterolemic rats. J Nutr. 2003 Jul;133(7):2302–2308.

Bayas de saúco http://plants.usda.gov/plantguide/pdf/cs_sanic5.pdf

Bobek P, Nosalova V, Cerna S. Influence of diet containing extract of black elder (sambucus nigra) on colitis in rats. Biologia Bratislava. 2001;56(6): 643–648.

Zakay-Rones Z et al. Randomized study of the efficacy and safety of oral elderberry extract in the treatment of influenza A and B virus infections. J Int Med Res. 2004 Mar–Apr;32(2):132–140.

Sésame www.hort.purdue.edu/newcrop/afcm/sesame.html

Liu Z, Saarinen NM, Thompson LU. Sesamin is one of the major precursors of mammalian lignans in sesame seed (Sesamum indicum) as observed in vitro and in rats. J Nutr. 2006 Apr;136(4):906–912.

Miyahara Y, Hibasami H, Katsuzaki H, Imai K, Komiya T. Sesamolin from sesame seed inhibits proliferation by inducing apoptosis in human lymphoid leukemia Molt 4B cells. Int J Mol Med. 2001 Apr;7(4): 369–371.

Noguchi T, Ikeda K, Sasaki Y, Yamamoto J, Yamori Y. Effects of vitamin E and sesamin on hypertension and cerebral thrombogenesis in stroke-prone spontaneously hypertensive rats. Clin Exp Pharmacol Physiol. 2004 Dec;31 Suppl 2:S24–S26.

Smith DE, Salerno JW. Selective growth inhibition of a human malignant melanoma cell line by sesame oil in vitro. Prostaglandins Leukot Essent Fatty Acids. 1992 Jun; 46(2), 145–150.

Setas www.mushroomcouncil.com

Aruoma OI, Spencer JP, Mahmood N. Protection against oxidative damage and cell death by the natural antioxidant ergothioneine. Food Chem Toxicol. 1999 Nov; 37(11):1043–1053.

Chen S, Phung S, Hur G, Kwok S, Ye J, and Oh SR. Breast cancer prevention with phytochemicals in mushrooms. Proceedings of the American Association for Cancer Research, vol. 46, Abs. 5186.

Duffield-Lillico AJ, Shureiqu I, Lippman SM. Can selenium prevent colorectal cancer? A signpost from epidemiology. J Natl Cancer Inst. 2004;92:1645–1647.

Lull C, Wichers HJ, Savelkoul HF. Anti-inflammatory and immunomodulating properties of fungal metabolites. Mediators Inflamm. 2005 Jun 9;2005(2):63–80.

Phung S., Ye Jingjing, Hur G., Kwok S., Lui K. and Chen S. White button mushrooms and prostate cancer prevention. Proceedings of the American Association for Cancer Research;46: Abs. 1580.

Wasser SP. Medicinal mushrooms as a source of antitumor and immunomodulating polysaccharides. Appl Microbiol Biotechnol. 2002 Nov;60(3):258–274.

Soja www.soybean.org; www.thesoyfoodscouncil.com

Hermansen K, Dinesen B, Hoie LH, Morgenstern E, Gruenwald J. (2003, January–February). Effects of soy and other natural products on LDL:

HDL ratio and other lipid parameters: a literature review. Adv Ther. 20(1), 50–78.

Jin Z, MacDonald RS. Soy isoflavones increase latency of spontaneous mammary tumors in mice. J Nutr. 2002 Oct;132(10):3186–3190.

Messina M, McCaskill-Stevens W, Lampe JW. Addressing the soy and breast cancer relationship: review, commentary, and workshop proceedings. J Natl Cancer Inst. 2006 Sep 20;98(18):1275–1284.

Messina, M.J. Emerging evidence on the role of soy in reducing prostate cancer risk. Nutr Rev. 2004 Apr 6;61(4):117–131.

Reinwald S, Weaver CM. Soy isoflavones and bone health: a double edged sword? J Nat Prod. 2006 Mar;69(3):450–459.

Totta P, Acconcia F, Virgili F, Cassidy A, Weinberg PD, Rimback G, Marino M. Daidzein-sulfate metabolites affect transcriptional and antiproliferative activities of estrogen receptor-beta in cultured human cancer cells. J Nutr. 2005 Nov;135(11): 2687–2693.

Zhang X, Shu XO, Li H, Yang G, Li Q, Gao YT, Zheng W. Prospective cohort study of soy food consumption and risk of bone fracture among postmenopausal women. Arch Intern Med. 2005 Sep;165(16): 1890–1895.

Sorgo www.sorghumgrowers.com; www.wholegrainscouncil.org/recipesSorghum.htm

Awika JM, McDonough CM, Rooney LW. Decorticating sorghum to concentrate healthy phytochemicals. J Agric Food Chem. 2005;53: 6230–6234.

Carr TP, Weller CL. Schlegel VL, Cuppett SL. Grain sorghum lipid extract reduces cholesterol absorption and plasma non-HDL cholesterol concentration in hamsters 1,2. J Nutr. 2005;135:2236–2240.

Suero de leche www.wheyoflife.org; www.wheyprotein.com

Agin D, et al. Effects of whey protein and resistance exercise on body composition and muscle strength in women with HIV infection. AIDS. 2001 Dec 7; 15(18): 2431–2440.

Aoe S et al. A controlled trial of the effect of milk basic protein (MBP) supplementation on bone metabolism in healthy menopausal women. Osteoporos Int. 2005 Dec;16(12):2123–2128.

Aoe S et al. Controlled trial of the effects of milk basic protein (MBP) supplementation on bone metabolism in healthy adult women. Biosci Biotechnol Biochem. 2001 Apr;65(4):913–918.

Beeh M, Schlaak J, Buhl R. Oral supplementation with whey proteins increases plasma glutathione levels of HIV infected patients. European Journal of Clinical Investigation. 2001 Feb;31(2):171–178.

Belobrajdic D, McIntosh G, Owens J. Whey proteins protect more than red meat against azoxymethane induced ACF in Wistar rats. Cancer Letters. 2003;198:43–51.

Belobrajdic D, McIntosh G, Owens J. A high whey protein diet reduces body weight gain and alters insulin sensitivity relative to red meat in Wistar rats. J Nutr. 2004; 134:1454–1458.

Bounous G. Whey protein concentrate (WPC) and glutathione modulation in cancer treatment. Anticancer Research. 2000;20:4785–4792.

Bounous G et al. Immunoenhancing property of dietary whey protein in mice: role of glutathione. Clinical Investigative Medicine. 1989;12: 154–161.

Eason R, Badger T et al. Dietary exposure to whey proteins alters rat mammary gland proliferation, apoptosis, and gene expression during post-natal development: implications for cancer protective mechanism. J Nutr. 2004;134(12).

Fitzgerald R et al. Hypotensive peptides from milk proteins. J Nutr. 2003;134:S980–S988.

Hannan M et al. Effect of dietary protein on bone loss in elderly men and women: the Framingham osteoporosis study. Journal of Bone & Mineral Research. 2000;15(12): 2504–2512.

Markus CR et al. The bovine protein-lactalbumin increases the plasma ratio of tryptophan to the other large neutral amino acids and in vulnerable subjects raises brain serotonin activity, reduces cortisol concentration and improves mood under stress. American Journal of Clinical Nutrition. 2000;71:1536–1544.

Markus CR, Olivier B, de Haan EH. Whey protein rich in alpha-lactalbumin increases the ratio of plasma tryptophan to the sum of the other large neutral amino acids and improves cognitive performance in stress-vulnerable subjects. Am J Clin Nutr. 2002 Jun;75(6): 1051–1056.

Miller GD et al. Benefits of dairy product consumption on blood pressure in humans: a summary of the biomedical literature. Journal of the American College of Nutrition. 2000;19(2):147S–164S.

Wong CW et al. Effects of purified bovine whey factors on cellular immune functions in ruminants. Veterinary Immunology and Immunopathology. 1997;56:85–96.

Zemel MB. Mechanisms of dairy modulation of adiposity. J Nutr. 2003; 133:252–256.

Té www.tea.co.uk; www.teausa.com

Anderson RA, Polansky MM. Tea enhances insulin activity. J Agric Food Chem. 2002 Nov 20;50(24):7182–7186.

Arts IC, Jacobs DR Jr, Gross M et al. Dietary catechins and cancer incidence among postmenopausal women: the Iowa Women's Health Study (United States). Cancer Causes Control. 2002;13(4):373–382.

Arts ICW, Hollman PCH, Feskens EJM, Bueno de Mesquita HB, Kromhout D. Catechin intake might explain the inverse relation between tea consumption and ischemic heart disease: The Zutphen Elderly Study. Am J Clin Nutr. 2001;74:227–232.

Cabrera C, Artacho R, Gimenez R. Beneficial effects of green tea-a review. J Am Coll Nutr. 2006 Apr;25(2):79–99.

Review. Conney AH, Lu Y, Lou Y-R et al. Inhibitory effect of green and black tea on tumor growth. Proc Soc Exp Biol Med. 1999;220: 229–233.

Davies MJ, Judd JT, Baer DJ et al. Black tea consumption reduces total and LDL cholesterol in mildly hypercholesterolemic adults. J Nutr. 2003;133(10):3298S–3302S.

Dora I, Arab L, Martinchik A et al. Black tea consumption and risk of rectal cancer in Moscow population. Ann Epidemiol. 2003;13(6): 405–411.

Hakim IA, Harris RB. Joint effects of citrus peel use and black tea intake on the risk of squamous cell carcinoma of the skin. BMC Dermatol. 2001;1:3.

Hegarty VM, May HM, Khaw K-T. Tea drinking and bone mineral density in older women. Am J Clin Nutr 2000;71:1003–1007.

Isemura M, Saeki K, Kimura T, et al. Tea catechins and related polyphenols as anticancer agents. Biofactors. 2000;13(1–4):81–85.

Kim W et al. Effect of green tea consumption on endothelial function and circulating endothelial progenitor cells in chronic smokers. Circ J. 2006 Aug;70(8):1052–1057.

Kobayashi M, Unno T, Suzuki Y, et al. Heat-epimerized tea catechins have the same cholesterol-lowering activity as green tea catechins in cholesterol-fed rats. Biosci Biotechnol Biochem. 2005;69(12):2455–2458.

Nagao T, Komine Y, Soga S, Meguro S, Hase T, Tanaka Y, Tokimitsu I. Ingestion of a tea rich in catechins leads to a reduction in body fat and malondialdehyde-modified LDL in men. Am J Clin Nutr. 2005;81: 122–129.

Yang YC, Lu FH, Wu JS, et al. The protective effect of habitual tea consumption on hypertension. Arch Intern Med. 2004;164(14): 1534–1540.

Teff www.ethnomed.org/cultures/ethiop/teff.html

Mengesha B, Ergete W. Staple Ethiopian diet and cancer of the oesophagus. East Afr Med J. 2005 Jul;82(7):353–356.

Tomates www.tomato.org

Basu A, Imrhan V. Tomatoes versus lycopene in oxidative stress and carcinogenesis: conclusions from clinical trials. Eur J Clin Nutr. 2007 Mar;61(3):295–303.

Bhuvaneswari V, Nagini S. Lycopene: a review of its potential as an anti-cancer agent. Current Medicinal Chemistry—Anti-Cancer Agents. 2005 Nov;5(6):627–635.

Das S, Otani H, Maulik N, Das DK. Lycopene, tomatoes, and coronary heart disease. Free Radic Res. 2005 Apr;39(4):449–455.

Dutta-Roy AK, Crosbie L, Gordon MJ. Effects of tomato extract on human platelet aggregation in vitro. Platelets. 2001 Jun;12(4):218–227.

Guns ES, Cowell SP. Drug insight: lycopene in the prevention and treatment of prostate cancer. Nat Clin Pract Urol. 2005 Jan;2(1): 38–43.

Kiani F, Knutsen S, Singh P, Ursin G, Fraser G. Dietary risk factors for ovarian caner: the Adventist Health Study (United States). Cancer Causes Control. 2006 March;17(2): 137–146.

King JL, Lila MA, Erdman Jr, JW, Campbell JK Antiproliferation effects of tomato polyphenols in Hepa1c1c7 and LNCaP cell lines. J Nutr. 2003 Nov;133(11):3858S–3859S.

La Vecchi C. Mediterranean epidemiological evidence on tomatoes and the prevention of digestive-tract cancers. Proc Soc Exp Biol Med. 1998 Jun;218(2):125–128.

Stacewicz-Sapuntzakis M, Bowen PE. Role of lycopene and tomato products in prostate health. Biochim Biophys Acta. 2005 May 30; 1740 (2):202–205.

Tomatoes, red, ripe, raw, year round average. (2005). USDA National Nutrient Database for Standard Reference. Retrieved July 20, 2006, from http://www.nal.usda .gov/fnic/foodcomp/cgi-bin/list_nut_edit.pl

Wu K, Erdman JW Jr, Schwartz SJ, Platz EA, Leitzmann M, Clinton SK, DeGroff V,Willett WC, Giovannucci E. Plasma and dietary carotenoids, and the risk of prostate cancer: a nested case-control study. Cancer Epidemiol Biomarkers Prev. 2004 Feb;13(2):260–269.

Trigo www.wheatfoods.org

Adam A, Lopez HW, Tressol JC, Leuillet M, Demigne C, Remesy C. Impact of whole wheat flour and its milling fractions on the cecal fermentations and the plasma and liver lipids in rats. J Agric Food Chem. 2002 Oct 23;50(22):6557–6562.

Anderson JW, Gilinsky NH, Deakins DA, Smith SF, O'Neal DS, Dillon DW, Oeltgen PR. Lipid responses of hypercholesterolemic men to oat-bran and wheat bran intake. Am J Clin Nutr. 1991; 56:355–359.

Balint G et al. Effect of Avemar-a fermented wheat germ extract-on rheumatoid arthritis. Preliminary data. Clin Exp Rheumatol. 2000 May/Jun;24(3):325–328.

Carter JW, Madl R, Padula F. Wheat antioxidants suppress intestinal tumor activity in Min mice. Nutrition Research. 2006 Jan;26(1):33–38.

Jacobs DR, Marquart L, Slavin J, Kushi L. Whole-grain intake and cancer: An expanded review and meta-analysis. Nutr Cancer. 1998;130: 85–96.

Jacobs DR, Pereira MA, Meyer KA, Kushi LH. Fiber from whole grains, but not refined grains, is inversely associated with all-cause mortality in older women: The Iowa women's health study. J Am Coll Nutr. 2000;19(3 Suppl):326S–330S.

Jenkins DJA et al. Effect of wheat bran on glycemic control and risk factors for cardiovascular disease in type 2 diabetes. Diabetes Care. 2002;25:1522–1528.

Jenkins DJA et al. Low glycemic response to traditionally processed wheat and rye products: bulgur and pumpernickel bread. Am J Clin Nutr. 1986;43:516–520.

Pereira Mark A et al. Effect of whole grains on insulin sensitivity in overweight hyperinsulinemic adults. Nutr Cancer. 1998;30(2):85–96.

Uvas www.tablegrape.com

Agarwal C, Singh RP, Agarwal R. (2002, November). Grape seed extract induces apoptotic death of human prostate carcinoma DU145 cells via caspases activation accompanied by dissipation of mitochondrial membrane potential and cytochrome c release. Carcinogenesis. 23(11),1869–1876.

Albers AR et al. The antiinflammatory effects of purple grape juice con-sumption in subjects with stable coronary artery disease. Arterioscler Thromb Vasc Biol. 2004 Nov;24(11):e179–180.

Falchi M et al. Comparison of cardioprotective abilities between the flesh and skin of grapes. J Agric Food Chem. 2006 Sep 6;54(18): 6613–6622.

Fuhrman B, Volkova N, Coleman R, Aviram M. (2006, August). Grape powder polyphenols attenuate atherosclerosis development in apoli-poprotein E deficient (E0) mice and reduce macrophage atherogeni-city. J Nutr. 136(8), 2272.

Jung KJ, Wallig MA, Singletary KW. (2006, February). Purple grape juice inhibits 7,12-dimethylbenz[a]anthracene (DMBA)-induced rat mam-mary tumorigenesis and in vivo DMBA-DNA adduct formation. Can-cer Letters. 233(2), 279–288.

Kim, H. (2005, November). New nutrition, proteomics, and how both can enhance studies in cancer prevention and therapy. J Nutr. 135(11), 2715–2722.

Moreno DA, Ilic N, Poulev A, Brasaemle DL, Fried SK, Raskin I. (2003, October). Inhibitory effects of grape seed extract on lipases. Nutri-tion. 11(10), 876–879.

Shukitt-Hale B et al. Effects of Concord grape juice on cognitive and mo-tor deficits in aging. Nutrition. 2006 Mar;22(3):295–302.

Yogur www.aboutyogurt.com

Bharav E, Mor F, Halpern M, Weinberger A. Lactobacillus GG bacteria ame-liorate arthritis in Lewis rats. J Nutr. 2004 Aug;134(8): 1964–1969.

Fabian E, Elmadfa I. Influence of daily consumption of probiotic and con-ventional yoghurt on the plasma lipid profile in young healthy women. Annals of Nutrition & Metabolism. 2006 Jul;50(4): 387–393.

Ganji V, Kafai MR. Frequent consumption of milk, yogurt, cold breakfast cereals, peppers, and cruciferous vegetables and intakes of dietary fo-late and riboflavin but not vitamins B-12 and B-6 are inversely asso-ciated with serum total homocysteine concentrations in the US popu-lation. Am J Clin Nutr. 2004 Dec;80(6):1500–1507.

Parvez S, Malik KA, Ah Kang S, Kim HY. Probiotics and their fermented food products are beneficial for health. J Appl Microbiol. 2006 Jun;100(6):1171–1185.

Perdigon G, de Moreno de LeBlanc A, Vasdez J, Rachid M. Role of yoghurt in the prevention of colon cancer. Eur J Clin Nutr. 2002 Aug; 56 (Suppl 3:s65–68).

Sheu BS, Wu JJ, Lo CY et al. Impact of supplement with Lactobacillus- and Bifidobacterium-containing yogurt on triple therapy for Helicobacter pylori eradication. Aliment Pharmacol Ther. 2002;16(9): 1669–1676.

Wang KY et al. Effects of ingesting Lactobacillus- and Bifidobacterium-containing yogurt in subjects with colonized Helicobacter pylori. Am J Clin Nutr. 2004 Sep;80(3): 737–741.

Zanahoria   http://plantanswers.tamu.edu/publications/vegetabletravelers/ carrot.html

Baybutt RC, Hu L, Molteni A. Vitamin A deficiency injures lung and liver parenchyma and impairs function of rat type II pneumocytes. JNutr. 2000 May;130(5):1159–1165.

Gaziano JM, Manson JE, Branch LG, et al. A prospective study of consumption of carotenoids in fruits and vegetables and decreased cardiovascular mortality in the elderly. Ann Epidemiol. 1995; 5: 255– 260.

Gustafsson K, Asp NG, Hagander B, Nyman M, Schweizer T. Influence of processing and cooking of carrots in mixed meals on satiety, glucose and hormonal response. Int J Food Sci Nutr. 1995 Feb;46(1):3–12.

Kritchevsky SB. Beta-carotene, carotenoids and the prevention of coronary heart disease. J Nutr. 1999 Jan;129(1):5–8. Michaud DS, Feskanich D, Rimm EB, et al. Intake of specific carotenoids and risk of lung cancer in 2 prospective US cohorts. Am J Clin Nutr. 2000;72(4):990–997.

ProteKobaek-Larsen M, Christensen LP, Vach W, Ritskes-Hoitinga J, Brandt K. Inhibitory effects of feeding with carrots or (-)-falcarinol on development of azoxymethane-induced preneoplastic lesions in the rat colon. J Agric Food Chem. 2005. Mar 9;53(5):1823–1827.

Suzuki K, Ito Y, Nakamura S et al. Relationship between serum carotenoids and hyperglycemia: a population-based cross-sectional study. J Epidemiol. 2002 Sep;12(5):357–366.

Wood R. The Whole Foods Encyclopedia. New York, NY: Prentice-Hall Press; 1988. Ylonen K, Alfthan G, Groop, L et al. Dietary intakes and plasma concentrations of carotenoids and tocopherols in relation to glucose metabolism in subjects at high risk of type 2 diabetes: The Botnia Dietary Study. Am J Clin Nutr. 2003 Jun;77(6):1434–1441.

Índice de términos

açaí, 31-33; antocianinas en, 32; batido de proteína del suero de la leche para mis hijas, 347; bol de açaí al estilo brasileño, 33; como antioxidante, 31, 32; para la hiperplasia benigna de próstata, 32; para la potencia sexual, 32; para prevenir el cáncer, 32; propiedades cosméticas, 32; reducir el colesterol, 32; refuerzo del sistema inmunitario, 32

accidentes cerebrovasculares, para prevenir los: arándanos para, 84; cebollas para, 139; granada para, 206; lima para, 235; mango para, 248; naranjas para, 267; patatas para, 283; plátanos para, 302; salmón para, 320; sésamo para, 331-332

aceitunas (aceite de oliva), 34-37; alimentos antiinflamatorios, 35; aliño balsámico con miel, 37; escualeno en, 96; flavonoides en, 35; para el dolor de oídos, 35; para la hipertensión, 36; para prevenir el cáncer, 35; para prevenir el cáncer de colon, 35; para reducir el colesterol, 35; polifenoles en, 35; salud cardiovascular, 35

acelga. *Véase Swiss chard*, acelga

acidez (reflujo gástrico): arándanos para, 89; manzanas para, 251

ácidos fenólicos: en el alforfón o trigo sarraceno, 63; en el cilantro (coriandro), 101; en la albahaca, 52; en la cebada, 134; en la miel, 258; en las cerezas, 145; en los arándanos negros, 84

acné: cicatrices, uvas para, 363; naranjas para, 267; trigo para, 360

adelgazar: almendras para, 69; manzanas para, 251; alubias para, 75; alforfón o trigo sarraceno para, 63; algarroba para, 66; huevos para, 222; higos para, 215; pomelo para, 307; uvas para, 364; mijo para, 262; avena para, 100; naranjas para, 267; cacahuetes para, 114; peras para, 286; quinoa para, 309; frambuesas para, 190; lechuga romana para, 232; fresas para, 193; té para, 349; trigo para, 360; suero de leche para, 345

afonía: albahaca para, 52

aftas bucales: albahaca para, 52; miel para, 259; tomates para, 356

agave, 41-44; batido de proteína del suero de la leche para mis hijas, 347; bifidobacterias en, 42; como antiinflamatorio, 42; como antimicrobiano, 42; la sencilla receta de salsa de frutos del bosque de Sharon, 43-44; saponina en, 42

aguacate, 44-47; complejo de vitamina B en, 45; contenido de proteínas, 45; fitoquímicos en, 45; folato (ácido fólico) en, 45; grasas monoinsaturadas en, 45; guacamole de lujo, 47; magnesio en, 45; para la artritis, 46; para la caspa, 45; para la degeneración macular, 45; para la diabetes, 46; para la gingivitis y enfermedades de las encías, 45; para la vista, 45; para los problemas de la piel, 45; para prevenir el cáncer, 45; para prevenir el cáncer de próstata, 46; para reducir el colesterol, 45-46; potasio en, 45;

inmunitario, sistema: açaí para, 32; alforfón o trigo sarraceno para, 63; avellanas para, 96; cebada para, 52; lima para, 235; mangos para, 248; setas para, 335; suero de la leche para, 345

insulina, actividad de la. *Véase* diabetes

insulina, resistencia a la: bayas de goji para, 202; pomelo para, 306

intoxicación alimentaria: menta para, 255; rábano picante para, 313; wasabi para, 313

inulina: en el agave, 42; en el espárrago, 179

jengibre, 224-227; antioxidantes en, 225; cóctel de papaya y jengibre, 281-282; para aliviar el dolor, 225; para el malestar de estómago, 225; para el mareo cinético, 225; para la artritis, 225; para la artrititis reumatoidea, 225; para la diarrea, 225; para la dispepsia, 225; para la migraña, 225; para la osteoartritis, 225; para la pérdida del apetito, 225; para la tos, 225; para las nauseas del embarazo, 225; para las náuseas en general y las inducidas por la quimioterapia, 225; para las quemaduras, 225; para los cólicos, 225; para los gases y retortijones, 225; para los resfriados y enfermedades del aparato respiratorio, 225; para prevenir el cáncer, 225; para prevenir el cáncer de colon, 226; para prevenir el cáncer de ovario, 226; propiedades para aclarar la sangre, 226; salsa (o aderezo) de fresa y jengibre, 227

kaempferol: en el cilantro (coriandro), 101; en la lima, 234-235; en las almendras, 69; en las fresas, 192

kiwi, 227-230; antioxidantes en, 228; antocianinas en, 228; como antiagregante plaquetario, 228; fibra en, 228; kebabs de fruta, 229-230; luteína en, 228; para la degeneración macular, 228; para las cataratas, 228; para prevenir el cáncer, 228; para prevenir el cáncer de boca, 228; para reducir el colesterol, 228; potasio en, 228; salud cardiovascular, 228; vitamina C en, 228; vitamina E en, 228; zeaxantina en, 229

lactancia: comino para, 173; hinojo para, 218; sardinas para, 326

laringe, cáncer de: zanahorias para prevenir, 370

lechuga romana, 230-233; ácido salicílico en, 232; antioxidantes en, 231; carotenoides en, 231; como antiinflamatorio, 232; digestión, 231; ensalada de sandía asada, 324-325; fibra dietética en, 231; folato (ácido fólico) en, 231; fósforo en, 231; lactuca-xantina en, 231; luteína en, 233; para control del peso, 232; para el virus de Esptein-Barr, 231; para la degeneración macular, 231; para la vista, 232; para los trastornos del sueño y el insomnio, 232; potasio en, 231; rehogado de lechuga romana con sésamo, 233; salud cardiovascular, 232; vitamina A en, 231; vitamina C en, 231; zeaxantina en, 231

lesiones en el cerebro: cúrcuma para, 175

leucemia: arándanos rojos para prevenir, 88; caquis para prevenir, 128; fresas para prevenir, 193; romero para prevenir, 317; uvas para prevenir, 364

licopeno: en el fruto de la pasión, 196; en la sandía, 323; en la uva, 373; en los albaricoques, 56; en los boniatos, 110; en los tomates, 355, 356, 357

lignanos: en el alforfón o trigo sarraceno, 63; en el arroz integral, 150; en el centeno, 142; en el lino, 241; en el sésamo, 331; en las peras, 286

lima, 234-236; aliño de lima y cilantro, 154-155; antioxidantes en, 234; como antibacteriano, 235; fitoquímicos en, 234; para el escorbuto, 234; para el sistema inmunitario,

Sobre el autor

David Grotto, diplomado en Dietética y Nutrición, es el portavoz nacional de la *American Dietetic Association* y fundador de la *Nutrition Housecall, LLC,* una empresa de asesoramiento en nutrición que ofrece servicios dietéticos personalizados a domicilio y a grupos. Es asesor científico de la revista *Men's Health* y director de asesoramiendo de *Produce for Kids/PBS*, la campaña nacional para promover una alimentación saludable en los niños. Vive en Chicago, Illinois, con su esposa Sharon y sus hijas Chloe, Katie y Madison, y sus perros *Gracie* y *Abbey*.